U0395521

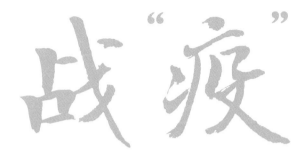

上海抗击新冠肺炎疫情实录

（2020.1.5—2020.5.31）

上海市地方志办公室
上海通志馆 《上海年鉴》编辑部 编

上海人民出版社　上海远东出版社

图书在版编目（CIP）数据

战"疫"：上海抗击新冠肺炎疫情实录：2020.1.5—
2020.5.31 / 上海市地方志办公室，上海通志馆，《上海
年鉴》编辑部编. -- 上海：上海远东出版社，2020
ISBN 978-7-5476-1648-2

Ⅰ.①战… Ⅱ.①上… ②上… ③上… Ⅲ.①日冕形
病毒—病毒病—肺炎—疫情管理—工作概况—上海 Ⅳ.
①R563.1

中国版本图书馆CIP数据核字(2020)第182259号

策　　划　张　蓉
责任编辑　程云琦　祁东城　贺　寅
封面设计　李　廉

战"疫"：上海抗击新冠肺炎疫情实录
（2020.1.5—2020.5.31）
上海市地方志办公室
上海通志馆　　《上海年鉴》编辑部　编

出　　版　上海远东出版社
　　　　　（200235　中国上海市钦州南路81号）
发　　行　上海人民出版社发行中心
印　　刷　上海信老印刷厂
开　　本　710×1000　1/16
印　　张　27.25
插　　页　12
字　　数　524,000
版　　次　2020年10月第1版
印　　次　2020年10月第1次印刷
ISBN 978-7-5476-1648-2/K·183
定　　价　108.00元

编辑委员会

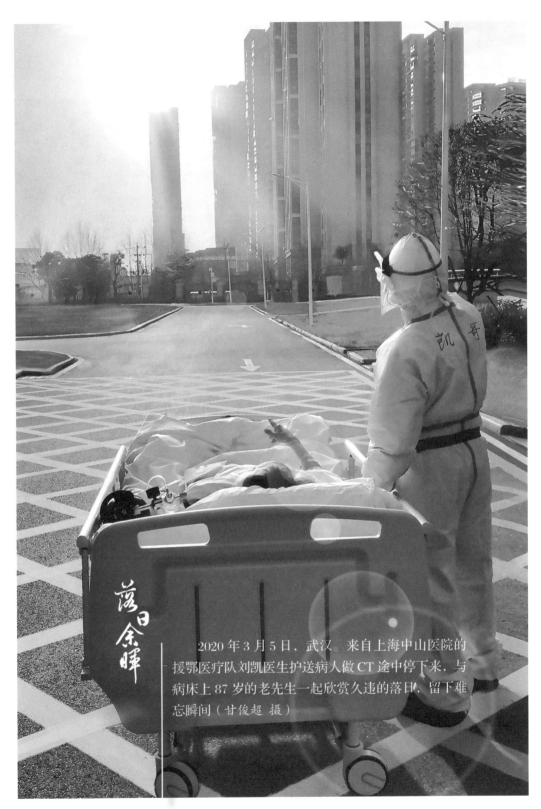

落日余晖

2020 年 3 月 5 日，武汉。来自上海中山医院的援鄂医疗队刘凯医生护送病人做 CT 途中停下来，与病床上 87 岁的老先生一起欣赏久违的落日，留下难忘瞬间（甘俊超 摄）

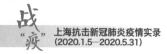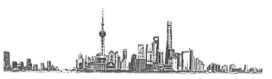
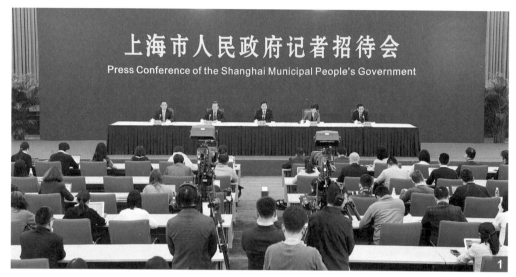

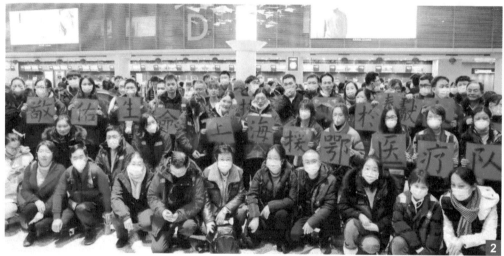

1 2020年1月20日，上海市人民政府举行记者招待会，市长应勇出席并回答14家中外媒体的提问，其中涉及新型冠状病毒感染肺炎应对措施等（邢千里 摄）

2 2020年1月24日，接国家卫生健康委通知，上海各大医院医务人员主动请战，来自52家医院的136人24小时内集结完毕。医疗队员包括领队1名、"普通患者救治医疗队"75人和"危重症患者救治医疗队"60人，作为首批上海援鄂医疗队奔赴武汉（澎湃新闻 供图）

3 2020 年 1 月 26 日，为让市民群众及时了解全市最新防控举措，上海市新型冠状病毒感染的肺炎疫情防控工作领导小组指挥部在市疾控中心开始每日举行新闻发布会。出席首次发布会的有上海市卫生健康委主任邬惊雷，市商务委副主任刘敏，复旦大学上海医学院副院长、上海市预防医学会会长吴凡（**市政府新闻办 供图**）

4 2020 年 1 月 26 日，上海援鄂医疗队与武汉金银潭医院方面交接工作（杨舒鸿吉 摄）

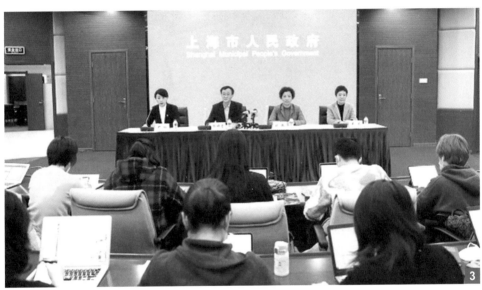

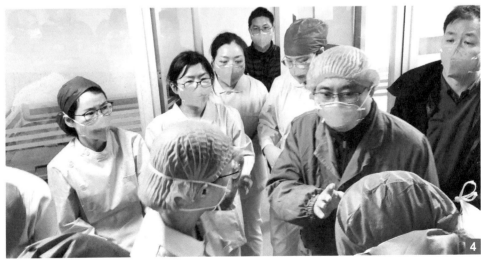

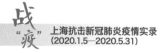 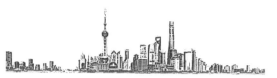

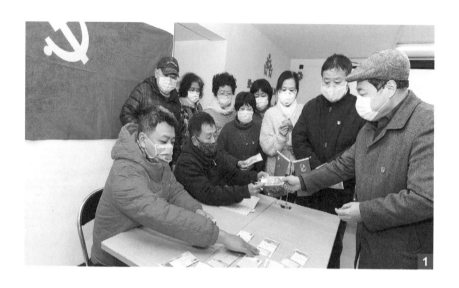

1 2020年1月30日，徐汇区龙华街道强生花苑小区的36名党员和入党积极分子来到小区活动室，主动要求向党支部交一次特殊的党费，向抗疫防疫一线捐款，奉献基层党员的一片爱心（赵立荣 摄）

2 2020年2月1日，位于浦东新区周浦镇的上海诚格安全防护用品有限公司正在加紧生产抗疫一线急需的医用防护服。该企业1月27日得到相关政府部门紧急征用通知后，五天内转产，展现上海速度（叶辰亮 摄）

3 2020年2月5日，全市基层社区把好防控关，筑起疫情"阻隔墙"。图为普陀区长风社区卫生服务中心医务人员在社区居委会工作人员陪同下，对从敏感地区返沪的居民上门进行排查登记（袁婧 摄）

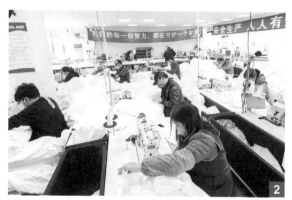 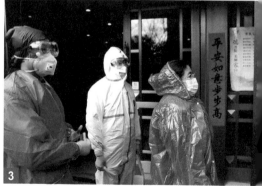

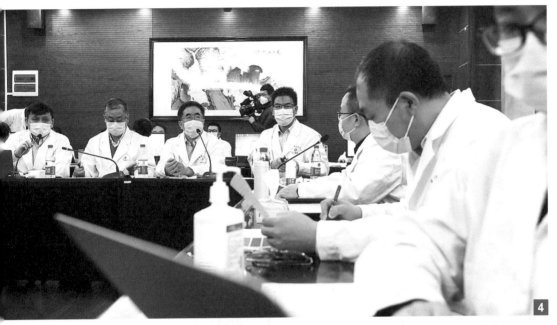

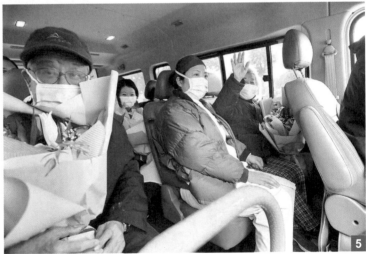

4 2020 年 2 月 6 日，位于金山区的上海市公共卫生临床中心内，上海市
疾病预防控制中心的新冠肺炎治疗团队正在现场联合会诊（陈征 摄）

5 2020 年 2 月 6 日，上海市公共卫生临床中心首批新冠肺炎痊愈者出院
（陈征 摄）

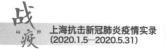
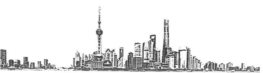
1 2020 年 2 月 9 日，G15 沈海高速朱桥道口入沪车辆接受疫情检测，秩序井然。春节后，上海在各进入市境道口、关口做到"逢车必检"（赵立荣 摄）

2 2020 年 2 月 10 日，沪上一家生鲜超市设置的自助消毒台，便于顾客消毒防疫（楼定和 摄）

3 2020 年 2 月 11 日，青浦区白鹤镇平安志愿者在村口做好进出车辆检查防疫工作（赵立荣 摄）

4 2020 年 2 月 18 日，虹口区嘉兴路街道社区在街头设置流动宣传岗，协助排查敏感地区来沪人员（楼定和 摄）

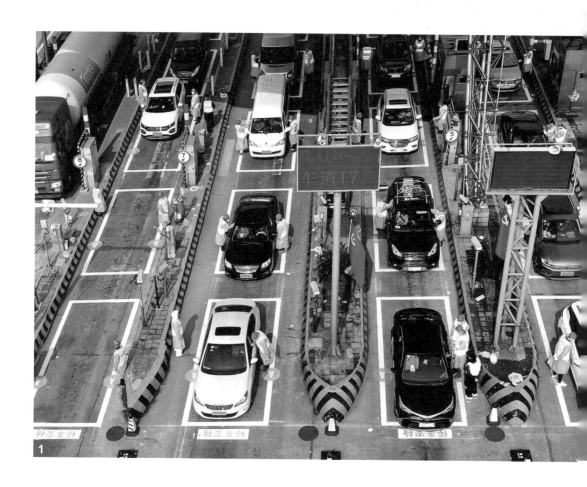

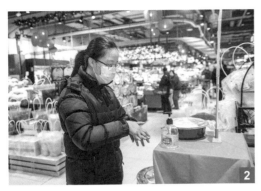

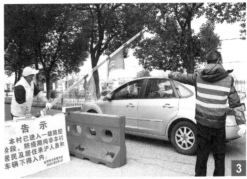

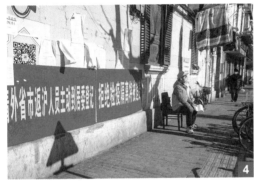

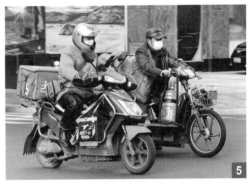

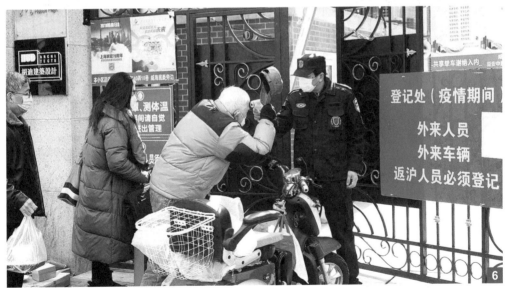

5 2020 年 2 月 18 日，疫情期间坚持工作的外卖小哥大大方便了市民生活（邢千里 摄）

6 2020 年 2 月 19 日，威海路一小区门口一位老人脱帽配合守门人测温（任国强 摄）

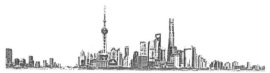

1 2020 年 2 月 20 日，经过复旦大学附属儿科医院医护人员 17 天的精心救治，上海年龄最小的新冠肺炎确诊患儿，一位 7 个月大的宝宝符合确诊病例解除隔离和出院标准，正式出院（任国强 摄）

2 2020 年 2 月 22 日，在外滩风景区域，环卫保洁工人增加每天的清洁消毒次数，用消毒液对扶手、围栏、坐凳、垃圾箱等公共区域清洁消毒 （任国强 摄）

3 2020 年 2 月 22 日，卡塔尔航空集团向上海市捐赠共计 91.9 吨的新冠肺炎疫情防疫物资。图为 43 万只口罩、16 万余瓶消毒液交接仪式（董俊 摄）

4 2020 年 2 月 22 日，封闭一个月的徐家汇公园开放，两名游客隔着座椅交谈，社交距离恰到好处（王溶江 摄）

5 2020 年 2 月 23 日，为缓解抗击新冠肺炎疫情期间上海市血液中心血库紧张形势，上海警备区组织机关和直属队百余名官兵无偿献血，以实际行动支持抗击新冠肺炎疫情工作（赵立荣 摄）

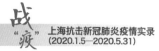

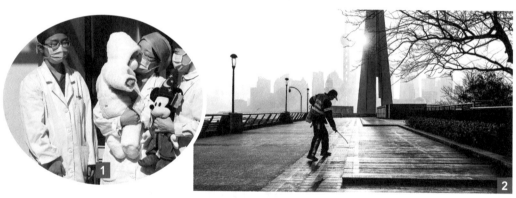

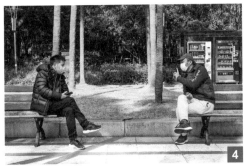
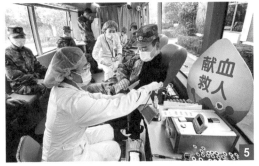

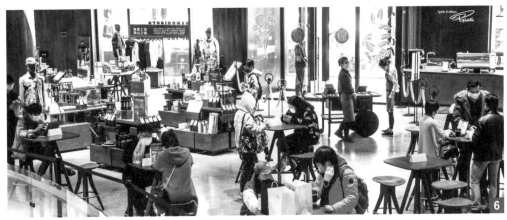

6 2020年2月26日，位于南京西路石门一路路口的星巴克烘焙坊正式恢复堂食，并配合相关部门落实疫情防控应急预案、落实人员健康管理制度、强化全员疫情防控培训以及落实经营场所和加工场所消毒等措施（袁婧 摄）

7 2020年3月7日，上海市公安局黄浦分局南京东路派出所的社区女民警向沿街商铺店主讲解防疫要点（赵立荣 摄）

8 2020年3月7日，新世界城创新推出38小时抖音直播，结合无接触云购物离店销售微信群，探索一条线上线下相融合的全渠道营销新模式（任国强 摄）

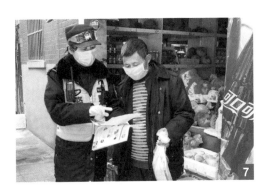
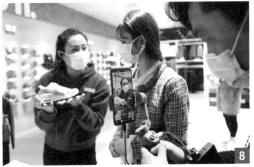

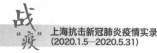
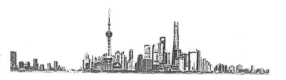
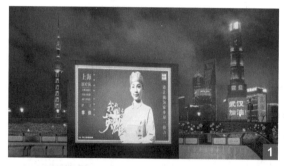
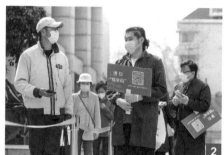
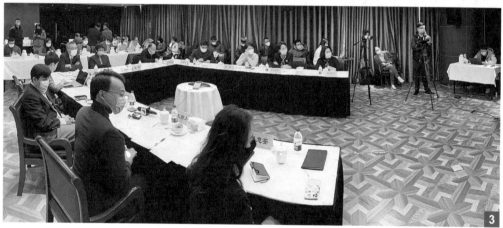

1 2020年3月8日，浦江两岸标志建筑为抗疫巾帼们亮起粉色灯光（任国强 摄）

2 2020年3月13日，上海图书馆恢复部分服务，在上海公共机构中率先实行"两码（随申码和预约码）并一码"。预约成功的读者，仅需出示随申码，即可有序排队入馆（叶辰亮 摄）

3 2020年3月16日，由上海海外联谊会等单位举办的"共住地球村，齐心共抗'疫'——支援海外华侨华人参与新冠肺炎疫情防控防治爱心连线"在上海举行，中国和世界卫生组织（WHO）联合专家考察组成员、复旦大学上海医学院副院长吴凡，上海市新冠肺炎医疗救治专家组组长、复旦大学附属华山医院感染科主任张文宏等专家出席（赵立荣 摄）

4 2020年3月17日，上海市重大工程——昆阳路越江大桥复工后首次进行主梁吊装作业（赵立荣 摄）

5 2020年3月18日，首批上海援鄂医疗队包括华山医院12人以及东方医院35人在内的总计47名医疗队员，乘坐东航MU9003包机从武汉回到上海。傍晚6点左右，顺利降落在虹桥机场（吴双桐 摄）

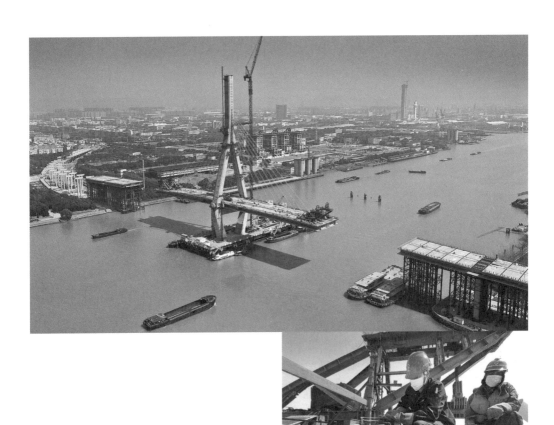

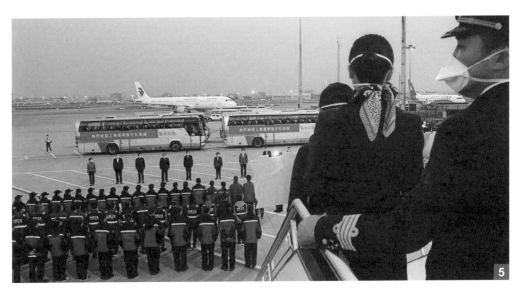

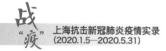

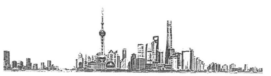

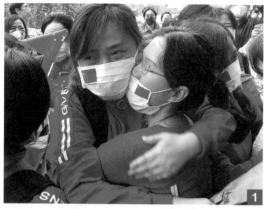

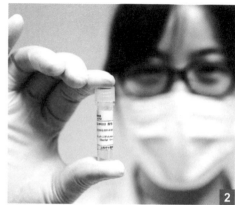

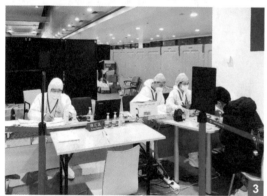

1 2020 年 3 月 22 日，上海援鄂医疗队队员和武汉本地医护人员依依惜别（杨舒鸿吉 摄）

2 2020 年 3 月 23 日，上海研制的"新冠病毒核酸标准物质"获国家批准（蒋小戚 摄）

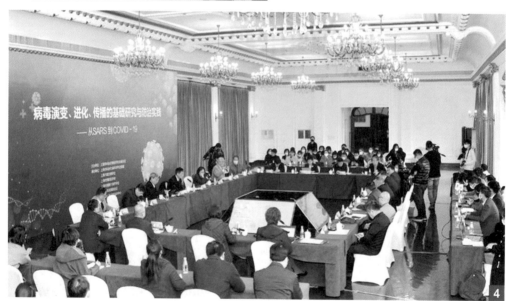

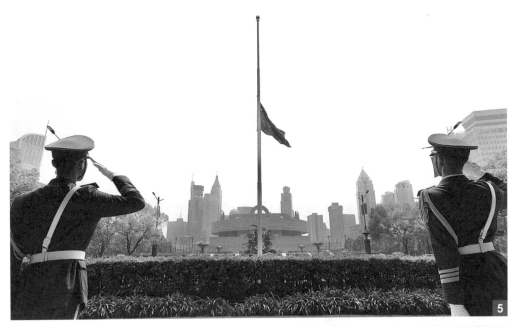

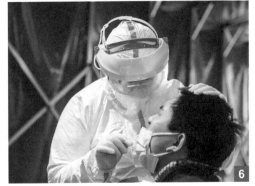

3 2020 年 3 月 26 日 18 时起，上海市新型冠状病毒感染的肺炎疫情防控工作领导小组办公室决定对入境来沪的全部人员，一律实施为期 14 天的隔离健康观察。各区、各有关部门严格落实联防联控责任，严防境外疫情输入。图为由徐汇区档案局、地方志办公室机关工作人员组成的志愿者队伍在浦东国际机场对相关人员进行资料登记和分流隔离引导（徐汇区档案局 供图）

4 2020 年 3 月 27 日，由上海市科协生物医药专业委员会主办，市科协生命科学学会联盟、市微生物学会、市预防医学会、市细胞生物学学会、上海科技发展基金会承办，上海市公共卫生临床中心支持的"病毒演变、进化、传播的基础研究与防治实践（从 SARS 到 COVID-19)"研讨会在科学会堂举办（上海市科协 供图）

5 2020 年 4 月 4 日上午 10 时，全国性哀悼活动举行，全国人民默哀 3 分钟，汽车、火车、舰船鸣笛，防空警报鸣响。图为人民广场降半旗，深切哀悼在抗击新冠肺炎疫情斗争中牺牲烈士和逝世同胞（赵立荣 摄）

6 2020 年 4 月 23 日，上海扩大核酸检测范围，公布受理新冠病毒核酸检测的 33 家医疗机构和 17 家第三方机构。图为浦东新区公利医院的医务人员正在对准备复工人员进行鼻咽拭子样本的采集（袁婧 摄）

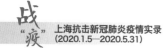
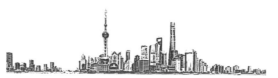

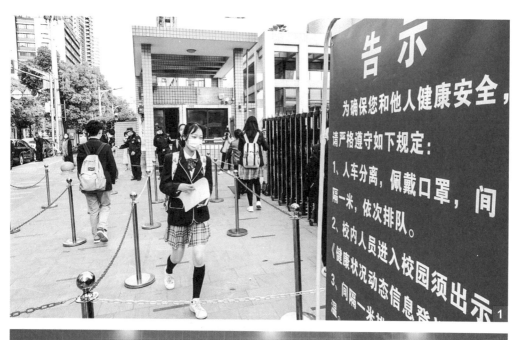

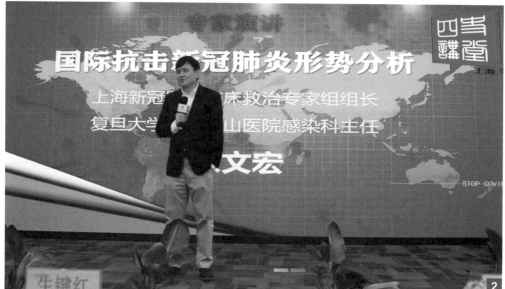

1 2020年4月27日，全市初三、高三年级的同学们迎来返校复学（袁婧 摄）

2 2020年5月29日，由上海市社会科学界联合会、上海市地方志办公室、东方网共同主办的四史讲堂在社会学堂举行。上海市新冠肺炎临床救治专家组组长、华山医院感染科主任张文宏作为首讲专家作主题报告（沈思睿 摄）

2020年1月20日—2020年5月31日

本地累计确诊 ——本地现存确诊 ——本地现存疑似 ——本地累计治愈 ——境外输入累计确诊

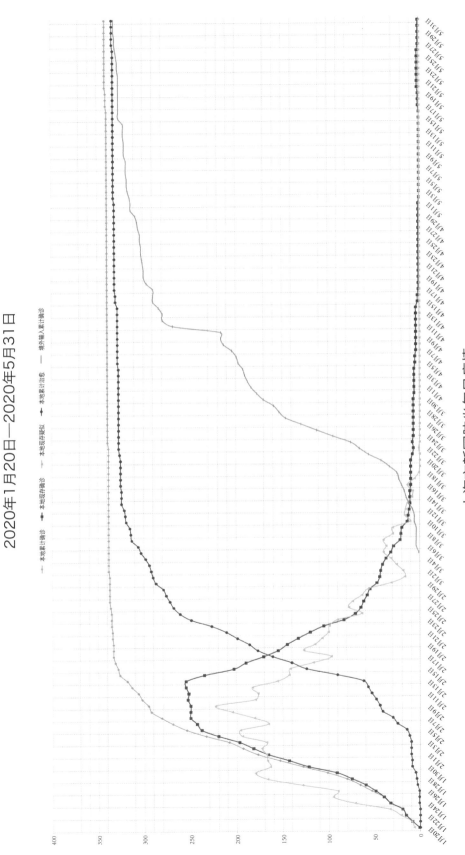

上海市新冠肺炎每日疫情

境外输入上海新冠肺炎每日疫情

2020年3月5日—2020年5月31日

—— 境外输入累计确诊　—■— 境外输入疑似　—+— 境外输入治愈（累计）

编纂说明

一、为及时记录、忠实反映上海抗击新冠肺炎疫情历程，履行地方志"存史、育人、资政"职能，上海市地方志办公室、上海通志馆、《上海年鉴》编辑部，在制作《上海抗击新型冠状病毒肺炎大事记》（在线版）的基础上，充实各方面资料，编纂出版《战"疫"：上海抗击新冠肺炎疫情实录（2020.1.5—2020.5.31）》（简称"《实录》"）。

二、《实录》记述范围为新冠肺炎疫情发生以来，在习近平总书记亲自指挥、亲自部署下，中共上海市委、市政府团结全市人民按照党中央、国务院部署，统筹推进疫情防控和经济社会发展以及援助武汉抗疫防疫工作。

三、《实录》记述时间为2020年1月5日至2020年5月31日。为记述完整，时间线、概述、先进集体与个人记述时间适当前溯和后延。

四、《实录》设卷首照、概述、时间轴、综合大事记、分类大事记、新闻报道、抗疫先进集体与个人、援鄂医疗队人员名单、附录。附录主要收录上海市发布的抗击新冠肺炎疫情有关法规、行政规章和重要规范性文件，疫情统计数据图表等。

五、《实录》资料编排按时间顺序记事和专题内容分类。单位名称首次出现用全称，后用简称。大事记条目采取纪事本末写法，一事一条，一日有多个事件时用同日表述，日期只出现一次。

六、《实录》资料均来源于政府网站、报刊公开发表的政府文件、统计报表、信息等，一般不注明出处。

编纂中可能存在错漏之处，敬请读者批评指正。

编者

2020年6月

目　录

编纂说明 ·· 1

一、概述 ·· 1

　（一）风雨无阻向前进——写在全国疫情防控阻击战取得重大战略成果之际
　　·· 3

　（二）中共上海市委书记李强在上海市抗击新冠肺炎疫情表彰大会上的
　　讲话（节选） ······································ 24

　（三）龚正在上海市第十五届人大常委会第二十三次会议（扩大）上介绍
　　疫情防控工作等情况（节选） ···················· 27

二、时间轴 ·· 29

三、综合大事记 ·· 33

四、分类大事记 ·· 55

　（一）每日疫情 ·· 57

　（二）重要活动 ·· 79

　（三）政策法规 ··· 100

　（四）新闻发布 ··· 114

　（五）援鄂行动 ··· 136

　（六）外防输入 ··· 140

　（七）内防扩散 ··· 150

　（八）社会动员 ··· 159

　（九）复工复产 ··· 176

五、新闻报道 ··· 189

　（一）上海抗疫 ··· 191

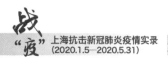
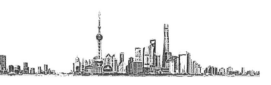

坚守城市公共卫生最前沿"堡垒" ……………………… 191

防疫时间差:一只口罩背后的"上海效率" ……………… 192

上海:防控一严到底,城市运行有序 …………………… 195

看上海怎样做好"外防输入、内防反弹" ………………… 198

应急响应降级、城市治理升级——看上海底气何在 …… 201

疫情防控战促申城公共卫生体系大升级 ………………… 203

(二)基层防疫 ……………………………………………… 207

社区基层党组织"织密"魔都防护网 …………………… 207

重任之下上海基层战"疫"有"神器" …………………… 210

上海逾 20 万人次志愿战"疫" ………………………… 211

常住外籍人士超三千,国际社区"三关"防控无缝衔接 … 213

在社区防疫战场上,有一件"硬核武器",一上场就扭转了局面 … 215

最后一张网的织补——上海战"疫"纪实·社区的故事 ……… 218

(三)援鄂战"疫" …………………………………………… 226

疫情颠覆人生:上海第一位"逆行者"钟鸣的武汉 75 日 … 226

上海首批医疗队除夕夜出征 …………………………… 231

上海援鄂医疗队 9 名队员"火线"入党 ………………… 235

战"疫"一线,医学人文之光熠熠生辉 ………………… 242

坚守雷神山上海白衣战士脱下战袍 …………………… 244

上海援鄂女医生 10 万字抗疫日记背后的故事 ………… 246

(四)科技控疫 ……………………………………………… 254

众"智"成城,AI 助力战"疫" ………………………… 254

金点子化为新神器,"上海发明"多点开花助抗疫 …… 257

区块链战"疫",运用场景越来越多 …………………… 264

上海三大先进重点产业复工,持续输出抗疫"科技力" … 266

拿出科创硬核实力,上海科技交出抗疫高分答卷 …… 268

六、先进集体与个人 ………………………………………… 271

(一)上海市获全国抗击新冠肺炎疫情先进集体名单 ……… 273

(二)上海市获全国抗击新冠肺炎疫情先进个人名单 ……… 275

（三）上海市获全国抗击新冠肺炎疫情优秀共产党员名单 ……………… 279

（四）上海市获全国抗击新冠肺炎疫情先进基层党组织名单 ……………… 280

（五）上海市获全国卫生健康系统新冠肺炎疫情防控工作先进集体名单

…………………………………………………………………………… 281

（六）上海市获全国卫生健康系统新冠肺炎疫情防控工作先进个人名单

…………………………………………………………………………… 282

（七）上海市获 2020 年"全国抗疫最美家庭"称号名单 ……………… 283

（八）上海市抗击新冠肺炎疫情先进集体名单 ………………………… 284

（九）上海市抗击新冠肺炎疫情先进个人名单 ………………………… 295

（十）上海市抗击新冠肺炎疫情优秀共产党员名单 …………………… 336

（十一）上海市抗击新冠肺炎疫情先进基层党组织名单 ……………… 341

七、上海援鄂医疗队队员名单 …………………………………………… 345

八、附录 …………………………………………………………………… 361

（一）文件辑存 …………………………………………………………… 363

（二）疫情图表 …………………………………………………………… 399

1

概　　述

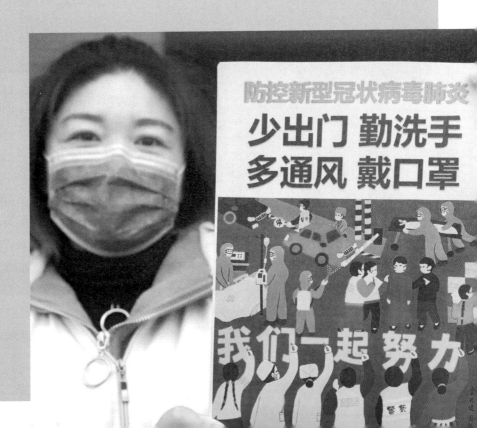

(一)风雨无阻向前进——写在全国疫情防控阻击战取得重大战略成果之际

人类迈入公元 2020 年,历史写下惊心动魄的又一篇章。

中国,正全力决胜全面小康、决战脱贫攻坚;世界,百年未有之大变局加速演变。此时,一场突如其来的新型冠状病毒肺炎疫情席卷全球。

中国怎么做？世界怎么办？

以习近平同志为核心的党中央带领 14 亿中国人民作出历史性抉择:以"生命至上"凝聚万众一心,以举国之力对决重大疫情,以"人类命运共同体"共克时艰。

经历顽强奋斗和巨大牺牲,中国有效遏制了病毒传播,为全球战"疫"作出了重要贡献。

大疫突袭,果敢出手,挽狂澜于既倒

"要把人民群众生命安全和身体健康放在第一位,制定周密方案,组织各方力量开展防控,采取切实有效措施,坚决遏制疫情蔓延势头。"

——习近平

2020,岁在庚子。

"封城!"

2020 年 1 月 23 日上午 10 时,农历除夕前最后一个工作日,武汉成了一场战役的中心。

管控一座千万级人口城市的人员流动,世所未见。又值阖家团圆的传统佳节,更显不同寻常。

习近平总书记于 1 月 22 日亲自作出这一战略决策,他强调:"作出这一决

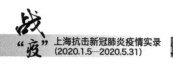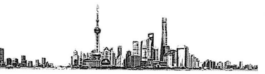
策,需要巨大政治勇气,但该出手时必须出手,否则当断不断、反受其乱。"

1月20日,正在云南考察调研的习近平总书记对新冠肺炎疫情作出重要指示,"要把人民群众生命安全和身体健康放在第一位,制定周密方案,组织各方力量开展防控,采取切实有效措施,坚决遏制疫情蔓延势头"。

人民至上!这是中国共产党的使命担当,是习近平总书记念兹在兹的执政信条,也是举国上下同疫魔较量的动力源泉。

"人民生命重于泰山!只要是为了人民的生命负责,那么什么代价、什么后果都要担当。"习近平总书记的话掷地有声。

隆冬,正是病毒易于传播的时节。春节,正是春运开足马力的当口期。此时一场始料未及的疫情突袭"九省通衢"的武汉。

时间,回拨到元旦前夕。

这个春节来得早。武汉东湖之畔,万盏花灯流光溢彩;城中闹市,煨汤擂台赛升腾人间烟火。

然而,就在这欢乐祥和之中,一个看不见、摸不着的"恶魔"悄然而至。

2019年12月底,湖北省中西医结合医院。

"有一家3口,出现相同症状。一般不会3人同时得一样的病,除非是传染病。"经历过非典救治的呼吸与重症医学科主任张继先心里一紧。

甲流、乙流、合胞病毒、腺病毒、鼻病毒、衣原体、支原体……一系列检查做下来,结果更让她警觉。

不是流感!

随后,又来了4位病人,一样的发烧、咳嗽,一样的肺部表现。

"这是我们从来没有见过的病。"一个警觉的念头冒出来,张继先迅速向医院报告。

12月30日,武汉市卫生健康委向辖区医疗机构发布《关于做好不明原因肺炎救治工作的紧急通知》。次日,武汉市卫生健康委在官方网站发布《关于当前我市肺炎疫情的情况通报》,同时开始依法发布疫情信息。

"武汉出现不明原因肺炎病人……"

12月31日凌晨,国家卫生健康委员会作出安排部署,派出工作组、专家组赶赴武汉市,指导做好疫情处置工作,开展现场调查。

2020年1月2日,中国疾控中心等收到湖北省送检的第一批4例病例标本。3日起,中方定期向世卫组织、有关国家和地区组织及港澳台地区及时、主动通报疫情信息。

1 月 7 日，习近平总书记在主持召开中央政治局常委会会议时，对做好疫情防控工作提出明确要求。

随着疫情蔓延，发热门诊开始拥挤起来。CT 机超负荷地运转着，医生给出的诊断结果几乎一样——肺毛玻璃样阴影。

从清晨到深夜，就诊的队伍排到了街上。

很快，病房超员，新的病区在不断开辟，医务人员的防护物资也日渐耗尽。"请求支援防护服""医用口罩告急""哪里有护目镜"……

到 1 月 24 日 24 时，全国已有 30 个省区市报告确诊病例，确诊人数超过 1 000 人。

武汉告急！湖北告急！中国告急！

这次新冠肺炎疫情，是新中国成立以来传播速度最快、感染范围最广、防控难度最大的一次重大突发公共卫生事件。

此时，我们这个 14 亿人口的发展中大国，正迈进决胜全面建成小康社会、决战脱贫攻坚的收官之年。防控疫情既要把控点多面广的现实国情，也要防止来之不易的建设成果付诸东流，还要防止经济停摆、社会失序等难以预测的风险。

"这是一次危机，也是一次大考。"

1 月 25 日，大年初一，中南海怀仁堂。习近平总书记和其他 6 位中共中央政治局常委坐在一起。

"本来想是让大家过个好年。现在疫情形势紧急，不得不把大家召集起来，一起来研究部署这个问题。"习近平总书记表情凝重地说，"大年三十我夜不能寐。"

毫不畏惧、绝不迟疑，以习近平同志为核心的党中央，把异常艰巨的战"疫"使命扛在肩上。

"生命重于泰山。疫情就是命令，防控就是责任。"

"把人民生命安全和身体健康放在第一位，把疫情防控工作作为当前最重要的工作来抓。"

"只要坚定信心、同舟共济、科学防治、精准施策，我们就一定能打赢疫情防控阻击战。"

就是在这次会议上，党中央作出一系列重大决定：

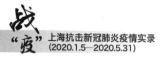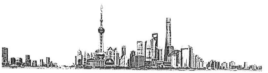
成立中央应对疫情工作领导小组,在中央政治局常委会领导下开展工作;

向湖北等疫情严重地区派出指导组,推动有关地方全面加强防控一线工作;

湖北省对所有患者进行集中隔离救治,对所有密切接触人员采取居家医学管理,对进出武汉人员实行严格管控;

全力以赴救治感染患者,集中患者、集中专家、集中资源、集中救治……

疫情如火,军令如山。

国务院联防联控机制投入运行,各地纷纷启动重大突发公共卫生事件一级响应,各党政军群机关和企事业单位紧急行动……

年夜的饭菜刚上齐,上海市第六人民医院重症医学科副主任医师汪伟接到电话:"今晚8点半到医院集合,出发去武汉。"

几乎是同时——

西安,空军军医大学西京医院神经外科副主任医师胡世颉给父亲发去一条信息:"爸,我被抽调武汉抗病毒去了。"

广州,17年前曾参与抗击非典的广州医科大学附属第一医院急诊科护士长彭红赶赴机场。

重庆,陆军军医大学第二附属医院护理骨干宋彩萍与16岁的儿子相拥而别……

国有危难,使命就是号角。

紧要关头,初心就是方向。

迎战!迎战!

目的地:武汉!

在以习近平同志为核心的党中央坚强领导下,一场气壮山河的人民战争、总体战、阻击战迅速打响!

运筹帷幄,决战决胜,排兵布阵打好"三大战役"

"信心百倍地打好这一场阻击战、总体战,打好这一场人民战争。我们一定要树立信心!一定会胜利的!"

——习近平

"如果我们再来迟点儿,他们可能真的扛不住了。"赶到汉口医院时,南方医科大学南方医院的队员们惊呆了。

不断出现的新增确诊病例，让武汉曾经引以为傲的医疗系统几近瘫痪。

形势危急，刻不容缓。

时刻关注前线战事，习近平总书记一次次给出明确指示——

"早发现、早报告、早隔离、早治疗"；

"把提高收治率和治愈率、降低感染率和病亡率作为突出任务来抓"；

"要采取更加有力的措施，尽快增加医疗机构床位，用好方舱医院，通过征用宾馆、培训中心等增加隔离床位，尽最大努力收治病患者"；

……

大年初三，受习近平总书记委托，中共中央政治局常委、国务院总理、中央应对新型冠状病毒感染肺炎疫情工作领导小组组长李克强赶赴武汉考察。

同日，由中共中央政治局委员、国务院副总理孙春兰率领、多位相关部委负责同志组成的中央指导组抵达武汉，实地督导和督战。

"指导组有什么情况、有任何需要，可以打电话直接和我说。"习近平总书记日夜牵挂湖北、武汉的疫情，对中央指导组先后作出上百次重要指示，为有效指导疫情防控提供了根本遵循。

14 次中央政治局常委会会议、4 次中央政治局会议、1 次中央全面依法治国委员会会议、1 次中央网络安全和信息化委员会会议、2 次中央全面深化改革委员会会议、1 次中央外事工作委员会会议、1 次党外人士座谈会、6 次赴地方考察调研、51 次同外国领导人和国际组织负责人通话……

习近平总书记亲自指挥，亲自部署。党政军民学总动员、东西南北中齐发动。

——习近平总书记向各级党组织和广大党员干部发出号令："不忘初心、牢记使命"，"让党旗在防控疫情斗争第一线高高飘扬"。

——中共中央印发《关于加强党的领导、为打赢疫情防控阻击战提供坚强政治保证的通知》。

——习近平主席向全军发出号令："闻令而动，勇挑重担，敢打硬仗，积极支援地方疫情防控。"

960 多万平方公里的土地上，460 多万个基层党组织筑起坚实堡垒。红色党旗，绿色军装，白衣战袍，传递胜利希望。

武汉金银潭医院 240 多名党员，没有一个人迟疑、退缩，全部坚守在急难

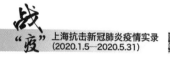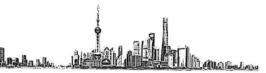
险重岗位。

"为赢得阻击病毒战斗的胜利,贡献自己的一份力量,无怨无悔!"北京协和医院3 306人请战。

"最困难的工作,最辛苦的岗位,党员必须先上,没有商量!"一个有着9 000多万名党员的大党,初心不渝,砥柱中流。

在习近平总书记率先垂范下,广大共产党员踊跃捐款,表达对新冠肺炎疫情防控工作的支持,全国共有7 955.9万名党员自愿捐款83.6亿元。

统一领导、统一指挥,中国共产党的巨大能量威力尽显;全面部署、全面动员,社会主义集中力量办大事、办难事、办急事的制度优势充分释放。

"武汉胜则湖北胜,湖北胜则全国胜。"习近平总书记科学布局阻击战,集中火力"打好武汉保卫战、湖北保卫战"。

最精锐的力量向风暴之眼驰援,最优质的资源向决战之地汇聚。

武汉天河机场昼夜不息,迎接逆行的人员和物资。

"封城"不到8小时,防疫药品、医疗器械、口罩、手套等防疫重点物资87批4 041件准时运达。

不到24小时,医疗专家组、医疗救援队、解放军指战员,整装待发。

军机、客机、货机……各种机型紧急降落。最繁忙的时候,每隔3分钟,就有一架国产运—20大型运输机轰鸣而来。

一方有难,八方支援。

全国各地和军队的346支医疗队、42 600名医务人员白衣执甲、逆行出征。

包括多名院士在内的呼吸科和传染科专家、全国10%的重症医务人员齐集武汉。

19个省区市对口支援湖北除武汉外的16个市州。

这是"全国一盘棋"的中国优势、中国速度——

1月23日夜,当年抗击非典建设北京小汤山医院的设计方接到武汉市城乡建设局急建医院的求助电话。1小时后,修订完善的图纸送达武汉市城乡建设局备用;不到24小时,两地设计院联手形成完整图纸。

除夕夜,火神山医院破土开建;3天后,雷神山医院工程火线上马。

城市的两片郊野,彻夜如同白昼。来自全国各地的4万多名建设者,吃住在滩涂坡地。亿万网友当起了"云监工"。

没有缓冲时间,只能边挖战壕边打阻击。正常情况下至少要数月才能竣工的两座传染病医院,只用了短短10多天,开启生命摆渡。

关键时期要有关键之举!

疫情对垒胶着,党中央当机立断,湖北、武汉走马换将。

底数摸不清,扩散止不住,中央指导组部署"应收尽收"。

"必须启用大空间、多床位的'方舱医院'。"中国工程院院士、呼吸与危重症医学专家王辰心急如焚。

16座体育馆、会展中心等紧急改建方舱医院,数十家医院迅速被改造,500多个宾馆、学校被紧急征用作为隔离点……武汉以每天新增3 000张床位的速度逐步实现"床等人"!

1月下旬,对危重症病例分析评估发现,ECMO(人工膜肺)可以为重症患者抢救赢得宝贵时间。

"不惜代价,要让患者用上最好的设备。"习近平总书记的要求,化作彻夜不眠的行动。

一方面,面向全球厂商紧急发出采购计划;一方面,从全国各地医院现有的400台机器中征调。

不到1个月,湖北省集中机器100多台,其中约80台在武汉。

这是一场总体战。习近平总书记明确强调:"打疫情防控阻击战,实际上也是打后勤保障战。"

截至4月19日,各级财政共安排疫情防控资金1 452亿元,各地疫情防控经费得到有力保障。

"我有熔喷布,谁有口罩机?""湖北需要什么,我们就造什么。"春节期间,3 000多家企业复工复产、跨界转产。

"世界工厂"的引擎一旦发动,口罩产量迅速从日产800万只提高到日产过亿只。

前线战士要保安全,疫区民众要保民生。

在习近平总书记关心下,山东的蔬菜、东北的大米、海南的水果,源源不断向武汉输送。"武汉人喜欢吃活鱼,在条件允许的情况下应多组织供应。"习近平总书记在武汉考察时特意叮嘱,把对人民群众的关怀落细落实。

这是上下同心的中国力量——

2月10日下午2时45分,习近平总书记来到北京市朝阳区安华里社区。

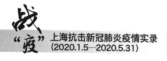 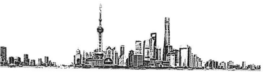

戴口罩,卷袖子,量体温,在社区居委会,他身体力行,号召全民战"疫"。

"新冠肺炎疫情防控工作是一场人民战争,要相信群众、发动群众,充分发挥社区在疫情防控工作中的'阻击作用'。"习近平总书记说。

在武汉,3 300多个社区、村湾实行封闭管理,1.2万名网格员承担起疫情统计、代购搬运等各项职责。

在湖北,全省累计排查核查1 315万余人次,累计追踪密切接触者27.4万余人,转运收治确诊患者、疑似患者、发热患者、密切接触者等"四类人员"8.2万余人次。

在全国,400多万名城乡社区工作者严防死守,不断织密65万个城乡社区防控网,亿万人民主动配合,连接起坚不可摧的战"疫"长城。

最伟大的力量是同心合力,最坚固的防线是"人民战争"。

从长江两岸到白山黑水,从中原大地到东海之滨,在党中央领导下,群防群控铸就众志成城。

"中国的动员在全球公共卫生史上是前所未有的。"美国中国问题专家罗伯特·库恩如是说。世卫组织总干事谭德塞感叹:"我一生从未见过这样的动员。"

4月26日,湖北省已实现新冠肺炎在院患者"清零"。4月30日零时起,北京突发公共卫生事件应急响应从一级调整至二级;5月2日零时起,湖北省将突发公共卫生事件一级响应调整为二级。

武汉保卫战、湖北保卫战取得决定性成果,全国疫情防控阻击战取得重大战略成果。

因时因势,精准施策,统筹推进疫情防控和经济社会发展

"新冠肺炎疫情发生后,如何在较短时间内整合力量、全力抗击疫情,这是很大的挑战;在疫情形势趋缓后,如何统筹好疫情防控和复工复产,这也是很大的挑战。"

——习近平

"中国采取有力的措施已经避免数十万人的感染。"

2月24日晚,北京,在结束对中国为期9天的考察后,中国—世界卫生组织新冠肺炎联合专家考察组外方组长、世卫组织总干事高级顾问布鲁斯·艾

尔沃德这样评价。

就在这天早些时候,原定于3月3日和3月5日召开的全国两会会期宣布推迟。这一罕见的举措,透射出非常时期的非常挑战。

武汉和湖北,尚有近万名重症患者命悬一线。"生命至上",是党和政府的庄严承诺,也是救治工作的巨大考验。

"对重症、危重症病例要集中救治、全力救治","对患者特别是有亲人罹难的家庭要重点照顾",习近平总书记的嘱托,医护人员、社区工作者须臾不忘。

病例基数大、尚无特效药、病情变化快……习近平总书记把救治工作作为扭转战局的关键,多次实地考察、调研指导。

总书记走进北京地坛医院,了解新冠肺炎感染者住院诊疗情况;视频连线武汉市重症患者收治医院,对广大医护人员致以慰问、提出要求;专程前往武汉火神山医院,为患者加油,为医护人员鼓劲儿。

最终降伏病魔,需要更多"硬核"手段。

战"疫"伊始,习近平总书记就对"加强药物、医疗装备研发和临床救治相结合"提出要求。针对疫情容易反复、变化莫测的情况,总书记进一步指出,要推进疫苗研发和产业化链条有机衔接,为有可能出现的常态化防控工作做好周全准备。

8天内判定病原体;16天内完成检测试剂盒优化,核酸检测能力从每天300人份提升到2万人份;国家版诊疗方案"迭代"七版;5种新冠病毒疫苗获批开展临床试验……科研人员设立专班,挂图作战,争分夺秒,不眠不休。

从筛选万余种药物到确定有效诊疗方案,从总结"三药三方"到采用恢复期血浆等治疗方式……每一项科研部署,党中央都关注支持;每一步重大突破,总书记都详细过问。

习近平总书记专程到军事医学研究院、清华大学医学院,考察新冠肺炎防控科研攻关工作。他强调:"当前,打赢疫情防控人民战争、总体战、阻击战还需要付出艰苦努力。越是面对这种情况,越要坚持向科学要答案、要方法。"

科学,是举国战"疫"的治本之策;统筹,是危机治理的制胜之道。

当流动的中国按下"暂停键",一系列现实问题和潜在影响迎面而来:

为减少人员流动、阻断病毒传播,延长春节假期不失为一项合理而必要的决策。然而,节后复工每延迟一天,全国国内生产总值就将损失1 500亿元。

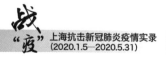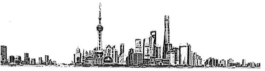
疫情阻断的时间越长,经济社会重启和复苏的难度越大……

疫情要管死,经济要放活。天平的两端,都重压如山。

2月3日,疫情防控最吃劲时,习近平总书记主持召开中央政治局常委会会议强调:"疫情特别严重的地区要集中精力抓好疫情防控工作,其他地区要在做好防控工作的同时统筹抓好改革发展稳定各项工作,特别是要抓好涉及决胜全面建成小康社会、决战脱贫攻坚的重点任务,不能有缓一缓、等一等的思想。"

2020年,是决战决胜脱贫攻坚的收官之年。兑现党和政府对人民的承诺,没有退路!

2月23日,人民大会堂东大厅,一场特殊的电视电话会议召开。

面对全国17万名县团级以上干部,习近平总书记坦言:"新冠肺炎疫情发生后,如何在较短时间内整合力量、全力抗击疫情,这是很大的挑战;在疫情形势趋缓后,如何统筹好疫情防控和复工复产,这也是很大的挑战。"

疫情防控关乎生命,复工复产关乎生计。

从落实分区分级精准复工复产到出台阶段性、有针对性的减税降费政策,从确保"员工回得来、原料供得上、产品出得去"到确保农业生产不误农时,从守住"米袋子"、守好"菜篮子"到畅通外贸产业链、供应链……很多乡镇干部说,就连做好今年春耕生产,习近平总书记都牵挂在心,作出重要指示。

春风和煦,大地染绿。

卫星遥感图片中,春天的中国,正在亮起来——

珠三角、长三角、京津冀,占中国经济总量超过40%的三大城市群,灿若星河的灯光下,每天数十万家商铺恢复营业,成千上万家制造业企业复工运行。

卫星定位导航系统中,春天的中国,正在跑起来——

从沿海到内地,货运车辆奔跑轨迹组成的运动线条,正在成倍增长。一条条流动曲线,蕴藏着人畅其行、货畅其流的无限活力。

3月19日13时24分,G4368次列车缓缓驶离荆州站。一趟趟"开往春天的列车",满载着"搭把手、拉一把"的关爱之情,陆续安排4万名湖北籍务工人员赴粤返岗务工。

就业出台"关爱"条款,审批实现"远程衔接",更加精准有效的调控政策给市场吃上"定心丸",税收减免给企业注入"强心剂"……中央各部门密集出台新举措,为中国经济注入更多"暖色调"。

分批分次复学复课,定制返程复工专列,统一"健康码"放心出行,分时预约复苏旅游……全国各地积极应对新变化,让中国社会尽快回归"正常态"。

工厂车间,生产忙碌;山乡田野,春耕正忙。

3月3日,贵州省人民政府宣布,深度贫困县正安脱贫摘帽。这标志着遵义实现整体脱贫,812万老区人民告别贫困历史。

3天后,党的十八大以来最大规模的脱贫攻坚会议以电视电话会议形式召开。习近平总书记发出号令:

"坚决克服新冠肺炎疫情影响,坚决夺取脱贫攻坚战全面胜利,坚决完成这项对中华民族、对人类都具有重大意义的伟业。"

江南春雨,润物无声。浙江宁波,习近平总书记来到复工复产的一线工人中间,叮嘱大家"既要保证生产任务,还要保证身体健康"。

面对着中小企业负责人期盼的目光,习近平总书记说:"我们已经出台了一套政策组合拳,随着形势变化还会及时进行调整,推出更多针对性措施"。

4月22日,傍晚时分,华灯初上。西安大唐不夜城步行街,正在西安考察的习近平总书记来到这里,实地了解"夜经济"恢复经营情况。

总书记强调,要在科学防控疫情的前提下,有序推动各类商场、市场复商复市,努力恢复正常生活秩序。

全国两会召开前夕,习近平总书记开启新冠肺炎疫情以来的第六次地方考察,勉励山西努力克服疫情带来的不利影响,在高质量转型发展上迈出更大步伐。

收放自如,进退裕如,是一种能力,也是一种定力。

习近平总书记多次强调:"要坚定信心,不要被问题和困难吓倒。""中国是个大国,韧性强,潜力大,回旋余地大。"

有外国网民感慨,面对空前的疫情,14亿人口,水不停、电不停、供暖不停、通信不停、物资供应不断、社会秩序不乱,中国做到了!

"危和机总是同生并存的,克服了危即是机。"面对境外疫情发展造成的市场动荡、国际经贸活动受到的严重影响,习近平总书记一方面坚定宣示中国维护全球产业链供应链开放、稳定、安全的决心,一方面积极鼓励国内企业抓住科技创新、产业升级的契机。

因时因势,有力有序。千军万马,指挥若定。

重大投资项目开复工提速、外出农民工规模恢复到往年的九成左右,"云

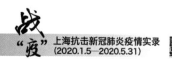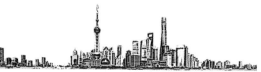

服务""云经济"绽放异彩……中国经济社会准确识变、科学应变、主动求变，难点堵点快速打通，广袤大地孕育新的希望。

4月8日零时，历经76天的"封城"坚守，英雄的武汉正式重启。

在这具有标志性的一天，中共中央政治局常委会召开会议，习近平总书记强调指出，要坚持在常态化疫情防控中加快推进生产生活秩序全面恢复，抓紧解决复工复产面临的困难和问题，力争把疫情造成的损失降到最低限度，确保实现决胜全面建成小康社会、决战脱贫攻坚目标任务。

4月17日，中国公布2020年首季经济数据。受疫情影响，一季度国内生产总值同比下降6.8%。3月份以来，主要经济指标逐月好转，4月份工业增加值和出口增速由负转正。疫情催生新产业新业态快速成长，中国经济展现巨大韧性。

当日，习近平总书记主持召开中央政治局会议。会议指出，当前经济发展面临的挑战前所未有，必须充分估计困难、风险和不确定性，切实增强紧迫感，抓实经济社会发展各项工作。

4月29日，全国两会将要召开的消息传来。在新冠肺炎疫情防控常态化的特殊背景下召开这一举世瞩目的盛会，充分表明了以习近平同志为核心的党中央正稳健驾驭中国号巨轮破浪前行。

携手抗疫，命运与共，展现中国责任担当

"人类是一个命运共同体。战胜关乎各国人民安危的疫病，团结合作是最有力的武器。"

——习近平

"我们的抗疫之战迎来胜利曙光，海外的情况却在急剧恶化。"3月12日晚，武汉的大学教师王国念写着日记，心头的忧虑又多了一层——给学校捐来口罩的泰国、新加坡的学生和朋友们，还好吗？

这样想着，他又深有感触地写道："疫情面前，哪儿有什么'我们'与'他们'之分，每个国家的人都是'我们'。"

寰球同此凉热。就在王国念写下这些文字的当晚，习近平主席同联合国秘书长古特雷斯进行了越洋通话：

"新冠肺炎疫情的发生再次表明，人类是一个休戚与共的命运共同体。"

"国际社会必须树立人类命运共同体意识,守望相助,携手应对风险挑战,共建美好地球家园。"

人类祸福相依。早在疫情暴发之初,中国就将自身放进世界的参照系,扛起大国的责任。

1 月 12 日,世界卫生组织宣布收到中国分享的病毒基因序列信息,在全球流感共享数据库发布,各国共享。

"疫情是魔鬼,我们不能让魔鬼藏匿。"习近平主席话语铿锵,传递出坦诚的中国态度,彰显出无畏的中国担当。

世卫组织总干事谭德塞表示,中国用创纪录短的时间甄别出病原体,及时主动同国际社会分享有关病毒基因序列。

中国的抗疫之战,同样也是为世界而战。

习近平主席反复表示:"中方秉持人类命运共同体理念,既对本国人民生命安全和身体健康负责,也对全球公共卫生事业尽责。"

疫情发生后,习近平主席同外国领导人和国际组织负责人会谈会见 4 次,通话 51 次,向 10 余个国家的领导人和欧盟等区域组织负责人致慰问电,还同阿根廷总统互致信函,向比尔·盖茨、美国犹他州小学生等复信,介绍中国人民打好疫情防控阻击战的关键举措,感谢国际社会给予中国的支持帮助,表达中方为各国提供力所能及帮助的积极意愿,为国际社会携手抗击疫情注入强大信心。

爱人者,人恒爱之。在中国战事最危急的时刻,国际社会纷纷表达温暖和善意,同中国人民站在一起。

70 多个国家和国际组织为中国人民抗疫斗争提供了物资等援助;170 多个国家领导人、50 多个国际和地区组织负责人以及 300 多个外国政党和政治组织向中方表示慰问和支持。

"患难见真情!"柬埔寨首相洪森、蒙古国总统巴特图勒嘎、巴基斯坦总统阿尔维先后访华,习近平主席对他们真诚坚定的支持表示感谢。

中国人民永远记得,俄罗斯、白俄罗斯等国第一时间派专机将急需的医疗物资送抵武汉;英国、德国飞抵武汉的撤侨包机上装载着医疗物资;长期接受援助的欠发达国家赤道几内亚向中国捐款 200 万美元;蒙古国向中国捐赠 3 万只羊;巴基斯坦送来了自己储备的几乎全部口罩……

中国人民也不会忘记,中国国歌在日本松山芭蕾舞团响起,斯里兰卡数百

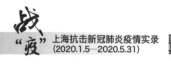
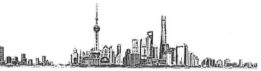
万民众为中国人民诵经祈福,"山川异域,风月同天"的美好诗句随着爱心捐赠漂洋过海……

诚如联合国前秘书长、博鳌亚洲论坛理事长潘基文所言,历史铭记的不仅有中国特色社会主义制度优势,也有各国携手合作应对危机的共同担当。

新冠肺炎疫情是人类共同的敌人。从报告第一个病例到报告首个10万病例,用时67天;到报告第二个10万病例,用时11天;到报告第三个10万病例,用时仅4天……截至目前,全球确诊病例已超过440万例!

对各国遭受的疫情重击,中国感同身受。

习近平主席的一封封慰问电,陆续发往意大利、伊朗、韩国、西班牙、塞尔维亚、德国、法国等国国家元首和政府首脑以及欧洲理事会和欧盟委员会负责人。

中国人民在抗击疫情中取得的宝贵经验,通过一场场国务院联防联控机制新闻发布会、全国各省区市新闻发布会、医学专家视频交流会,毫无保留地向五大洲传递。

当地时间3月21日21时,塞尔维亚贝尔格莱德国际机场。中国援助塞尔维亚的抗疫医疗专家组乘专机抵达,同时带来中国政府紧急筹集的防疫物资。

站在舷梯旁,塞尔维亚总统武契奇以一一碰肘的特殊方式,热烈欢迎中国专家,并在五星红旗上献上深情一吻,表达深深谢意。

俄罗斯总统普京同习近平主席通电话时表示,中国向遭受疫情的国家及时伸出援助之手,为国际社会树立了良好典范。

——同全球180个国家、10多个国际和地区组织分享疫情防控和诊疗方案,同160多个国家和国际组织举行疫情防控视频交流会议;

——先后派出20多支医疗专家组,向150多个国家和国际组织提供急需的抗疫物资援助;

——向世卫组织捐款5 000万美元,尽一切努力为其他国家在华采购医疗防护物资提供便利。

尽己所能,慷慨解囊。

伊朗德黑兰大学中东北非研究院助理教授哈桑·艾赫迈迪安说,中国的援助不仅体现了人道主义精神,更是一个大国的负责任行为。

疫情既是一次大战,也是一次大考。对中国如是,对世界亦然。

习近平主席深刻指出:"这次疫情蔓延范围之广、速度之快、影响之大百年未有。"

针对境外输入确诊病例攀升、无症状感染者增多的新情况新问题,习近平总书记一方面部署加强对境外中国公民的关心关爱,一方面及时将疫情防控工作重点切换到"外防输入、内防反弹"。

从严格海关检疫执法到实施航班风险精准防控,从落实入境人员闭环管理到加大无症状感染者筛查力度,从赴疫情严重国家接回中国公民到向中国留学人员比较集中的国家调配"健康包"……一系列举措有效巩固了来之不易的战"疫"成果,继续为世界战"疫"守好东方防线。

面对百年罕有之大疫,人类该何去何从? 各国又肩负怎样的使命?

3 月 26 日晚,人民大会堂东大厅。

巨大的电视墙上传来各国领导人、国际组织负责人的画面,利雅得、莫斯科、华盛顿、柏林、巴西利亚……二十国集团领导人首次以视频会议的方式召开一场应对新冠肺炎特别峰会。

"坚决打好新冠肺炎疫情防控全球阻击战","有效开展国际联防联控","积极支持国际组织发挥作用","加强国际宏观经济政策协调"——习近平主席基于中国实践,就全面加强国际合作、凝聚战胜疫情强大合力提出 4 点中国倡议。

"公共卫生危机是人类面临的共同挑战,团结合作是最有力武器"……在全人类的大考面前,中国声音赢得更加广泛的认同与共鸣。

为了人民,依靠人民,中华民族以感天动地的磅礴伟力,书写不可磨灭的英雄史诗

"中华民族历史上经历过很多磨难,但从来没有被压垮过,而是愈挫愈勇,不断在磨难中成长、从磨难中奋起。"

——习近平

"沧海横流,方显英雄本色。"习近平总书记在考察新冠肺炎疫情防控工作时,不止一次引用这句话。

"你们真正做到了救死扶伤、大爱无疆。"3 月 10 日,在武汉火神山医院指挥中心,习近平总书记同正在病区工作的医务人员代表视频连线,"你们是光

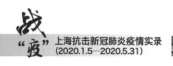
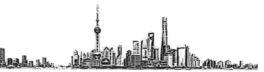
明的使者、希望的使者,是最美的天使,是真正的英雄! 党和人民感谢你们!"

战"疫"异常惨烈,他们以生命捍卫生命:

武昌医院院长刘智明直到住进重症监护室,念念不忘的还是病人收进了多少,感染防控达标了没有。为了不传染别人,他叮嘱同事"不要给我插管"……

阴阳永隔,也在救治病人的妻子闻讯赶来,只能追着殡仪馆的车子,一遍遍哭喊挚爱的名字……

疫情发生后第一时间,参加过汶川抗震救灾、援非抗击埃博拉病毒的军队支援湖北医疗队队员吴亚玲毫不犹豫递交请战书,奔赴火神山医院。

母亲突然辞世。噩耗传来,她只是默默流泪,朝着家的方向,深深鞠了三个躬,然后又回到病人身边。

有太多泪水,来不及擦干;又有太多勇毅,刻印在遮掩的脸庞。

84 岁的钟南山挤上高铁餐车,赶赴武汉。

73 岁的李兰娟每天只睡 3 小时,"疫情不退我不退。"

72 岁的张伯礼胆囊摘除手术后第三天就投入工作,只说了一句:"肝胆相照,我把胆留在了这里。"

"广大医务人员奋不顾身、舍生忘死,这种高尚精神让我深受感动。"习近平总书记的话,发自肺腑。

那些除夕夜在请战书上按下的手印,那些口罩烙印在面颊的伤痕,那些防护服下被汗水浸透的脊背,那些偷偷写好又悄悄藏起的遗书……都留在了祖国和人民的记忆里。

"你们都穿着防护服,戴着口罩。我看不到你们的真实面貌。但是,你们在我心目中都是最可爱的人!"习近平总书记的话语,鼓舞着白衣战士。

勇敢与牺牲,在这场大战中难以计数;平凡与伟大,在这场大考中淋漓尽致。

3 月 10 日,武汉东湖新城社区党群服务中心,拉张折叠椅,习近平总书记坐下来,同社区工作者、基层民警、卫生服务站医生、下沉干部、志愿者等,面对面亲切交谈。

总书记说:"大家夜以继日、不辞辛劳、默默付出,悉心为群众服务,为遏制疫情扩散蔓延、保障群众生活作出了重要贡献,展现了武汉党员、干部不怕牺牲、勇于担当、顾全大局、甘于奉献的精神。"

"我们不睡,这座城市就不会输。"

武汉"封城"的日日夜夜,有党员、干部冲锋在前,有公安民警昼夜值守,有社区网格员随叫随到,有环卫工人定点清扫,有志愿者爱心接力……这些默默无闻的人们,守护着万家灯火,撑起一座城市的生命线。

3月10日,武汉东湖新城社区。已经居家隔离48天的居民群众看到总书记来了,纷纷从阳台和窗户探出头来致意,有的摇着国旗高呼:"中国加油! 武汉加油!"

"大家一起加油,再坚持一下!"这一幕镜头被亿万次地浏览,总书记的声音和人民的声音回响在一起,"党和人民感谢武汉人民。"

人民,在习近平总书记心中重千钧。一次次感谢人民,道出的是"人民至上"的赤子情怀,更是举国战"疫"的制胜法宝。

德国病毒学家德罗斯滕说,我们确实要向中国学习经验,感谢中国政府和有奉献精神、集体主义思想的中国人民。

武汉解除"封城"消息传来那一刻,武汉金银潭医院院长张定宇落泪了。

灾难来临时,他没有顾及自己渐冻症加剧的病情,也无暇照看确诊新冠肺炎的妻子。

风暴退去时,他想起最多的是那些曾经顽强与病魔抗争的生命,那些穿梭运输病人和样本的志愿者,那些痊愈后赶来献血的患者,还有手机里不间断刷屏的"隔离病毒不隔离爱"……

而今,习近平总书记的褒奖,慰藉着生命的伤痕,温暖着冬去春来的荆楚大地:"武汉人民用自己的实际行动,展现了中国力量、中国精神,彰显了中华民族同舟共济、守望相助的家国情怀。"

灾难终会过去,感念长留心底。

深入"红区"的记者忘不了,连夜奋战的医生痛哭着说:"对不起,我尽力了";方舱医院的患者忘不了,有人连失至亲,还流着泪为大家鼓劲儿;亿万网民忘不了,重症患者用尽最后的力气,写下"我的遗体捐国家"……

党和国家忘不了,无论老幼,不分职业,14亿人民选择为家守国,又为国舍家,以排山倒海的磅礴伟力,把"不可能"变成了"一定能"。

在美国《时代周刊》发布的抗疫群像中,北京外卖骑手高治晓的一双手格外醒目。这个32岁的青年每天骑行100多公里,最多派送六七十单,一双手送出的不仅是很多家庭的急需,更是一个国家负重前行的希望。

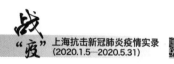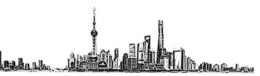

"人民才是真正的英雄。"习近平总书记饱含深情地赞美道。人民,正是这个国家续写奇迹、走向胜利的力量源泉。

正如习近平总书记所说:"中华民族历史上经历过很多磨难,但从来没有被压垮过,而是愈挫愈勇,不断在磨难中成长、从磨难中奋起。"

在磨难中成长、从磨难中奋起——这种精神蕴藏于抗击外侮争取独立解放的艰辛中,磨砺于社会主义建设、改革开放不懈探索的奋斗中,也闪亮在抗击非典、抗震救灾、抗击新冠肺炎疫情的淬炼中。

4月8日,零时。

武汉长江二桥的亮化维保员温瑞又一次从桥下的板房走出,望着他守护了70多天的大桥灯光。

"武汉重启,不负春天"的字样准时亮起,"英雄的城市、英雄的人民"灯光秀点亮武汉三镇的夜空。

与此同时,武汉西高速路口,随着第一辆小客车驶出,铁路、民航、水运、公路恢复运行。

江汉关的钟声传向四方。广场前、楼宇间,视频直播里、微信朋友圈,一声声"武汉必胜!""祖国万岁!"和这个城市一起迎来崭新的一天。

城市一隅,清亮的啼哭声升起在湖北省妇幼保健院产房,这是"封城"以来,在这所医院诞生的第5108个新生命。

"人在城在,不胜不休!"

用1个多月的时间初步遏制了疫情蔓延势头,用2个月左右的时间将本土每日新增病例控制在个位数以内,用3个月左右的时间取得了武汉保卫战、湖北保卫战的决定性成果。对我们这样一个拥有14亿人口的大国来说,这样的成绩来之不易!

巍巍黄鹤楼,见证了一座城市的不屈抗争;滔滔长江水,奔腾着一个民族的澎湃热血。

初心不忘,使命永担,在历史大考中实现历史进步

"这次疫情是对我国治理体系和能力的一次大考,我们一定要总结经验、吸取教训。"

——习近平

庚子年清明节的记忆,刻骨铭心。

2020 年 4 月 4 日 10 时。中南海怀仁堂前,习近平等党和国家领导人佩戴白花,神情凝重,肃立默哀,同 14 亿中国人民一起,深切悼念新冠肺炎疫情牺牲烈士和逝世同胞。

3 分钟,180 秒,警报响彻大江南北、长城内外,国家以最高的祭奠为牺牲的英雄送行、向病亡的同胞致哀。

新冠肺炎疫情造成全国 8 万多人感染,4 600 多人失去生命。

习近平总书记深刻指出:"这次疫情是对我国治理体系和能力的一次大考,我们一定要总结经验、吸取教训。"

面对大考,中国共产党的政治本色令人动容。

3 月 2 日,一场特殊的入党宣誓仪式在广州、武汉两地举行。

通过视频,有 55 年党龄的钟南山院士对火线入党的前线护士李颖贤说:"现在正是需要共产党员站出来的时候,我在你平凡的工作中看到了伟大。"

关键时刻冲得上去,危难关头豁得出来。在这场生与死的大考面前,全国共有 44 万人递交入党申请书。

在抗疫一线,共建立临时党组织 24.4 万个;有 396 名党员、干部因公殉职(牺牲)。

"随时准备为党和人民牺牲一切"的铮铮誓言响彻神州,鲜红的党旗高高飘扬在抗击疫情的第一线。

面对大考,中国特色社会主义制度优势更加凸显。

一声令下,千里驰援;统一调度,协同推进;多线并举,进退有序……正如习近平总书记所指出:"我国疫情防控和复工复产之所以能够有力推进,根本原因是党的领导和我国社会主义制度的优势发挥了无可比拟的重要作用。"

面对大考,上下同心的磅礴力量势不可挡。

殷殷嘱托,在给在首钢医院实习的西藏大学医学院学生的回信中,习近平总书记勉励他们以战"疫"中的白衣天使为榜样,努力做党和人民信赖的好医生;语重心长,在给北京大学援鄂医疗队全体"90 后"党员回信时,习近平总书记激励广大青年不惧风雨、勇挑重担,让青春在党和人民最需要的地方绽放绚丽之花;始终挂念,在给武汉市东湖新城社区全体社区工作者的回信中,习近平总书记寄予厚望,希望他们为彻底打赢疫情防控人民战争、总体战、阻击战再立新功。

"五一"国际劳动节前夕回信勉励劳动群众,"五四"青年节到来之际寄语

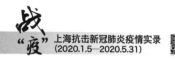 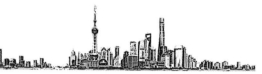

新时代青年,国际护士节到来之际向全国广大护士致以节日的祝贺和诚挚的慰问……习近平总书记的亲切关心,鼓舞人心,激发斗志。

有一点光发一点光,有一份力出一份力。14亿人民用"心往一处想"的家国大爱,用"劲往一处使"的民族大义,开启了全民抗疫的安全模式。

大考如镜,照出了优势,也暴露了短板。

2018年1月,在学习贯彻党的十九大精神专题研讨班开班式上,习近平总书记列举了8个方面16个具体风险,明确提到:"像非典那样的重大传染性疾病,也要时刻保持警惕、严密防范"。

2019年1月,在省部级主要领导干部坚持底线思维着力防范化解重大风险专题研讨班上,习近平总书记指出,面对波谲云诡的国际形势、复杂敏感的周边环境、艰巨繁重的改革发展稳定任务,我们必须始终保持高度警惕,既要高度警惕"黑天鹅"事件,也要防范"灰犀牛"事件。

党中央的清醒研判,绝非危言耸听。在决胜全面建成小康社会、决战脱贫攻坚的关键节点,新冠肺炎疫情重重叩响警钟。

医院床位储备不足,基层医疗明显薄弱,捐赠物资分配不畅,防控通告前后不一……质疑声中,我国在重大疫情防控体制机制、公共卫生应急管理体系等方面的短板亟待补齐。

有的不敢担当、不愿负责,有的情况弄不清、工作没思路,有的仍在搞形式主义、官僚主义……抗疫斗争中,少数干部难以经受考验、工作能力不足的问题十分突出。

习近平总书记指出:"每一次灾难过后,我们就应该变得更加聪明。"

在战"疫"中总结经验教训,着眼长治久安,正是推进国家治理体系和治理能力现代化的应有之义。

习近平总书记从战略和全局的高度明确指出,针对这次疫情暴露出来的短板和不足,抓紧补短板、堵漏洞、强弱项,该坚持的坚持,该完善的完善,该建立的建立,该落实的落实,完善重大疫情防控体制机制,健全国家公共卫生应急管理体系。

"江堤海堤的建设,房屋抗震的建设,要为百年不遇的灾害做准备。公共卫生的投入,也是宁可备而不用,不可用而不备。"

坚持未雨绸缪、底线思维,习近平总书记强调,要加强战略谋划和前瞻布局,坚持平战结合,完善重大疫情防控体制机制,健全公共卫生应急管理体系,推动工作力量向一线下沉,优化重要应急物资产能布局和保障,确保公共卫生领域重大风险发现得了、预警得早、处理得好。

备豫不虞,为国常道。习近平总书记进一步指出,要时刻保持如履薄冰的谨慎、见叶知秋的敏锐,既要高度警惕和防范自己所负责领域内的重大风险,也要密切关注全局性重大风险。

着眼根本,谋划长远。习近平总书记深刻指出:"人和自然要和谐相处,一旦人类活动超出自然承载力就要受到报复。"践行绿色发展理念,不仅关乎经济社会可持续发展,更关乎人与自然和谐相处。

察势者明,趋势者智。面对这场全球的重大危机、全人类的共同战争,习近平总书记的声音坚定有力:"全人类只有共同努力,才能战而胜之"。

为世界康宁,为中国奋进!

习近平总书记谆谆告诫言犹在耳:

"当今世界正经历百年未有之大变局,我国正处于实现中华民族伟大复兴关键时期,我们党正带领人民进行具有许多新的历史特点的伟大斗争,形势环境变化之快、改革发展稳定任务之重、矛盾风险挑战之多、对我们党治国理政考验之大前所未有。"

"发展环境越是严峻复杂,越要坚定不移深化改革,健全各方面制度,完善治理体系,促进制度建设和治理效能更好转化融合,善于运用制度优势应对风险挑战冲击。"

在5月14日召开的中央政治局常委会会议上,习近平总书记指出,当前全国疫情防控形势总体是好的,同时境外疫情形势严峻复杂,国内防范疫情反弹任务仍然艰巨繁重。要坚决克服麻痹思想、厌战情绪、侥幸心理、松劲心态,持续抓紧抓实抓细外防输入、内防反弹工作,决不能让来之不易的疫情防控成果前功尽弃,确保完成决战决胜脱贫攻坚目标任务,全面建成小康社会。

从大战中总结经验教训,从大考中汲取智慧力量,中华民族一定能化险为夷、转危为机,风雨无阻向前进!

记者　赵承　霍小光　张旭东　吴晶　陈芳

赵超　刘华　安蓓　林晖　朱基钗　梁建强

《人民日报》2020年5月18日

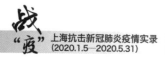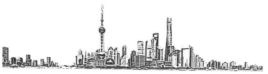

（二）中共上海市委书记李强在上海市抗击新冠肺炎疫情表彰大会上的讲话（节选）

面对突如其来的新冠肺炎疫情，习近平总书记亲自指挥，党中央统揽全局，14亿人民同心抗疫，创造了人类同疾病斗争史上又一个英勇壮举，铸就了中华民族伟大复兴又一座精神丰碑。

上海作为这场大战大考的重要阵地，坚决贯彻习近平总书记重要指示精神和党中央、国务院决策部署，全市人民万众一心，打了一场出色的超大城市抗击疫情的人民战争、总体战、阻击战，交出了抗疫斗争不一般的"上海答卷"。

上海抗疫斗争取得的重大战略成果，是以习近平同志为核心的党中央坚强领导的结果，是全市上下齐心协力、团结奋斗的结果，是人民群众书写的英雄壮歌、雄浑诗篇，彰显了人民城市众志成城的磅礴力量，铸就了党的诞生地新的时代荣光。我们要深入贯彻落实习近平总书记在全国抗击新冠肺炎疫情表彰大会上的重要讲话精神和考察上海重要讲话精神，大力弘扬伟大抗疫精神，大力弘扬抗疫斗争积累的宝贵经验，大力弘扬抗疫斗争淬炼的过硬作风，敢于战胜一切风险挑战，奋力开拓各项事业发展新局面，持续提升超大城市治理现代化水平，不断创造新时代上海发展新奇迹。

在过去的9个月时间里，从驰援武汉主战场到坚守上海主阵地，我们迅速打响抗疫阻击战。从入城口、落脚点、流动中到就业岗、学校门、监测哨，我们全面织密织牢疫情防控网。从守城门到守国门，我们精心做实全覆盖、全流程、全闭环管理。从疫情防控第一线到科研和物资生产保障线，我们形成了多条战线紧密配合、并肩作战的局面。从抓好疫情防控不放松到按下复工复产快进键，我们不失时机加快经济社会秩序全面恢复。从防控上海城到联动长三角，我们不断建立健全区域联防联控机制。从应急性、超常规应对到加紧补短板、扬优势,我们加快构筑保障城市安全的牢固防线。从各级党委政府恪尽职守到全社会守望相助,我们汇聚起了同舟共济、众志成城的强大合力。全市人民展现出高度的责任意识、自律观念、奉献精神、友爱情怀,以自觉遵守、顽强坚守、温暖相守为抗击疫情提供最大支持。经过艰苦卓绝的斗争,和全国一样,上海抗疫取得重大战略成果,较早遏制住了境内疫情蔓延势头,用半个月左右时间将本地每日新增病例控制在个位数以内,用一个半月时间实现本地每日新增病例清零,境外疫情输入始终得到有效阻断;较早实现全面复工复产复市,经济企稳回升,持续向好。上海这座城市始终是安全的,城市的活力和繁华已然重现。

英雄出自凡人,凡人也能有英雄之举、英雄之行。在这场抗疫斗争中,上海涌现了许多可敬可爱的先进典型、可歌可泣的感人故事。广大医务人员舍生忘死,各条战线同志顽强拼搏,上百万志愿者奉献温暖力量,"90后""00后"展现青春担当,更多人默默守护着城市、守护着家园。就在此刻,仍有许多同志战斗在口岸防控、隔离观察、医疗救治等一线。今天受表彰的,是千千万万奋斗者的代表。

代表市委、市人大常委会、市政府、市政协,向受表彰的先进个人和集体,向全市2400多万人民致以崇高敬意和衷心感谢。向大力支持上海抗疫的国家部委及中央驻沪单位、兄弟省区市,向给予上海关心帮助的国际友人、港澳台同胞、海外华侨华人表示诚挚谢意。

中国的抗疫斗争铸就了生命至上、举国同心、舍生忘死、尊重科学、命运与共的伟大抗疫精神,再次证明了中国特色社会主义的制度优势,展现了中国人民不屈不挠的坚强意志。上海的抗疫实践,是中国抗疫斗争的缩影,是伟大抗疫精神的写照。经过这场大战大考,我们更深切体会到抗疫斗争所彰显的中国精神、中国力量、中国担当,更加深刻感到必须大力弘扬伟大的抗疫精神,更加自觉地树牢"四个意识"、坚定"四个自信"、坚决做到"两个维护"。越是形势风云变幻,越是要坚持党的领导;越是面对利益取舍,越是要秉持人民至上;越是遭遇风险挑战,越是要发挥制度优势;越是面对"两难"抉择,越是要依法科学精准施策;越是处在关键时刻,越是要彰显海纳百川、追求卓越、开明睿智、大气谦和的城市精神和开放、创新、包容的城市品格。

夺取抗疫斗争全面胜利还需持续努力,实现"两个一百年"奋斗目标更需接续拼搏。要以"斗罢艰险又出发""越是艰险越向前"的姿态,以敢于压倒一

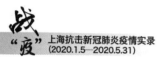
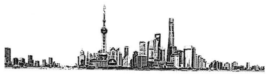

切困难而不被任何困难所压倒的大无畏气概,发扬斗争精神,勇于夺取新胜利。上海作为党的诞生地,必须不忘初心、牢记使命,发扬革命传统、坚定必胜信念,始终胸怀"两个大局"、立足"四个放在",勇担国家使命、勇当开路先锋、勇于攻坚突破,走好新时代的长征路。要更加彰显人民至上的理念,坚持不懈为群众做实事、办好事、解难事,让人民拥有更强的获得感、幸福感、安全感。更加注重系统治理,强化全生命周期管理,让超大城市治理更有韧性、更加科学。更加注重夯实基础,持续推动重心下移、权力下放、资源下沉,鼓励基层大胆实践,让基层治理更有活力。要慎终如始、毫不放松抓牢常态化精准防控,加快构筑强大的公共卫生体系,确保上海始终是全球最安全的城市之一。

要始终保持抗疫斗争那样一种昂扬斗志、拼搏精神,更加负责尽责、更加专注专业、更加协同协作、更加善作善成,更好应变局、育新机、开新局。以时不我待的紧迫感,扎实做好"六稳"工作、全面落实"六保"任务。围绕推进浦东高水平改革开放、落实三项新的重大任务、办好进博会、强化"四大功能"等,对标国际最高标准、最好水平,加强系统谋划布局,全面提升城市能级和核心竞争力。充分发挥经济中心城市的辐射带动作用,加快打造国内大循环的中心节点、国内国际双循环的战略链接,更好服务全国发展大局,更好代表国家参与国际合作与竞争。

记者 谈 燕

《解放日报》2020 年 9 月 30 日

（三）龚正在上海市第十五届人大常委会第二十三次会议（扩大）上介绍疫情防控工作等情况（节选）

上海市第十五届人大常委会第二十三次会议（扩大）上，市委副书记、市长龚正就人大代表、政协委员和市民关心的问题，结合市委、市政府重点工作，具体介绍了新冠肺炎疫情防控工作、经济运行、深入推进改革创新、不断提高城市治理现代化水平、切实保障和改善民生等方面情况和下一步工作考虑。

疫情防控是上半年的头等大事，龚正说，我们始终把人民群众生命安全和身体健康放在第一位，按照坚定信心、同舟共济、科学防治、精准施策的总要求，抓紧抓实抓细各项工作，全力打好疫情防控的人民战争、总体战、阻击战。

第一，统筹协调，协同联动，全面加强疫情防控工作的组织领导。龚正说，疫情发生后，我们第一时间启动重大突发公共卫生事件一级响应机制，建立市疫情防控工作领导小组，下设指挥部和 11 个专项工作组，16 个区都有市领导对口联系指导，迅速形成覆盖全市 215 个街道乡镇、6 077 个居村委、1.3 万个住宅小区的防控网。同时，我们服从服务全国疫情防控大局，率先派出援鄂医疗队，先后组织 9 批 1 649 名医护人员驰援，为打赢武汉和湖北保卫战作出贡献。

第二，坚持"四早"，落实"四集中"，全力救治患者、拯救生命。龚正说，我们全面加强患者筛查，在全市设立发热门诊 117 家、社区发热哨点 200 个，把每日最大核酸检测能力提高到 9 万例，确诊患者集中送到市公卫临床中心等进行救治。临床诊治中形成的"上海方案"，被国家方案充分吸纳，也得到世卫组织的认可和推介。

第三，因时因势，分区分类，不断增强防控措施的针对性、实效性。龚正说，疫情初期，着力点是控制传染源、切断传播链。随着本土传播基本阻断、境

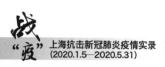 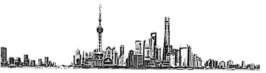

外输入疫情持续出现,我们把重点放到外防输入、内防反弹上,着力健全常态化防控机制。在这过程中,社会各方面都付出巨大努力。比如口罩供应,疫情初期十分紧张,相关企业克服种种困难,迅速复工复产、达产扩能。比如外防输入,我们与海关、边检等部门紧密合作,严格落实全流程闭环式管理,确保进境人员从落地到隔离不与公众接触,没有发生境外输入病例在闭环外引起的本地传播。

第四,平战结合,远近结合,加快完善公共卫生体系。龚正表示,针对短板弱项,我们制定实施了公共卫生"20条"等一批政策措施,启动了新一轮公共卫生建设三年行动计划。

"当前,全国疫情防控阻击战取得重大战略成果,我市防控形势总体向稳向好。"龚正说,世界银行对上海防控工作高度评价,并向全球分享上海经验。我们也清醒地看到,疫情还有很大的不确定性,防控形势依然严峻。我们要继续绷紧外防输入、内防反弹这根弦,充分发挥制度优势、体制优势,毫不放松抓好常态化防控。

记者　王海燕　孟群舒　王闲乐

《解放日报》2020 年 7 月 22 日

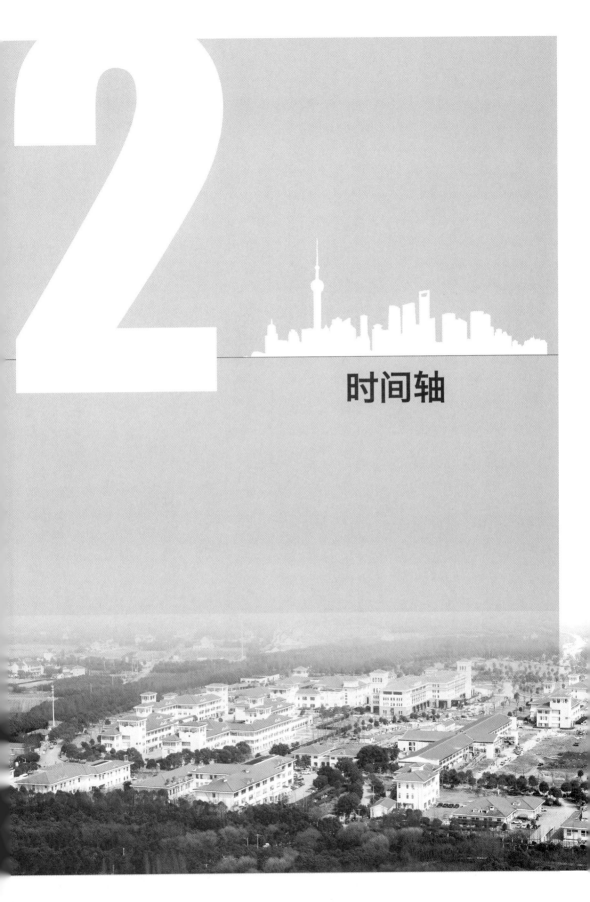

2

时间轴

时间

12

2019年

全国及国外

全球新冠肺炎确诊病例超 100 万例 — 3 日

全国哀悼新冠肺炎疫情中的牺牲烈士、逝世同胞 — 4 日

全球新冠肺炎确诊病例超 120 万例 — 6 日

黑龙江绥芬河口岸临时关闭 / 境外输入累计确诊病例 1 042 例 — 7 日

武汉解封 — 8 日

全球新冠肺炎确诊病例超 150 万例 — 9 日

全球新冠肺炎死亡病例超 10 万例 — 10 日

全球新冠肺炎确诊病例超 200 万例 — 12 日

武汉确诊死亡病例核增 1 290 例 — 17 日

31 个省区市和新疆生产建设兵团现有确诊病例 959 例 — 22 日

全球新冠肺炎确诊病例超 250 万例 — 23 日

武汉在院新冠肺炎患者清零 / 全球新冠肺炎死亡病例超 20 万例 — 24 日

湖北新冠肺炎患者清零 — 26 日

— 27 日

上海

召开全市公共卫生建设大会 — 7 日

确定全市中小学返校开学时间 — 9 日

1 649 名援鄂医疗队员全部回沪 — 10 日

高三、初三 4 月 27 日开学 — 22 日

推出『五五购物节』活动 — 23 日

1 649 名援鄂医疗队员『零感染』 — 24 日

5月

全球新冠肺炎确诊病例超 300 万例

31 个省区市和新疆生产建设兵团解除重大突发事件一级响应

全球新冠肺炎确诊病例超 350 万例

吉林省舒兰市调整为高风险地区

全球新冠肺炎确诊病例超 400 万例

甘肃应急响应调整为四级

全球新冠肺炎死亡超 30 万例

全球单日新增确诊病例超 10 万例

全球新冠肺炎确诊病例超 510 万例

武汉累计核酸检测 657.4 万人次

50 国家新冠肺炎确诊病例过万例

全球新冠肺炎确诊病例超 590 万例

28 日　29 日　2 日　4 日　5 日　8 日　9 日　10 日　11 日　16 日　17 日　18 日　19 日　23 日　25 日　29 日　31 日

制定分餐制地方标准

新冠肺炎确诊患者清零

「五五购物节」启动

开展发热门诊就诊者核酸检测

重大突发事件响应调整为三级

中小学暑假时间公布

发热门诊「上海方案」在全国推广

50 名收治确诊患儿全部治愈

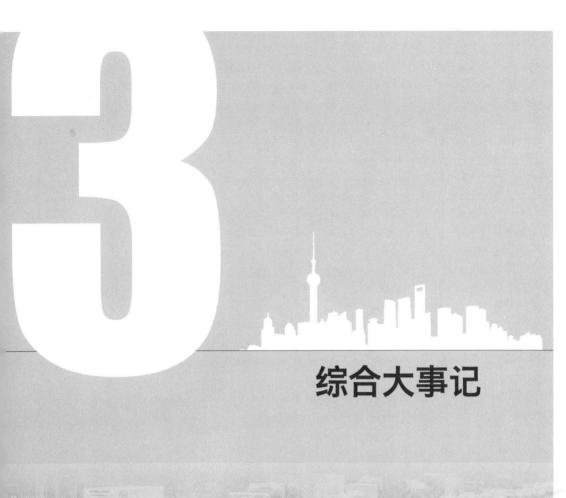

3

综合大事记

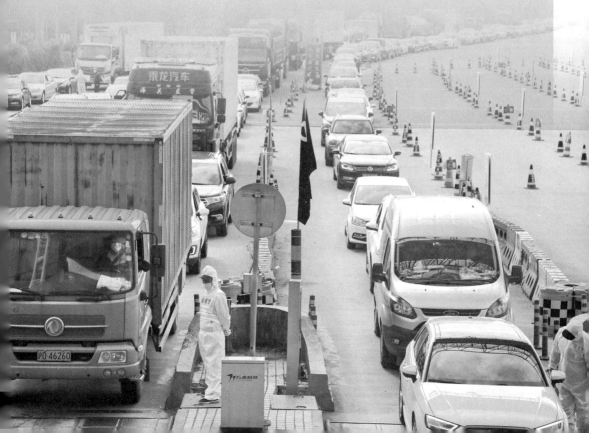

2020 年 1 月 5 日　上海市公共卫生临床中心测出武汉不明原因肺炎的全基因组，发现其与 SARS 冠状病毒同源性高达 89.11%，向国家卫生健康委员会（简称"国家卫生健康委"）建议："在公共场所采取相应的防控措施"。

2020 年 1 月 19 日　上海市卫生健康委员会（简称"市卫生健康委"）成立防控工作机构，制定《上海市应对新型冠状病毒感染的肺炎疫情综合防控工作方案》。

2020 年 1 月 20 日　国家卫生健康委员会确认上海首例输入性新型冠状病毒感染的肺炎确诊病例。患者为 56 岁女性，湖北省武汉市户籍。1 月 12 日自武汉来沪后，因发热、乏力等症状，于 1 月 15 日在同仁医院就诊后即被收治入院隔离治疗。

2020 年 1 月 21 日　上海市政府新闻发布会通报本市应对新型冠状病毒感染的肺炎有关情况。

同日　上海市市场监督管理局（简称"市市场监管局"）印发《关于做好新型冠状病毒感染肺炎防控有关工作的通知》《关于开展疫情防治相关商品价格监督检查的紧急通知》，对口罩等商品开展价格监督检查。

2020 年 1 月 22 日　根据中国共产党上海市委员会常务委员会（简称"上海市委常委会"）部署，上海市成立以应勇为组长的新型冠状病毒感染的肺炎疫情防控工作领导小组（简称"市疫情防控工作领导小组"）。

同日　上海市政府召开疫情防控工作领导小组扩大会议，部署全市防控工作。

同日　上海全市启动联防联控工作机制，在机场、火车站、长途汽车站设

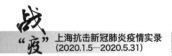 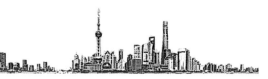
立旅客测温服务点。

2020 年 1 月 23 日　上海市道路运输管理局采取本市开往湖北省各地省际班车停班、省际包车停运等预防措施。

同日　上海博物馆、科技馆等文化场所采取降低人员密度、测温等预防措施。

同日　中共上海市教育卫生工作委员会、市教育委员会（简称"市教委"）发布《关于切实做好学校新型冠状病毒感染的肺炎疫情防控工作的通知》，要求各学校做好防疫工作，严禁组织大型活动、取消假期学生返校，培训机构暂缓开展线下服务。

同日　上海市卫生健康委员会、市中医药管理局发布《关于做好本市中医医院等医疗机构新型冠状病毒感染的肺炎防治工作的通知》。

2020 年 1 月 24 日　上海市政府召开新型冠状病毒感染的肺炎疫情防控工作会议，听取新型冠状病毒感染的肺炎疫情防控工作领导小组办公室有关情况汇报。会议决定，上海启动重大突发公共卫生事件一级响应机制。

同日　上海市委、市政府发布《关于进一步加强我市新型冠状病毒感染的肺炎疫情防控工作的通知》。对重点地区来沪人员实行居家或集中隔离观察 14 天，全面实行各类进入本市交通道口卫生检疫，取消各类大型公共活动。

同日　上海市 136 名医务人员组成的第一批医疗队紧急驰援武汉。

同日　上海首例确诊病例痊愈出院。

2020 年 1 月 25 日　上海首例死亡病例出现，为 88 岁男性，合并有严重心肺肾等多脏器功能不全。

同日　上海市疾病预防控制中心发布来（返）沪人员疫情预防提示。

同日　上海全市旅游文化设施、体育场馆、宗教活动场所停止开放。

2020 年 1 月 26 日　上海累计隔离观察 9 804 人，其中居家隔离 8 706 人，集中隔离 1 098 人。累计排除 42 例疑似病例。

同日　上海市新型冠状病毒感染的肺炎疫情防控工作领导小组每日举行疫情防控新闻发布会。

同日 上海市财政局、市卫生健康委员会发布《关于新型冠状病毒感染肺炎疫情防控有关经费保障政策的通知》,确诊患者发生的医疗费用,在基本医保、大病保险、医疗救助等按规定支付后,个人负担部分由中央和市级财政予以补助。

同日 国家卫生健康委第三督导组组长杨文庄一行 6 人入驻上海,开始对上海市开展新型冠状病毒感染的肺炎防控工作情况进行为期 4 天(1 月 26 日至 29 日)的督导检查。

同日 上海市交通委员会(简称"市交通委")公布省际道路客运暂停营运方案:即日起,本市省际客运站发送与到达所有班车(含外籍班车)、省际包车(含外籍包车)停运。

同日 上海轨道交通 11 号线临时缩线至上海境内,暂停安亭(嘉定区)至花桥站(江苏省昆山市)区段运营服务。公交嘉定 59 路、60 路临时缩线至上海境内。

同日 上海市教育卫生工作委员会、市教育委员会发布《《关于进一步做好学校新型冠状病毒感染的肺炎疫情防控工作的通知》,要求各级各类学校 2 月 17 日前不得开学。2 月 4 日再次通知 2 月底前不开学。

2020 年 1 月 27 日 上海市红十字会在官方网站、微信公众订阅号、服务号上向社会公布"防控新型肺炎"捐赠专项,公开募集防控疫情款物。

同日 上海市政府发布《关于延迟本市企业复工和学校开学的通知》,本市区域内各类企业不早于 2 月 9 日 24 时前复工。上海各级各类学校(高校、中小学、中职学校、幼儿园、托儿所等)2 月 17 日前不开学。

同日 上海全市防控措施升级。机场对所有到达上海旅客测温登记排查。省界公安检查站每车必查。

同日 上海市第二批医疗队(50 人)出发增援武汉。

2020 年 1 月 28 日 上海市第三批医疗队(148 人)出发支援武汉。

同日 上海市市场监督管理局执法总队查处上海联家超市有限公司徐汇店(家乐福徐汇店)涉嫌哄抬蔬菜物价和杨某售卖假冒伪劣口罩案件。

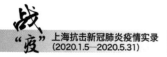 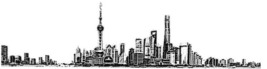
2020 年 1 月 29 日 上海累计确诊病例 101 例。

同日 "一网通办新型冠状病毒感染的肺炎防控专栏"上线。

2020 年 1 月 30 日 上海当日新增确诊病例 27 例,为单日新增最大值。

同日 24 小时发热咨询专线开通,上海首批 8 家市级医院互联网服务上线,为市民提供线上病情咨询。

2020 年 1 月 31 日 位于上海闵行工业区内的全市首个集中观察点收治观察的某单位 22 名职工,经 14 天集中隔离观察,无相关感染,正式解除隔离。

同日 上海全市优化社区口罩供应,每户居民到居(村)委会预约再到指定药店购买 5 个。2 月 1 日公告,2 月 2 日开始预约,2 月 3 日开始购买。

2020 年 2 月 1 日 上海机场、高铁、高速入沪旅客自即日起需提交健康登记表。

同日 上海市药品监督管理局(简称"市药品监管局")发布《关于做好本市新型冠状病毒感染的肺炎疫情防控期间医疗器械应急审批工作的通知》,对医用口罩、医用防护服等急需的医疗器械开展应急审评审批。

2020 年 2 月 2 日 上海市卫生健康委依托"健康云"平台,开发完成的"来沪人员健康动态观察系统",在本市公路、铁路、机场、码头等交通口岸和道口应用。

同日 12 家骨干粮油加工企业复工。

同日 由上海科学技术出版社出版的《张文宏教授支招防控新型冠状病毒》(数字版)在网上发布。

2020 年 2 月 3 日 上海累计确诊病例 208 例。

同日 上海市委、市政府发布《致全市人民的一封信》。

同日 上海市公安局发布《关于依法严厉打击新型冠状病毒感染肺炎疫情防控期间违法犯罪切实维护社会稳定的通告》

同日 上海市住房城乡建设管理委员会(简称"市住房城乡建设管理委")发布《关于进一步加强建筑工地疫情防控措施的通知》。上海建筑工地 2

月9日24时前不得开工,人员进出需登记测温。

同日 上海市人力资源和社会保障局(简称"市人力资源社会保障局")发布《关于切实做好新型冠状病毒感染的肺炎疫情防控期间本市社会保险经办工作的通知》,实施失业保险稳岗返还、推迟调整社保缴费基数、延长社会保险缴费期、实施培训费补贴措施。

同日 申通地铁集团制定《上海轨道交通进站测温方案》。

2020年2月4日 两支国家紧急医学救援队集结完毕,总计101人(上海第四批医疗队),其中东方医院55人,华山医院46人,乘坐火车奔赴武汉开展救治工作。

同日 "24小时线上心理自评咨询服务平台"上线。

同日 上海市卫生健康委员会发布《来沪(返沪)人员健康管理告知书》,要求如实填报健康状况信息登记表等。

同日 上海市28个公交枢纽站设置发热乘客临时隔离安置点。

同日 上海市人力资源和社会保障局、市医疗保障局(简称"市医保局")、市财政局发布《关于支持新型冠状病毒感染的肺炎疫情防控减轻企业负担若干政策的通知》。

2020年2月5日 上海市政府每日疫情新闻发布会首次公布确诊病例涉及区域场所。

同日 嘉定、静安、杨浦等区出台中小企业减负政策。至2月11日,16个区全部出台相关政策。

同日 上海全市各行各业出台80多个防疫标准或规范。

2020年2月6日 上海市人民政府发布《致全市各企业书》,出台扶持企业的综合政策。

同日 上海市道路运输管理局采取对公交行业设置测温点、停止所有跨省道路客运班线和包车运营等防控措施。

同日 中国人民政治协商会议(简称"政协")上海市委员会办公厅发布《上海市政协关于强化委员责任担当,助推打赢疫情防控阻击战的通知》。

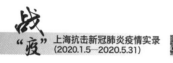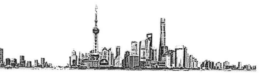

同日　中山医院 136 名医务人员组队驰援武汉（上海第五批援鄂医疗队）。

2020 年 2 月 7 日　上海市第十五届人民代表大会常务委员会（简称"人大常委会"）第十七次会议表决通过《上海市人民代表大会常务委员会关于全力做好当前新型冠状病毒感染肺炎疫情防控工作的决定》。

同日　《上海市人民政府关于印发上海市全力防控疫情支持服务企业平稳健康发展若干政策措施的通知》发布，提出 28 条综合政策举措。

同日　长三角三省一市召开视频会议，建立联防联控机制，围绕新冠肺炎疫情防控，明确七项合作事项。

2020 年 2 月 8 日　上海市经济和信息化委员会（简称"市经济信息化委"）发布《关于做好企业复工复产工作的通知》。

同日　上海市卫生健康委员会发布《关于本市卫生健康系统做好新型冠状病毒感染的肺炎疫情防控工作的通知》。

同日　上海市新型冠状病毒感染的肺炎疫情防控工作领导小组办公室发布《关于严格执行公共场所体温检测和自觉佩戴口罩的通告》，要求所有人进入公共场所、搭乘公共交通工具应自觉戴口罩并接受体温测试。

同日　上海市高级人民法院出台《关于充分发挥审判职能作用为依法防控疫情提供司法保障的指导意见》，提出 10 条意见 26 项具体举措。

同日　上海市市场监督管理局发布《关于防控物资生产领域的价格提醒告诫函》。提醒口罩、防护服、75% 消毒酒精等防疫物资做到价格不涨、质量不降、供应不断。

同日　专家解读新冠病毒可以通过气溶胶传播，应重视而不恐慌。

2020 年 2 月 9 日　上海市卫生健康委员会、市中医药管理局发布《关于实施中医药防治新型冠状病毒肺炎应急专项的通知》。

同日　华山医院 214 名医护人员、瑞金医院 136 名医护人员奔赴武汉（上海第六批援鄂医疗队）。

2020 年 2 月 10 日　上海累计确诊病例 302 例。

同日 上海市政府发布《关于进一步严格落实各项疫情防控措施的通告》,对在沪无居住地、无明确工作的人员加强劝返,暂缓入沪。

同日 上海市银保监局发布《关于进一步做好疫情防控支持企业发展保障民生服务的通知》,支持企业复工复产。

同日 上海市新型冠状病毒感染的肺炎疫情防控工作领导小组办公室发布《关于鼓励错峰上下班的通告》。

2020 年 2 月 11 日 上海市科学技术委员会(简称"市科委")发布《关于全力支持科技企业抗疫情稳发展的通知》,支持科技企业抗疫情、稳发展。

同日 上海市国有资产监督管理委员会(简称"市国资委")发布《关于本市国有企业减免中小企业房屋租金的实施细则》。免除中小企业两个月租金。

同日 上海市市场监管局发布《关于加强新型冠状病毒肺炎疫情防控期间广告管理的通告》,严禁发布虚构新型冠状病毒肺炎偏方等广告。

同日 上海市公安局松江分局民警在 G60 高速公路公安检查站一辆轿车后备箱内查获一名来自重点地区的女子。

2020 年 2 月 12 日 上海市委全面依法治市委员会印发《关于加强新冠肺炎疫情防控工作法治保障的实施意见》,要求全面提升本市依法防控、依法治理能力。

同日 上海市闵行区法院受理全市首起涉疫情寻衅滋事刑事案件,该案被告人因不配合防疫工作,殴打志愿者而被起诉追究刑事责任。2 月 18 日作出一审判决,以犯寻衅滋事罪判处凌某有期徒刑 1 年 6 个月。

2020 年 2 月 13 日 上海市委副书记、市长应勇调任湖北省委书记。

同日 "解除医学措施查询系统""企业复工人员网上登记系统"上线。

同日 传播"上海疫情大爆发"谣言者董某某被上海市公安局徐汇分局行政拘留 10 日。

2020 年 2 月 14 日 上海市新型冠状病毒感染的肺炎疫情防控工作领导小组办公室发布《本市居民区(村)疫情防控管理操作导则》,要求所有小区出入口设置检查点,全天候值守,人员进入必须测温、登记。

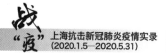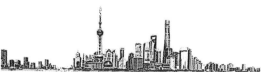

同日　上海市规划和自然资源管理局出台《关于全力应对疫情支持服务企业发展的若干土地利用政策》。

同日　上海高速入沪检查站对大小客车后备箱、货车车厢均必查。

同日　上海市公安局虹口分局以涉嫌妨害传染病防治罪，对因隐瞒病情致岳阳医院多名医护被隔离的李某某予以立案。

2020年2月15日　上海市公共卫生临床中心为在院患者实施"一人一策"治疗。

同日　上海市道路运输管理局线上发布上海市"长三角疫情防控交通运输一体化货运车辆通行证"。

同日　由来自上海中医药大学4家附属医院的122名队员组成的第四批国家中医医疗队（上海第七批援鄂医疗队）赴武汉为雷神山医院新开设的两个重症病区120张床位提供医疗救治。

同日　上海市组建上海援鄂医疗队工作协调组赴武汉。

2020年2月16日　上海当日16例确诊病例治愈出院，累计痊愈出院140例。

同日　截至2月16日12时，上海志愿者网已发布20类4 206个"疫情防控"志愿服务项目，共招募上岗志愿者115 096人。

2020年2月17日　"健康动态码"在上海市"健康云"平台上线。

同日　上海把落实疫情防控措施作为企业复工的首要条件。

同日　瑞金医院专家组6人赴武汉开展新冠肺炎病理学和病因诊断研究工作。

2020年2月18日　上海首次当日无新增确诊病例。

同日　上海市政府决定自3月份起，本市大中小学开展在线教育（中小学在线教育从3月2日起开始），学生不到校。后续到校学习时间，将视疫情情况，经科学评估后确定。

同日　上海市科学技术委员会发布《关于强化科技应急响应机制实现科

技支撑疫情防控的通知》,启动应急攻关专项研究。

2020 年 2 月 19 日 上海市道路运输管理局发布《关于本市省际包车客运做好复工复产运输保障工作的通知》,次日,第一张经申请同意的"点到点"省际包车标志牌开出。

同日 上海首例新冠肺炎康复者黄先生 200 毫升血浆采集工作在市血液中心新冠肺炎康复者血浆捐献点完成。

同日 上海第八批医疗队(540 人)驰援武汉雷神山医院。

2020 年 2 月 20 日 上海市新冠肺炎疫情防控工作领导小组办公室部署从即日起实施新冠肺炎疫情防控发热筛查"零报告"制度。

同日 在武汉,上海援鄂医疗队成立上海援鄂医疗队临时党委。

2020 年 2 月 21 日 上海市委组织部、市卫生健康委员会、市人力资源社会保障局、市财政局、市教育委员会、市科学技术委员会、市总工会、市退役军人事务局联合发布《关于改善我市新冠肺炎疫情防控一线医务人员工作条件、加强对医务人员关心关爱的若干措施》。

同日 50 位心理学专业医师组成上海第九批援鄂医疗队驰援武汉。

2020 年 2 月 22 日 上海市医疗保障局推出关于全面服务疫情防控和统筹做好日常医疗保障的"医保 12 条"措施,支持"互联网 +"医疗服务试行纳入医保支付。

2020 年 2 月 23 日 上海市健康促进委员会、市精神文明建设委员会办公室、市卫生健康委员会、市健康促进中心联合向全体市民发布《关于使用公筷公勺的倡议书》。

同日 上海当天 22 例确诊患者痊愈出院,其中有 3 例重症患者。累计 249 例确诊病例痊愈出院,治愈出院率达 74%。

2020 年 2 月 24 日 上海全市统筹推进新冠肺炎疫情防控和经济社会发展工作电视电话会议举行。

同日 上海市委、市政府向上海支援湖北医疗队全体同志发出慰问信。

同日 上海共派出九批 1 649 名医护人员驰援武汉。

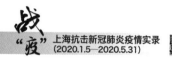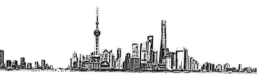
2020年2月25日 上海市委书记、市委国家安全委员会(简称"市国安委")主任李强主持召开市委国家安全委员会会议。为打赢疫情防控阻击战创造安全稳定的社会环境。

2020年2月26日 深兰科技(上海)有限公司成为国内首批通过新冠病毒核酸检测能力验证的第三方医学实验室。

2020年2月27日 长三角三省一市党政负责人出席视频会议。建立统筹疫情防控和经济社会发展五项工作机制。

同日 上海市政协主席董云虎主持召开市政协十三届四十一次主席会议,开展疫情影响应对调研。

2020年2月28日 上海各级党委组织党员群众捐款支持疫情防控工作。

同日 上海地铁逐步施行市民扫码登记为"一车厢一码"。

同日 上海市徐汇区中心医院贯众互联网医院接诊正式开通后的首位患者,成为上海首家实现线上脱卡支付的公立互联网医院,配送药品到家。

2020年2月29日 上海市商务委员会(简称"市商务委")发布《关于推动居民生活服务业复工复产的通知》。明确复工复产必须满足的条件及疫情期间营业要求。

同日 上海超市卖场累计开业率接近100%;购物中心和百货企业95%左右正常营业;便利店企业开业率91.4%。电商行业主要企业全部复工。主副食品行业的农产品批发市场全部恢复经营,菜市场开业率97.8%。

2020年3月1日 上海市新型冠状病毒感染的肺炎疫情防控工作领导小组办公室发布《关于推广使用"随申码·健康"的通知》。持绿码的市民在全市范围内可自由通行。

2020年3月2日 上海市委书记李强主持市新冠肺炎疫情防控和复工复产复市工作电视电话会议。

同日 上海市委、市人大、市政府、市政协领导开始集中走访企业,解决防疫和复工复产复市问题。

同日 上海全市143.5万中小学生开始在线学习。

同日　《上海市 2019 冠状病毒病综合救治专家共识》发布。

2020 年 3 月 3 日　上海宣布 14 天内有重点国家、地区旅居史的人员入沪一律隔离 14 天。

同日　上海首例防疫物资诈骗案在闵行区法院通过全程在线庭审的方式开庭。以犯诈骗罪判处被告人颜某有期徒刑 6 年 6 个月。

2020 年 3 月 4 日　上海 298 例确诊病例治愈出院。

同日　上海市委书记李强到上海浦东国际机场检查新冠肺炎疫情防控工作落实情况，要求从严从紧防范境外疫情输入风险。

同日　上海全市已有 102 万多名党员自愿捐款 1.69 亿元。

2020 年 3 月 5 日　上海新增首例境外输入性确诊病例。303 例确诊病例治愈出院。

同日　国家卫生健康委发布全国卫生健康系统新冠肺炎疫情防控工作先进集体和个人表彰名单：复旦大学附属华山医院 ICU 团队、上海交通大学医学院附属瑞金医院重症救治医疗队等 4 个团队获得先进集体称号；上海中医大学附属岳阳中西医结合医院王振伟、上海市疾病预防控制中心任宏等 15 人获得先进个人称号。

同日　上海市卫生健康委员会、市商务委员会、市文化和旅游局、市交通委员会、市体育局发布《关于印发本市新冠肺炎疫情期间公共场所清洁消毒卫生管理指引的通知》。

2020 年 3 月 6 日　上海市科创办与建设银行上海市分行合作，设立 100 亿元专项额度"科创抗疫贷"集群信贷产品。

同日　上海市 16 个区的驻点人员进驻浦东、虹桥两大国际机场，启动 24 小时不间断值守，负责人员信息登记、私家车信息登记和专车护送等工作。

2020 年 3 月 7 日　上海海关启动对来自疫情严重国家（地区）入境人员 100% 流行病学调查。

同日　从上午 10 时起至 3 月 8 日 24 时，上海新世界城以"38 小时直播"方式开展网上"云逛街"。

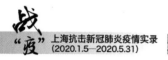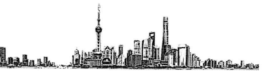
2020 年 3 月 8 日　浦江两岸的城市地标以及各区标志性建筑、重要商圈同时为抗"疫"巾帼们亮起粉红灯光,向每一位抗击疫情的女性致以崇高敬意和节日问候。

2020 年 3 月 9 日　上海市金融工作局梳理发布 9 个方面共 26 条支持中小微企业复工复产复市的金融举措。

2020 年 3 月 10 日　上海市公共卫生临床中心健康与生物安全大数据超算中心揭牌,将成为目前我国公共卫生系统内最具规模的超算中心。

2020 年 3 月 11 日　上海全市慈善组织、红十字会已接受社会捐赠收入总计 12.63 亿元,支出 8.53 亿元。

2020 年 3 月 12 日　上海市委书记李强在崇明区检查调研新冠肺炎疫情防控和企业复工复产复市情况,实地调研第十届中国花卉博览会筹备和园区建设工作。

2020 年 3 月 13 日　上海各大公园、博物馆、图书馆、美术馆、体育场所等陆续开放。各场所采取严格防疫措施,在满足市民丰富生活需求时保障安全。

同日　在确保行业各项疫情防控措施严格落实的情况下,暂时允许上海与长三角地区(苏、浙、皖)间的省际客运班线受控复运。

同日　上海市工商业联合会向圣马力诺中国友好协会和韩国济州商工会议所定向捐赠 2.3 万只医用口罩。

2020 年 3 月 14 日　上海市委书记李强主持市疫情防控工作领导小组会议,抓紧抓实抓细严防境外疫情输入。

2020 年 3 月 15 日　回国人员输入病例医疗费用政策发布,未参加医保者医疗费用原则上由个人负担。

2020 年 3 月 16 日　中共中央办公厅、国务院办公厅复工复产调研工作组调研上海市工作座谈会举行。市委书记李强,调研工作组组长、商务部副部长兼国际贸易谈判副代表王受文出席会议并讲话。

2020 年 3 月 17 日　重点国家和地区入境人员增加"核酸检测"环节,集中隔离费用自理。

同日　上海新冠肺炎疫情信息由每日发布两次调整为每日发布一次。

2020 年 3 月 18 日　上海支援湖北医疗队首批返沪队员回到上海。市委书记李强到上海虹桥机场迎接。

2020 年 3 月 19 日　中共中央批准:龚正同志任上海市委委员、常委、副书记。

2020 年 3 月 20 日　上海市内"跟团游"重启,84 家 A 级景区恢复开放。

2020 年 3 月 21 日　通过口岸联防联控机制,当日报告 14 例境外输入性新冠肺炎确诊病例。

2020 年 3 月 22 日　上海援鄂医疗队第二批 160 名返沪队员回到上海,市委副书记、市政府党组书记龚正等到虹桥机场迎接。

2020 年 3 月 23 日　上海市计量测试技术研究院研制成功的两种"新型冠状病毒体外转录 RNA 标准物质",被国家批准用于评价新冠病毒核酸检测试剂盒准确性。

2020 年 3 月 24 日　上海市政府决定,自零时起将上海重大突发公共卫生事件应急响应级别由一级响应调整为二级响应。

2020 年 3 月 25 日　零点起,虹桥机场暂停所有国际港澳台航班,业务转场至浦东机场运营。

同日　上海地铁 11 号线花桥至安亭段恢复运营。

2020 年 3 月 26 日　上海首个"第一入境点"航班落地之后,"三轮筛查、5 个 100%"全流程闭环紧凑协同。

同日　上海专家张文宏、沈银忠、邱忠民、瞿介明等"云端"分享抗疫经验。

2020 年 3 月 27 日　上海市科协生物医药专业委员会主办的"病毒演变、进化、传播的基础研究与防治实践(从 SARS 到 COVID – 19)"研讨会举行。

2020 年 3 月 28 日　零时起所有入境来沪人员一律集中隔离观察 14 天。

同日　为满足复工复产返程客流需求,当日起上海 9 趟列车可经停武汉。

同日　上海撤销省界道口防疫检查,撤除 10 个水上省际口门,由防疫检

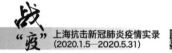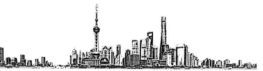
查调整为防疫抽查;全面撤除 9 个陆上省际公安检查站防疫检查。

2020 年 3 月 29 日 乘坐轨道交通必须全程佩戴口罩,进站必须测温,持续做好车厢二维码扫码登记、站车清洁消毒通风等防控措施。

2020 年 3 月 30 日 上海全市规模最大网络招聘会上线,3 000 家企业 5 万个岗位面向毕业生。

2020 年 3 月 31 日 上海支援湖北医疗队第三批、第四批、第五批返沪医疗队搭乘东航班机平安归来,蒋卓庆、董云虎、廖国勋分别到机场迎接。

2020 年 4 月 1 日 首批支援湖北返沪医护人员顺利结束 14 天医学观察。

同日 按照国家卫生健康委要求,上海自即日起每天公布无症状感染者情况。目前,上海没有处在医学观察中的无症状感染者。

2020 年 4 月 2 日 上海市委副书记、代市长龚正到市公共卫生临床中心、上海和辉光电有限公司、奉贤区青村镇吴房村调研疫情防控和经济社会发展工作。

2020 年 4 月 3 日 上海市委书记李强主持召开新冠肺炎疫情防控专家座谈会,就全球疫情发展形势及上海疫情防控重点工作深入听取专家分析和建议。

2020 年 4 月 4 日 上午 10 时,上海全市防空警报长鸣 3 分钟,上海人民广场降半旗,向抗击疫情斗争中的牺牲烈士和逝世同胞志哀。

2020 年 4 月 5 日 上海通过口岸联防联控机制,报告 5 例境外输入性新冠肺炎确诊病例,累计报告境外输入性确诊病例 197 例。

2020 年 4 月 6 日 上海支援湖北医疗队第七批、第八批队员归来,市委常委、统战部部长郑钢淼,市委常委、副市长吴清分别到机场迎接。

2020 年 4 月 7 日 上海召开公共卫生建设大会,出台《关于完善重大疫情防控体制机制健全公共卫生应急管理体系的若干意见》的重要文件。

2020 年 4 月 8 日 上海进一步做好返沪员工的健康管理,鼓励有条件的企业对部分地区返沪复工人员进行核酸检测。

同日 上海首个以抗击新冠肺炎疫情为主题的实体展览"召唤——上海

市抗击新冠肺炎疫情美术、摄影主题展"在中华艺术宫免费开展,并持续至5月8日。

2020年4月9日 上海返校开学时间确定,本市高三年级、初三年级于4月27日返校开学,各级各类学校在5月6日前做好其他学段和年级分批返校开学准备,本市中考、高考等部分教育考试安排调整。

2020年4月10日 最后一批51名上海援鄂医疗队回沪,市委常委翁祖亮、副市长宗明到机场迎接。上海1649名援鄂医疗队员已全部回沪。

2020年4月11日 上海新增境外输入52例,累计报告境外输入性确诊病例268例。

2020年4月12日 上海各区企业积极组织申请核酸检测,预约高效、采样快速,保障企业复工复产。

2020年4月13日 上海市经济信息化委发布《上海市促进在线新经济发展行动方案(2020—2022年)》,聚焦12大发展重点、6项专项行动、5条保障措施。

2020年4月14日 上海758名支援武汉医护人员解除隔离。

2020年4月15日 上海市政协主席董云虎率部分委员赴市公共卫生临床中心调研。

同日 上海两位住院时间最长新冠肺炎危重症患者康复出院。

同日 中山医院、华山医院赴武汉医疗队136人解除隔离顺利"回家"。

2020年4月16日 上海市委常委会会议暨市新型冠状病毒感染的肺炎疫情防控工作领导小组会议举行,市委书记、市疫情防控工作领导小组组长李强主持会议并讲话。市委副书记、代市长、市疫情防控工作领导小组组长龚正出席会议并讲话。

2020年4月17日 上海市商务委统计,今年全市商品类网络购物逆势增长,一季度交易额达1343亿元,同比增长19.1%。

2020年4月18日 第三届进博会倒计时200天,逾六成展览面积已签约,在医疗器械及医药保健展区设立"公共卫生防疫专区"。

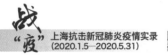 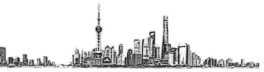

2020 年 4 月 19 日　上海新增 3 例境外输入病例。累计报告境外输入确诊病例 299 例。

2020 年 4 月 20 日　上海市统计局发布 2020 年一季度上海经济运行情况，上海市地区生产总值为 7 856.62 亿元，比去年同期下降 6.7%。

2020 年 4 月 21 日　上海发布《上海市推进科技创新中心建设条例》，并将于今年 5 月 1 日起正式实施。

2020 年 4 月 22 日　上海市高三年级、初三年级将于 4 月 27 日返校开学。

2020 年 4 月 23 日　上海发布《关于提振消费信心强力释放消费需求的若干措施》，提出 12 条政策举措提振消费信心，并将举办“五五购物节”。

2020 年 4 月 24 日　最后一批返沪上海交通大学附属上海第六人民医院援鄂医疗队的 51 名队员解除隔离。至此，1 649 名上海援鄂医疗队队员全部解除隔离。实现“零感染”。

同日　上海市各区已有 272 家游泳场所恢复开放。

2020 年 4 月 25 日　2020 年上海创新创业青年 50 人论坛开幕，聚焦全球疫情背景下的创新创业。

2020 年 4 月 26 日　上海市 001 号医疗收费电子票据在上海交通大学医院附属瑞金医院开出。

2020 年 4 月 27 日　上海初三、高三学生返校开学。

2020 年 4 月 28 日　上海所有 A 级景区五一实施门票预约，接待游客数量不得超过核定最大承载量的 30%。

2020 年 4 月 29 日　上海制定分餐制地方标准以及“分餐行动”实施方案。

2020 年 4 月 30 日　上海海关再出台 10 条措施，支持企业复工复产和产业链供应链稳链补链。

2020 年 5 月 1 日　上海市拟于 2020 年 5 月向 15 480 家符合条件的申请单位，返还单位及其职工上年度实际缴纳失业保险费总额的 50%。

2020 年 5 月 2 日　上海新增本地治愈出院 1 例。本地新冠肺炎确诊患者实现"清零"。

2020 年 5 月 3 日 上海新增 2 例境外输入病例,累计报告境外输入性确诊病例 316 例。

2020 年 5 月 4 日 上海国际消费城市全球推介大会暨"五五购物节"启动仪式举行。

2020 年 5 月 5 日 "五五购物节"上海地区消费支付总额破百亿元。

2020 年 5 月 6 日 上海 15.2 万高二、初二学生返校开学。

2020 年 5 月 7 日 阿里巴巴集团与上海市国际贸易促进委员会日前合作成立云上会展有限公司,李强出席首展新车"云发布"。

2020 年 5 月 8 日 上海发热门诊对所有就诊者开展核酸检测。

同日 上海发布关于个人佩戴口罩指引和关于中央空调使用指引。

2020 年 5 月 9 日 上海重大突发公共卫生事件应急响应级别由二级响应调整为三级响应。

2020 年 5 月 10 日 云上"中国品牌日"活动开幕,上海云上展馆汇集 40 家本土品牌企业。

2020 年 5 月 11 日 上海发布《上海市民健康公约》。

2020 年 5 月 12 日 上海 1 041 名援鄂护士中 7 人入选首届"上海好护士"。

同日 上海公布会展行业新冠肺炎疫情防控指南。

2020 年 5 月 13 日 上海无新增境外输入性新冠肺炎病例。无新增本地新冠肺炎确诊病例。

2020 年 5 月 14 日 2020 上海高校毕业生"闯上海,创未来"系列活动启动。

2020 年 5 月 15 日 上海全市小学一、二、三年级于 6 月 2 日返校开学,公办托幼机构开园。

同日 上海室外线下培训机构可于 5 月 18 日起分批恢复线下服务。

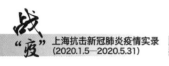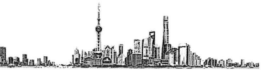
同日 上海 15 户家庭入选"全国抗疫最美家庭"名单。

2020 年 5 月 16 日 洋山特殊综合保税区正式揭牌,首批 18 个新入驻项目集体签约。

2020 年 5 月 17 日 上海新增 1 例湖北来沪新冠肺炎确诊病例。

2020 年 5 月 18 日 上海中小学放暑假时间公布。

同日 上海发布改革完善医疗卫生行业综合监管制度的实施意见。

同日 上海中医药大学附属曙光医院的王灵台、复旦大学附属华山医院的王文健等 30 位同志获"上海市中医药杰出贡献奖"称号。

2020 年 5 月 19 日 国务院应对新型冠状病毒肺炎疫情联防联控机制医疗救治组发布通知,推荐全国学习发热门诊的"上海方案"。

同日 上海市新冠肺炎疫情常态化防控下复工复产复市工作指南公布,6 月 2 日起可恢复托育等线下培训。

2020 年 5 月 20 日 上海新增 1 例湖北来沪新冠肺炎确诊病例。

2020 年 5 月 21 日 上海 16 个区的 312 座城市公园将不同程度延长开放时间。

同日 纪录片《人间世》抗击疫情特别节目首集《红区》播放。

2020 年 5 月 22 日 上海健康医学院增设健康与公共卫生学院。

2020 年 5 月 23 日 上海累计报告境外输入性确诊病例 327 例,治愈出院 315 例。

2020 年 5 月 24 日 上海将构建东、南、西、北四大区域中医医联体。

2020 年 5 月 25 日 上海市委、市政府联合印发《关于促进中医药传承创新发展的实施意见》。

2020 年 5 月 26 日 上海累计治愈出院新冠肺炎确诊病例 653 例。

2020 年 5 月 27 日 上海新增 1 例境外输入病例。

2020 年 5 月 28 日 "五五购物助扶贫"活动启动。

2020 年 5 月 29 日 上海发布疫情防控期间学校收费管理工作通知。

同日 上海全市首个常态化社区防疫指南,《杨浦区常态化疫情防控工作提示 16 条》发布。

2020 年 5 月 30 日 "品质生活直播周"以上海新媒体联盟全天大直播形式开启。

2020 年 5 月 31 日 50 名被收治的境内外新冠肺炎确诊患儿全部治愈。

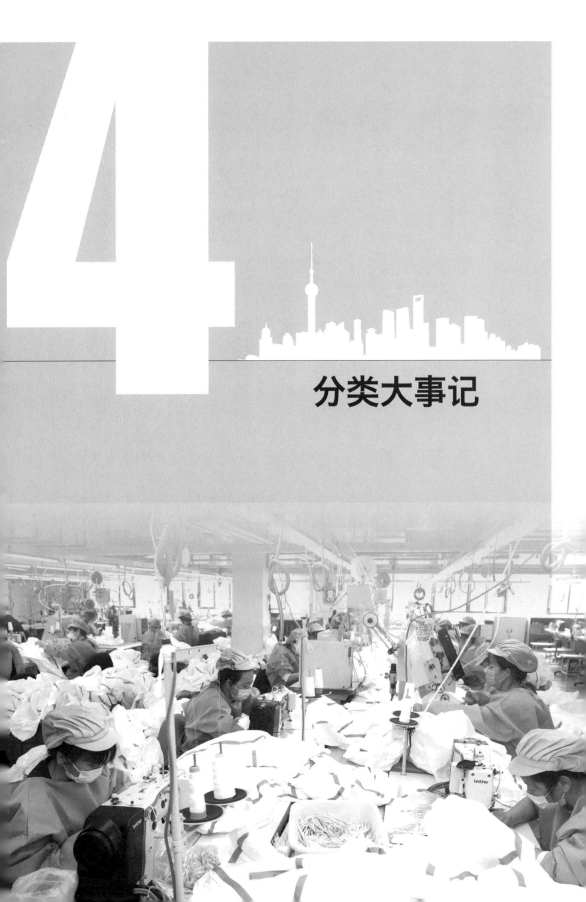

4

分类大事记

（一）每日疫情

2020 年 1 月 20 日　国家卫生健康委确认上海市首例输入性新型冠状病毒感染的肺炎确诊病例。累计发现确诊病例 2 例。另有 7 例疑似病例。

2020 年 1 月 21 日　新增确诊病例 7 例。累计发现确诊病例 9 例,无重症病例。另有 10 例疑似病例。

2020 年 1 月 22 日　新增确诊病例 7 例。累计发现确诊病例 16 例,其中 1 例危重症。另有 22 例疑似病例。

2020 年 1 月 23 日　新增确诊病例 4 例。累计发现确诊病例 20 例,其中 2 例病情危重。另有 34 例疑似病例。

2020 年 1 月 24 日　新增确诊病例 13 例。累计发现确诊病例 33 例,其中 2 例病情危重,另有 72 例疑似病例。首例新型冠状病毒感染的肺炎确诊病例治愈出院(图 4 – 1)。

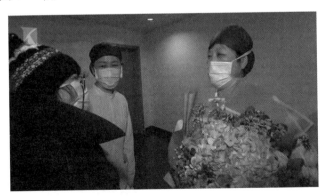

图 4 – 1　上海首例新型冠状病毒感染的肺炎确诊病例
患者治愈出院　　　　　　　　　　　　（看看新闻网 供图）

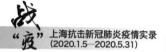 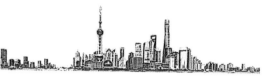

2020 年 1 月 25 日 新增确诊病例 7 例。累计发现确诊病例 40 例,其中 1 例病情危重,治愈出院 1 例,死亡 1 例。另有 95 例疑似病例。

2020 年 1 月 26 日 新增确诊病例 13 例。累计发现确诊病例 53 例,其中 2 例病情危重,治愈出院 1 例,死亡 1 例。累计排除 57 例疑似病例,另有 90 例疑似病例。

2020 年 1 月 27 日 新增确诊病例 13 例,出院 2 例。累计发现确诊病例 66 例,其中 2 例病情危重,3 例出院,1 例死亡。累计排除 75 例疑似病例,另有 129 例疑似病例。

2020 年 1 月 28 日 新增确诊病例 14 例,出院 1 例。累计发现确诊病例 80 例,其中 2 例病情危重,4 例治愈出院,1 例死亡。累计排除 99 例疑似病例,尚有 167 例疑似病例。

2020 年 1 月 29 日 新增确诊病例 21 例,出院 1 例。累计发现确诊病例 101 例,其中 4 例病情危重,5 例治愈出院,1 例死亡。累计排除 145 例疑似病例,尚有 180 例疑似病例。

2020 年 1 月 30 日 新增确诊病例 27 例,为单日新增最多病例。累计发现确诊病例 128 例,其中 5 例病情危重,5 例治愈出院,1 例死亡。累计排除 225 例疑似病例,尚有 164 例疑似病例。

2020 年 1 月 31 日 新增确诊病例 25 例,出院 4 例。累计发现确诊病例 153 例,其中 6 例病情危重,3 例重症,9 例治愈出院,1 例死亡。累计排除 296 例疑似病例,尚有 167 例疑似病例。

2020 年 2 月 1 日 新增确诊病例 24 例,出院 1 例。累计发现确诊病例 177 例,其中 7 例病情危重,4 例重症,10 例治愈出院,1 例死亡。累计排除 374 例疑似病例,尚有 168 例疑似病例。

2020 年 2 月 2 日 新增确诊病例 16 例,出院 1 例。累计发现确诊病例 193 例,其中 7 例病情危重,5 例重症,10 例治愈出院,1 例死亡。累计排除 449 例疑似病例,尚有 173 例疑似病例。

2020 年 2 月 3 日 新增确诊病例 15 例。累计发现确诊病例 208 例,其中 8 例病情危重,6 例重症,10 例治愈出院,1 例死亡。累计排除 523 例疑似病例,尚有 168 例疑似病例。

2020 年 2 月 4 日 新增确诊病例 25 例,出院 2 例。累计发现确诊病例 233 例,其中 8 例病情危重,7 例重症,12 例治愈出院,1 例死亡。累计排除 585 例疑似病例,尚有 194 例疑似病例。

2020 年 2 月 5 日 新增确诊病例 21 例,出院 3 例。累计发现确诊病例 254 例,其中 8 例病情危重,8 例重症,15 例治愈出院,1 例死亡。累计排除 664 例疑似病例,尚有 196 例疑似病例。

2020 年 2 月 6 日 新增确诊病例 15 例,出院 10 例。累计发现确诊病例 269 例,其中 8 例病情危重,10 例重症,25 例治愈出院,1 例死亡。累计排除 773 例疑似病例,尚有 166 例疑似病例。

2020 年 2 月 7 日 新增确诊病例 12 例,出院 5 例。累计发现确诊病例 281 例,其中 8 例病情危重,12 例重症,30 例治愈出院,1 例死亡。累计排除 866 例疑似病例,尚有 181 例疑似病例。

2020 年 2 月 8 日 新增确诊病例 11 例,出院 11 例。累计发现确诊病例 292 例,其中 10 例病情危重,10 例重症,41 例治愈出院,1 例死亡。累计排除 965 例疑似病例,尚有 205 例疑似病例。

2020 年 2 月 9 日 新增确诊病例 3 例,出院 3 例。累计发现确诊病例 295 例,其中 10 例病情危重,10 例重症,44 例治愈出院,1 例死亡。累计排除 1 062 例疑似病例,尚有 223 例疑似病例。

2020 年 2 月 10 日 新增确诊病例 7 例,出院 4 例。累计发现确诊病例 302 例,其中 10 例病情危重,10 例重症,48 例治愈出院,1 例死亡。累计排除 1 186例疑似病例,尚有 180 例疑似病例。

2020 年 2 月 11 日 新增确诊病例 4 例,出院 5 例。累计发现确诊病例 306 例,其中 10 例病情危重,9 例重症,53 例治愈出院,1 例死亡。累计排除 1 309例疑似病例,尚有 177 例疑似病例。

2020 年 2 月 12 日 新增确诊病例 7 例,出院 4 例。累计发现确诊病例 313 例,其中 10 例病情危重,6 例重症,57 例治愈出院,1 例死亡。累计排除 1 391例疑似病例,尚有 183 例疑似病例。

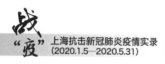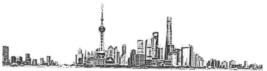

2020 年 2 月 13 日　新增确诊病例 5 例,出院 5 例。累计发现确诊病例 318 例,其中 11 例病情危重,5 例重症,62 例治愈出院,1 例死亡。累计排除 1 494例疑似病例,尚有 156 例疑似病例。

2020 年 2 月 14 日　新增确诊病例 8 例,出院 28 例(图 4 - 2)。累计发现确诊病例 326 例,其中 12 例病情危重,5 例重症,90 例治愈出院,1 例死亡。累计排除 1 586 例疑似病例,尚有 143 例疑似病例。

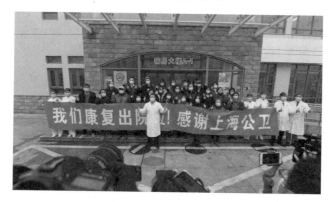

图 4 - 2　上海市公共卫生临床中心共有 28 名确诊新型冠状病毒感染的肺炎患者康复出院

(文汇报　邢千里 摄)

2020 年 2 月 15 日　新增确诊病例 2 例,出院 34 例。累计发现确诊病例 328 例,其中 13 例病情危重,4 例重症,124 例治愈出院,1 例死亡。累计排除 1 660例疑似病例,尚有 142 例疑似病例。

2020 年 2 月 16 日　新增确诊病例 3 例,出院 16 例。累计发现确诊病例 331 例,其中 14 例病情危重,4 例重症,140 例治愈出院,1 例死亡。累计排除 1 749例疑似病例,尚有 117 例疑似病例。

2020 年 2 月 17 日　新增确诊病例 2 例,出院 21 例。累计发现确诊病例 333 例,其中 14 例病情危重,4 例重症,161 例治愈出院,1 例死亡。累计排除 1 832例疑似病例,尚有 97 例疑似病例。

2020 年 2 月 18 日　首次出现无新增病例,出院 16 例。累计发现确诊病例 333 例,其中 14 例病情危重,4 例重症,177 例治愈出院,1 例死亡。累计排除 1 880 例疑似病例,尚有 127 例疑似病例。

2020 年 2 月 19 日 无新增病例,出院 9 例,死亡 1 例。累计发现确诊病例 333 例,其中 13 例病情危重,4 例重症,186 例治愈出院,2 例死亡。累计排除 1 948 例疑似病例,尚有 125 例疑似病例。

2020 年 2 月 20 日 新增确诊病例 1 例,出院 13 例。累计发现确诊病例 334 例,其中 12 例病情危重,3 例重症,199 例治愈出院,2 例死亡。累计排除 2 010 例疑似病例,尚有 107 例疑似病例。

2020 年 2 月 21 日 无新增病例,出院 12 例,死亡 1 例。累计发现确诊病例 334 例,其中 10 例病情危重,3 例重症,211 例治愈出院,3 例死亡。累计排除 2 065 例疑似病例,尚有 100 例疑似病例。

2020 年 2 月 22 日 新增确诊病例 1 例,出院 16 例。累计发现确诊病例 335 例,其中 9 例病情危重,4 例重症,227 例治愈出院,3 例死亡。累计排除 2 117 例疑似病例,尚有 99 例疑似病例。

2020 年 2 月 23 日 无新增病例,出院 22 例。累计发现确诊病例 335 例,其中 9 例病情危重,4 例重症,249 例治愈出院,3 例死亡。累计排除 2 162 例疑似病例,尚有 90 例疑似病例。

2020 年 2 月 24 日 无新增病例,出院 12 例。累计发现确诊病例 335 例,其中 9 例病情危重,3 例重症,261 例治愈出院,3 例死亡。累计排除 2 218 例疑似病例,尚有 64 例疑似病例。

2020 年 2 月 25 日 新增确诊病例 1 例,出院 7 例。累计发现确诊病例 336 例,其中 9 例病情危重,3 例重症,268 例治愈出院,3 例死亡。累计排除 2 249 例疑似病例,尚有 78 例疑似病例。

2020 年 2 月 26 日 新增确诊病例 1 例,出院 4 例。累计发现确诊病例 337 例,其中 9 例病情危重,3 例重症,272 例治愈出院,3 例死亡。累计排除 2 285 例疑似病例,尚有 74 例疑似病例。

2020 年 2 月 27 日 无新增病例,出院 4 例。累计发现确诊病例 337 例,其中 9 例病情危重,3 例重症,276 例治愈出院,3 例死亡。累计排除 2 331 例疑似病例,尚有 64 例疑似病例。

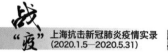 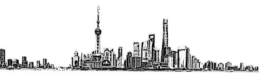
2020 年 2 月 28 日 无新增病例,出院 3 例。累计发现确诊病例 337 例,其中 9 例病情危重,1 例重症,279 例治愈出院,3 例死亡。累计排除 2 366 例疑似病例,尚有 57 例疑似病例。

2020 年 2 月 29 日 无新增病例,出院 8 例。累计发现确诊病例 337 例,其中 9 例病情危重,1 例重症,287 例治愈出院,3 例死亡。累计排除 2 401 例疑似病例,尚有 32 例疑似病例。

2020 年 3 月 1 日 无新增病例,出院 3 例。累计发现确诊病例 337 例,其中 9 例病情危重,290 例治愈出院,3 例死亡。累计排除 2 427 例疑似病例,尚有 17 例疑似病例。

2020 年 3 月 2 日 新增确诊病例 1 例,出院 2 例。累计发现确诊病例 338 例,其中 9 例病情危重,292 例治愈出院,3 例死亡。累计排除 2 433 例疑似病例,尚有 19 例疑似病例。

2020 年 3 月 3 日 无新增病例,出院 2 例。累计发现确诊病例 338 例,其中 9 例病情危重,294 例治愈出院,3 例死亡。累计排除 2 445 例疑似病例,尚有 26 例疑似病例。

2020 年 3 月 4 日 无新增病例,出院 4 例。累计发现确诊病例 338 例,其中 8 例病情危重,1 例重症,298 例治愈出院,3 例死亡。累计排除 2 456 例疑似病例,尚有 32 例疑似病例。

2020 年 3 月 5 日 新增 1 例境外输入性确诊病例,出院 5 例。累计发现确诊病例 339 例,其中 8 例病情危重,1 例重症,303 例治愈出院,3 例死亡。累计排除 2 470 例疑似病例,尚有 40 例疑似病例。

2020 年 3 月 6 日 新增 3 例境外输入性确诊病例,出院 3 例。累计发现确诊病例 342 例,其中 8 例病情危重,1 例重症,306 例治愈出院,3 例死亡。累计排除 2 489 例疑似病例,尚有 37 例疑似病例。

2020 年 3 月 7 日 无新增病例,出院 7 例。累计发现确诊病例 342 例,其中 8 例病情危重,1 例重症,313 例治愈出院,3 例死亡。累计排除 2 511 例疑似病例,尚有 40 例疑似病例。

2020 年 3 月 8 日 无新增病例,出院 1 例。累计发现确诊病例 342 例,其中 8 例病情危重,1 例重症,314 例治愈出院,3 例死亡。累计排除2 531 例疑似病例,尚有 30 例疑似病例。

2020 年 3 月 9 日 无新增病例,出院 1 例。累计发现确诊病例 342 例,其中 8 例病情危重,315 例治愈出院,3 例死亡。累计排除 2 543 例疑似病例,尚有 30 例疑似病例。

2020 年 3 月 10 日 新增 2 例境外输入性确诊病例,出院 4 例。累计发现确诊病例 344 例,其中 8 例病情危重,319 例治愈出院,3 例死亡。累计排除 2 562例疑似病例,尚有 23 例疑似病例,其中 12 例是通过联防联控机制发现的境外输入性疑似病例。

2020 年 3 月 11 日 无新增病例,出院 1 例。累计发现确诊病例 344 例,其中 8 例病情危重,320 例治愈出院,3 例死亡。累计排除 2 573 例疑似病例,尚有 34 例疑似病例,其中 17 例是通过联防联控机制发现的境外输入性疑似病例。

2020 年 3 月 12 日 新增 2 例境外输入性确诊病例,出院 1 例。累计发现确诊病例 346 例,其中 8 例病情危重,321 例治愈出院,3 例死亡。累计排除 2 594例疑似病例,尚有 36 例疑似病例,其中 20 例是通过联防联控机制发现的境外输入性疑似病例。

2020 年 3 月 13 日 新增 4 例境外输入性确诊病例,出院 3 例。累计发现确诊病例 350 例,其中 8 例病情危重,1 例重症,324 例治愈出院,3 例死亡。累计排除 2 613 例疑似病例,尚有 26 例疑似病例,其中 12 例是通过联防联控机制发现的境外输入性疑似病例。

2020 年 3 月 14 日 新增 3 例境外输入性确诊病例。累计发现确诊病例 353 例,其中 8 例病情危重,1 例重症,324 例治愈出院,3 例死亡。累计排除 2 630例疑似病例,尚有 30 例疑似病例,其中 21 例是通过联防联控机制发现的境外输入性疑似病例。

2020 年 3 月 15 日 新增 2 例境外输入性确诊病例,累计发现确诊病例 355 例,其中 8 例病情危重,1 例重症,324 例治愈出院,3 例死亡。累计排除 2 640例疑似病例,尚有 46 例疑似病例,其中 38 例是通过联防联控机制发现的境外输入性疑似病例。

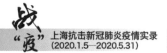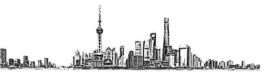
2020 年 3 月 16 日 通过口岸联防联控机制,报告 3 例境外输入性新冠肺炎确诊病例,累计报告境外输入性确诊病例 20 例,44 例境外输入性疑似病例排查中。无新增本地新冠肺炎确诊病例,累计报告本地确诊病例 338 例,14 例本地疑似病例排查中。新增治愈出院 1 例。累计治愈出院 325 例,死亡 3 例,重症 1 例,危重型 8 例。

2020 年 3 月 17 日 通过口岸联防联控机制,报告 3 例境外输入性新冠肺炎确诊病例,累计报告境外输入性确诊病例 23 例,34 例境外输入性疑似病例排查中。无新增本地新冠肺炎确诊病例,累计报告本地确诊病例 338 例,6 例本地疑似病例排查中。无新增治愈出院。累计治愈出院 325 例,死亡 3 例,重症 2 例,危重型 8 例。

2020 年 3 月 18 日 通过口岸联防联控机制,报告 2 例境外输入性新冠肺炎确诊病例,累计报告境外输入性确诊病例 25 例,17 例境外输入性疑似病例排查中。无新增本地新冠肺炎确诊病例,累计报告本地确诊病例 338 例,1 例本地疑似病例排查中。新增治愈出院 1 例。累计治愈出院 326 例,死亡 3 例,重症 2 例,危重型 8 例。

2020 年 3 月 19 日 通过口岸联防联控机制,报告 8 例境外输入性新冠肺炎确诊病例,累计报告境外输入性确诊病例 33 例,23 例境外输入性疑似病例排查中。无新增本地新冠肺炎确诊病例,累计报告本地确诊病例 338 例,本地疑似病例 0 例。无新增治愈出院。累计治愈出院 326 例,死亡 3 例,重症 1 例,危重型 8 例。

2020 年 3 月 20 日 通过口岸联防联控机制,报告 9 例境外输入性新冠肺炎确诊病例,累计报告境外输入性确诊病例 42 例,39 例境外输入性疑似病例排查中。无新增本地新冠肺炎确诊病例,累计报告本地确诊病例 338 例,本地疑似病例 0 例。无新增治愈出院。累计治愈出院 326 例,死亡 3 例,重症 1 例,危重型 8 例。

2020 年 3 月 21 日 通过口岸联防联控机制,报告 14 例境外输入性新冠肺炎确诊病例,累计报告境外输入性确诊病例 56 例,26 例境外输入性疑似病例排查中。无新增本地新冠肺炎确诊病例,累计报告本地确诊病例 338 例,本地疑似病例 0 例。新增治愈出院 1 例,死亡 1 例。累计治愈出院 327 例,死亡

4 例,重症 1 例,危重型 7 例。

2020 年 3 月 22 日 通过口岸联防联控机制,报告 10 例境外输入性新冠肺炎确诊病例,累计报告境外输入性确诊病例 66 例,18 例境外输入性疑似病例排查中。无新增本地新冠肺炎确诊病例,累计报告本地确诊病例 338 例,1 例本地疑似病例排查中。新增治愈出院 1 例。累计治愈出院 328 例,死亡 4 例,重症 3 例,危重型 7 例。

2020 年 3 月 23 日 通过口岸联防联控机制,报告 9 例境外输入性新冠肺炎确诊病例,累计报告境外输入性确诊病例 75 例,20 例境外输入性疑似病例排查中。本地新增 1 例境外输入关联病例,累计报告本地确诊病例 339 例,本地疑似病例 0 例。新增治愈出院 1 例。累计治愈出院 329 例,死亡 4 例,重症 2 例,危重型 7 例。

2020 年 3 月 24 日 通过口岸联防联控机制,报告 19 例境外输入性新冠肺炎确诊病例,累计报告境外输入性确诊病例 94 例,14 例境外输入性疑似病例排查中。无新增本地新冠肺炎确诊病例,累计报告本地确诊病例 339 例,本地疑似病例 0 例。新增治愈出院 1 例,死亡 1 例。累计治愈出院 330 例,死亡 5 例,重症 2 例,危重型 6 例。

2020 年 3 月 25 日 通过口岸联防联控机制,报告 18 例境外输入性新冠肺炎确诊病例,累计报告境外输入性确诊病例 112 例,20 例境外输入性疑似病例排查中。无新增本地新冠肺炎确诊病例,累计报告本地确诊病例 339 例,本地疑似病例 0 例。无新增治愈出院。累计治愈出院 330 例,死亡 5 例,重症 2 例,危重型 6 例。

2020 年 3 月 26 日 通过口岸联防联控机制,报告 17 例境外输入性新冠肺炎确诊病例,累计报告境外输入性确诊病例 129 例,23 例境外输入性疑似病例排查中。无新增本地新冠肺炎确诊病例,累计报告本地确诊病例 339 例,本地疑似病例 0 例。新增治愈出院 1 例。累计治愈出院 331 例,死亡 5 例,重症 1 例,危重型 6 例。

2020 年 3 月 27 日 通过口岸联防联控机制,报告 17 例境外输入性新冠肺炎确诊病例,累计报告境外输入性确诊病例 146 例,16 例境外输入性疑似病例排查中。无新增本地新冠肺炎确诊病例。累计报告本地确诊病例 339 例,

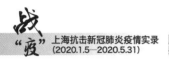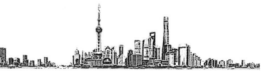

本地疑似病例 0 例。新增治愈出院 3 例。累计治愈出院 334 例,死亡 5 例,重症 3 例,危重型 6 例。

2020 年 3 月 28 日 通过口岸联防联控机制,报告 7 例境外输入性新冠肺炎确诊病例。无新增本地新冠肺炎确诊病例。累计报告境外输入性确诊病例 153 例,治愈出院 7 例,3 例重症,13 例境外输入性疑似病例排查中。累计报告本地确诊病例 339 例,治愈出院 327 例,死亡 5 例,6 例危重,本地疑似病例 0 例。

2020 年 3 月 29 日 通过口岸联防联控机制,报告 6 例境外输入性新冠肺炎确诊病例。无新增本地新冠肺炎确诊病例。累计报告境外输入性确诊病例 159 例,治愈出院 7 例,2 例重症,1 例危重,19 例境外输入性疑似病例排查中。累计报告本地确诊病例 339 例,治愈出院 327 例,死亡 5 例,6 例危重,本地疑似病例 0 例。

2020 年 3 月 30 日 通过口岸联防联控机制,报告 11 例境外输入性新冠肺炎确诊病例。新增治愈出院 4 例。无新增本地新冠肺炎确诊病例。累计报告境外输入性确诊病例 170 例,治愈出院 11 例,2 例重症,1 例危重,21 例境外输入性疑似病例排查中。累计报告本地确诊病例 339 例,治愈出院 327 例,死亡 5 例,6 例危重,本地疑似病例 0 例。

2020 年 3 月 31 日 通过口岸联防联控机制,报告 7 例境外输入性新冠肺炎确诊病例。新增治愈出院 3 例。无新增本地新冠肺炎确诊病例。新增死亡 1 例。累计报告境外输入性确诊病例 177 例,治愈出院 14 例,2 例重症,1 例危重,20 例境外输入性疑似病例排查中。累计报告本地确诊病例 339 例,治愈出院 327 例,死亡 6 例,5 例危重,本地疑似病例 0 例。

2020 年 4 月 1 日 通过口岸联防联控机制,报告 6 例境外输入性新冠肺炎确诊病例。新增治愈出院 2 例,无新增本地新冠肺炎确诊病例。累计报告境外输入性确诊病例 183 例,治愈出院 16 例,1 例危重。待排查的境外输入性疑似病例 16 例。累计报告本地确诊病例 339 例,治愈出院 327 例,死亡 6 例,5 例危重。待排查的本地疑似病例 0 例。医学观察中的无症状感染者 0 例。

2020 年 4 月 2 日 通过口岸联防联控机制,报告 4 例境外输入性新冠肺炎确诊病例。累计报告境外输入性确诊病例 187 例,治愈出院 16 例,1 例危重。待排查的境外输入性疑似病例 13 例。累计报告本地确诊病例 339 例,治愈出院 327 例,死亡 6 例,5 例危重。待排查的本地疑似病例 0 例。尚在医学观察中的无症状感染者 0 例。

2020 年 4 月 3 日 通过口岸联防联控机制,报告 3 例境外输入性新冠肺炎确诊病例。新增治愈出院 5 例。无新增本地新冠肺炎确诊病例。累计报告境外输入性确诊病例 190 例,治愈出院 21 例,在院治疗 169 例,1 例危重。待排查的境外输入性疑似病例 17 例。累计报告本地确诊病例 339 例,治愈出院 327 例,死亡 6 例,5 例危重。待排查的本地疑似病例 0 例。医学观察中的无症状感染者 0 例。

2020 年 4 月 4 日 通过口岸联防联控机制,报告 2 例境外输入性新冠肺炎确诊病例。新增治愈出院 8 例。无新增本地新冠肺炎确诊病例。累计报告境外输入性确诊病例 192 例,治愈出院 29 例,1 例危重。待排查的境外输入性疑似病例 24 例。累计报告本地确诊病例 339 例,治愈出院 327 例,死亡 6 例,5 例危重。待排查的本地疑似病例 0 例。医学观察中的无症状感染者 0 例。

2020 年 4 月 5 日 通过口岸联防联控机制,报告 5 例境外输入性新冠肺炎确诊病例。新增治愈出院 26 例。无新增本地新冠肺炎确诊病例,新增治愈出院 1 例,为境外输入关联病例。累计报告境外输入性确诊病例 197 例,治愈出院 55 例,1 例危重。待排查的境外输入性疑似病例 14 例。累计报告本地确诊病例 339 例,治愈出院 328 例,死亡 6 例,5 例危重症。待排查的本地疑似病例 0 例。医学观察中的无症状感染者 0 例。

2020 年 4 月 6 日 通过口岸联防联控机制,报告 2 例境外输入性新冠肺炎确诊病例。新增治愈出院 6 例。无新增本地新冠肺炎确诊病例。累计报告境外输入性确诊病例 199 例,治愈出院 61 例,1 例危重。待排查的境外输入性疑似病例 14 例。累计报告本地确诊病例 339 例,治愈出院 328 例,死亡 6 例,5 例危重。待排查的本地疑似病例 0 例。医学观察中的无症状感染者 0 例。

2020 年 4 月 7 日 通过口岸联防联控机制,报告 5 例境外输入性新冠肺炎确诊病例。新增治愈出院 17 例。无新增本地新冠肺炎确诊病例;新增死亡 1 例。累计报告境外输入性确诊病例 204 例,治愈出院 78 例,1 例危重。待排查的境外输入性疑似病例 16 例。累计报告本地确诊病例 339 例,治愈出院

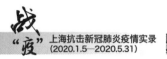 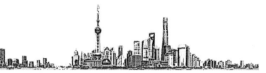
328 例,死亡 7 例,4 例危重。待排查的本地疑似病例 0 例。医学观察中的无症状感染者 0 例。

2020 年 4 月 8 日　通过口岸联防联控机制,报告 9 例境外输入性新冠肺炎确诊病例。新增治愈出院 11 例。无新增本地新冠肺炎确诊病例。累计报告境外输入性确诊病例 213 例,治愈出院 89 例,1 例危重。待排查的境外输入性疑似病例 11 例。累计报告本地确诊病例 339 例,治愈出院 328 例,死亡 7 例,4 例危重。待排查的本地疑似病例 0 例。医学观察中的无症状感染者 0 例。

2020 年 4 月 9 日　通过口岸联防联控机制,报告 3 例境外输入性新冠肺炎确诊病例。新增治愈出院 5 例。无新增本地新冠肺炎确诊病例。累计报告境外输入性确诊病例 216 例,治愈出院 94 例,1 例危重。待排查的境外输入性疑似病例 5 例。累计报告本地确诊病例 339 例,治愈出院 328 例,死亡 7 例,2 例重症,2 例危重。待排查的本地疑似病例 0 例。医学观察中的无症状感染者 0 例。

2020 年 4 月 10 日　无新增境外输入性新冠肺炎确诊病例。新增治愈出院 13 例。无新增本地新冠肺炎确诊病例。累计报告境外输入性确诊病例 216 例,治愈出院 107 例,1 例危重。待排查的境外输入性疑似病例 81 例。累计报告本地确诊病例 339 例,治愈出院 328 例,死亡 7 例,2 例重症,2 例危重。待排查的本地疑似病例 0 例。医学观察中的无症状感染者 0 例。

2020 年 4 月 11 日　通过口岸联防联控机制,报告 52 例境外输入性新冠肺炎确诊病例。新增治愈出院 3 例。无新增本地新冠肺炎确诊病例。累计报告境外输入性确诊病例 268 例,治愈出院 110 例,1 例危重。待排查的境外输入性疑似病例 45 例。累计报告本地确诊病例 339 例,治愈出院 328 例,死亡 7 例,2 例重症,2 例危重。待排查的本地疑似病例 0 例。医学观察中的无症状感染者 0 例。

2020 年 4 月 12 日　通过口岸联防联控机制,报告 11 例境外输入性新冠肺炎确诊病例。新增治愈出院 8 例。无新增本地新冠肺炎确诊病例。累计报告境外输入性确诊病例 279 例,治愈出院 118 例,1 例危重。待排查的境外输入性疑似病例 36 例。累计报告本地确诊病例 339 例,治愈出院 328 例,死亡 7

例,1 例重症,1 例危重。待排查的本地疑似病例 0 例。医学观察中的无症状感染者 0 例。

2020 年 4 月 13 日 无新增境外输入性新冠肺炎确诊病例。新增治愈出院 12 例。无新增本地新冠肺炎确诊病例。累计报告境外输入性确诊病例 279 例,治愈出院 130 例,1 例危重。待排查的境外输入性疑似病例 37 例。累计报告本地确诊病例 339 例,治愈出院 328 例,死亡 7 例,1 例重症,1 例危重。待排查的本地疑似病例 0 例。医学观察中的无症状感染者 0 例。

2020 年 4 月 14 日 通过口岸联防联控机制,报告 4 例境外输入性新冠肺炎确诊病例。新增治愈出院 10 例。无新增本地新冠肺炎确诊病例。累计报告境外输入性确诊病例 283 例,治愈出院 140 例,1 例危重。待排查的境外输入性疑似病例 35 例。累计报告本地确诊病例 339 例,治愈出院 328 例,死亡 7 例,1 例重症,1 例危重。待排查的本地疑似病例 0 例。医学观察中的无症状感染者 0 例。

2020 年 4 月 15 日 通过口岸联防联控机制,报告 6 例境外输入性新冠肺炎确诊病例。新增治愈出院 15 例。无新增本地新冠肺炎确诊病例。新增治愈出院 2 例。累计报告境外输入性确诊病例 289 例,治愈出院 155 例,1 例危重。待排查的境外输入性疑似病例 36 例。累计报告本地确诊病例 339 例,治愈出院 330 例,死亡 7 例,2 例重症。待排查的本地疑似病例 0 例。医学观察中的无症状感染者 0 例。

2020 年 4 月 16 日 无新增境外输入性新冠肺炎确诊病例。新增治愈出院 4 例。无新增本地新冠肺炎确诊病例。累计报告境外输入性确诊病例 289 例,治愈出院 159 例,1 例危重。现有待排查的境外输入性疑似病例 35 例。累计报告本地确诊病例 339 例,治愈出院 330 例,死亡 7 例,2 例重症。现有待排查的本地疑似病例 0 例。尚在医学观察中的无症状感染者 0 例。

2020 年 4 月 17 日 无新增境外输入性新冠肺炎确诊病例。新增治愈出院 22 例。无新增本地新冠肺炎确诊病例。新增治愈出院 1 例,累计报告境外输入性确诊病例 289 例,治愈出院 181 例,1 例危重。现有待排查的境外输入性疑似病例 33 例。累计报告本地确诊病例 339 例,治愈出院 331 例,死亡 7 例,1 例重症。现有待排查的本地疑似病例 0 例。尚在医学观察中的无症状感

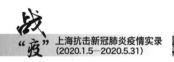 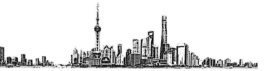

染者 0 例。

2020 年 4 月 18 日　通过口岸联防联控机制,报告 7 例境外输入性新冠肺炎确诊病例。新增治愈出院 4 例。无新增本地新冠肺炎确诊病例。累计报告境外输入性确诊病例 296 例,治愈出院 185 例,1 例危重。现有待排查的境外输入性疑似病例 19 例。累计报告本地确诊病例 339 例,治愈出院 331 例,死亡 7 例,1 例重症。现有待排查的本地疑似病例 0 例。尚在医学观察中的无症状感染者 0 例。

2020 年 4 月 19 日　通过口岸联防联控机制,报告 3 例境外输入性新冠肺炎确诊病例。新增治愈出院 5 例。无新增本地新冠肺炎确诊病例。累计报告境外输入性确诊病例 299 例,治愈出院 190 例,1 例危重。现有待排查的境外输入性疑似病例 19 例。累计报告本地确诊病例 339 例,治愈出院 331 例,死亡 7 例,1 例重症。现有待排查的本地疑似病例 0 例。尚在医学观察中的无症状感染者 0 例。

2020 年 4 月 20 日　无新增境外输入性新冠肺炎确诊病例。新增治愈出院 9 例。无新增本地新冠肺炎确诊病例。累计报告境外输入性确诊病例 299 例,治愈出院 199 例,1 例危重。现有待排查的境外输入性疑似病例 12 例。累计报告本地确诊病例 339 例,治愈出院 331 例,死亡 7 例,1 例重症。现有待排查的本地疑似病例 0 例。尚在医学观察中的无症状感染者 0 例。

2020 年 4 月 21 日　通过口岸联防联控机制,报告 1 例境外输入性新冠肺炎确诊病例。无新增本地新冠肺炎确诊病例。累计报告境外输入性确诊病例 300 例,治愈出院 199 例,1 例危重。现有待排查的境外输入性疑似病例 12 例。累计报告本地确诊病例 339 例,治愈出院 331 例,死亡 7 例,1 例重症。现有待排查的本地疑似病例 0 例。尚在医学观察中的无症状感染者 0 例。

2020 年 4 月 22 日　通过口岸联防联控机制,报告 1 例境外输入性新冠肺炎确诊病例。新增治愈出院 2 例。无新增本地新冠肺炎确诊病例。累计报告境外输入性确诊病例 301 例,治愈出院 201 例,1 例危重。现有待排查的境外输入性疑似病例 11 例。累计报告本地确诊病例 339 例,治愈出院 331 例,死亡 7 例,1 例重症。现有待排查的本地疑似病例 0 例。尚在医学观察中的无症状感染者 0 例。

2020 年 4 月 23 日 通过口岸联防联控机制,报告 1 例境外输入性新冠肺炎确诊病例。新增治愈出院 1 例。无新增本地新冠肺炎确诊病例。累计报告境外输入性确诊病例 302 例,治愈出院 202 例,1 例危重。现有待排查的境外输入性疑似病例 13 例。累计报告本地确诊病例 339 例,治愈出院 331 例,死亡 7 例,1 例重症。现有待排查的本地疑似病例 0 例。尚在医学观察中的无症状感染者 0 例。

2020 年 4 月 24 日 无新增境外输入性新冠肺炎确诊病例。新增治愈出院 14 例。无新增本地新冠肺炎确诊病例。累计报告境外输入性确诊病例 302 例,治愈出院 216 例,1 例危重。现有待排查的境外输入性疑似病例 11 例。累计报告本地确诊病例 339 例,治愈出院 331 例,死亡 7 例,1 例重症。现有待排查的本地疑似病例 0 例。尚在医学观察中的无症状感染者 0 例。

2020 年 4 月 25 日 通过口岸联防联控机制,报告 1 例境外输入性新冠肺炎确诊病例。新增治愈出院 11 例。无新增本地新冠肺炎确诊病例。累计报告境外输入性确诊病例 303 例,治愈出院 227 例,1 例危重。现有待排查的境外输入性疑似病例 9 例。累计报告本地确诊病例 339 例,治愈出院 331 例,死亡 7 例,1 例重症。现有待排查的本地疑似病例 0 例。尚在医学观察中的无症状感染者 0 例。

2020 年 4 月 26 日 无新增境外输入性新冠肺炎确诊病例。新增治愈出院 10 例。无新增本地新冠肺炎确诊病例。累计报告境外输入性确诊病例 303 例,治愈出院 237 例,1 例危重。现有待排查的境外输入性疑似病例 4 例。累计报告本地确诊病例 339 例,治愈出院 331 例,死亡 7 例,1 例重症。现有待排查的本地疑似病例 0 例。尚在医学观察中的无症状感染者 0 例。

2020 年 4 月 27 日 通过口岸联防联控机制,报告 2 例境外输入性新冠肺炎确诊病例。新增治愈出院 13 例。无新增本地新冠肺炎确诊病例。累计报告境外输入性确诊病例 305 例,治愈出院 250 例,1 例危重,现有待排查的境外输入性疑似病例 4 例。累计报告本地确诊病例 339 例,治愈出院 331 例,死亡 7 例,1 例重症,现有待排查的本地疑似病例 0 例。尚在医学观察中的无症状感染者 0 例。

2020 年 4 月 28 日 通过口岸联防联控机制,报告 1 例境外输入性新冠肺

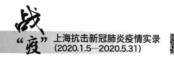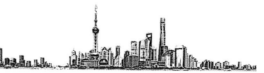
炎确诊病例。新增治愈出院 3 例。无新增本地新冠肺炎确诊病例。累计报告境外输入性确诊病例 306 例,治愈出院 253 例,2 例危重。现有待排查的境外输入性疑似病例 4 例。累计报告本地确诊病例 339 例,治愈出院 331 例,死亡 7 例,在院治疗 1 例。现有待排查的本地疑似病例 0 例。尚在医学观察中的无症状感染者 0 例。

2020 年 4 月 29 日 通过口岸联防联控机制,报告 2 例境外输入性新冠肺炎确诊病例。新增治愈出院 13 例。无新增本地新冠肺炎确诊病例。累计报告境外输入性确诊病例 308 例,治愈出院 266 例,2 例危重,现有待排查的境外输入性疑似病例 6 例。累计报告本地确诊病例 339 例,治愈出院 331 例,死亡 7 例,在院治疗 1 例,现有待排查的本地疑似病例 0 例。尚在医学观察中的无症状感染者 0 例。

2020 年 4 月 30 日 通过口岸联防联控机制,报告 5 例境外输入性新冠肺炎确诊病例。新增治愈出院 2 例。无新增本地新冠肺炎确诊病例。累计报告境外输入性确诊病例 313 例,治愈出院 268 例,2 例危重,现有待排查的境外输入性疑似病例 3 例。累计报告本地确诊病例 339 例,治愈出院 331 例,死亡 7 例,在院治疗 1 例,现有待排查的本地疑似病例 0 例。尚在医学观察中的无症状感染者 0 例。

2020 年 5 月 1 日 无新增境外输入性新冠肺炎确诊病例。新增治愈出院 13 例。无新增本地新冠肺炎确诊病例。累计报告境外输入性确诊病例 313 例,治愈出院 281 例,2 例危重,现有待排查的境外输入性疑似病例 7 例。累计报告本地确诊病例 339 例,治愈出院 331 例,死亡 7 例,在院治疗 1 例。现有待排查的本地疑似病例 0 例。尚在医学观察中的无症状感染者 0 例。

2020 年 5 月 2 日 通过口岸联防联控机制,报告 1 例境外输入性新冠肺炎确诊病例。无新增本地新冠肺炎确诊病例。新增治愈出院 1 例。累计报告境外输入性确诊病例 314 例,治愈出院 281 例,2 例危重。现有待排查的境外输入性疑似病例 7 例。累计报告本地确诊病例 339 例,治愈出院 332 例,死亡 7 例,现有待排查的本地疑似病例 0 例。尚在医学观察中的无症状感染者 0 例。

2020 年 5 月 3 日 通过口岸联防联控机制,报告 2 例境外输入性新冠肺炎确诊病例。新增治愈出院 2 例。无新增本地新冠肺炎确诊病例。累计报告境外输入性确诊病例 316 例,治愈出院 283 例,2 例危重,现有待排查的境外输入性疑似病例 3 例。累计报告本地确诊病例 339 例,治愈出院 332 例,死亡 7 例,现有待排查的本地疑似病例 0 例。尚在医学观察中的无症状感染者 0 例。

2020 年 5 月 4 日 通过口岸联防联控机制,报告 1 例境外输入性新冠肺炎确诊病例。新增治愈出院 4 例。无新增本地新冠肺炎确诊病例。累计报告境外输入性确诊病例 317 例,治愈出院 287 例,2 例危重,现有待排查的境外输入性疑似病例 1 例。累计报告本地确诊病例 339 例,治愈出院 332 例,死亡 7 例,现有待排查的本地疑似病例 0 例。尚在医学观察中的无症状感染者 0 例。

2020 年 5 月 5 日 无新增境外输入性新冠肺炎确诊病例。新增治愈出院 1 例。无新增本地新冠肺炎确诊病例。累计报告境外输入性确诊病例 317 例,治愈出院 288 例,2 例危重,现有待排查的境外输入性疑似病例 4 例。累计报告本地确诊病例 339 例,治愈出院 332 例,死亡 7 例。现有待排查的本地疑似病例 0 例。尚在医学观察中的无症状感染者 0 例。

2020 年 5 月 6 日 通过口岸联防联控机制,报告 1 例境外输入性新冠肺炎确诊病例。无新增本地新冠肺炎确诊病例。累计报告境外输入性确诊病例 318 例,治愈出院 288 例,2 例危重。现有待排查的境外输入性疑似病例 3 例。累计报告本地确诊病例 339 例,治愈出院 332 例,死亡 7 例。现有待排查的本地疑似病例 0 例。尚在医学观察中的无症状感染者 0 例。

2020 年 5 月 7 日 无新增境外输入性新冠肺炎确诊病例。新增治愈出院 3 例。无新增本地新冠肺炎确诊病例。累计报告境外输入性确诊病例 318 例,治愈出院 291 例,2 例危重,现有待排查的境外输入性疑似病例 6 例。累计报告本地确诊病例 339 例,治愈出院 332 例,死亡 7 例,现有待排查的本地疑似病例 0 例。尚在医学观察中的无症状感染者 0 例。

2020 年 5 月 8 日 无新增境外输入性新冠肺炎确诊病例。无新增本地新冠肺炎确诊病例。累计报告境外输入性确诊病例 318 例,治愈出院 291 例,2 例危重,现有待排查的境外输入性疑似病例 5 例。累计报告本地确诊病例 339 例,治愈出院 332 例,死亡 7 例,现有待排查的本地疑似病例 0 例。尚在医学观察中的无症状感染者 0 例。

2020 年 5 月 9 日 通过口岸联防联控机制,报告 2 例境外输入性新冠肺

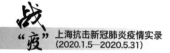
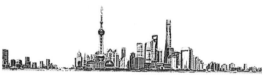
炎确诊病例。新增治愈出院 3 例。无新增本地新冠肺炎确诊病例。累计报告境外输入性确诊病例 320 例,治愈出院 294 例,2 例危重,现有待排查的境外输入性疑似病例 2 例。累计报告本地确诊病例 339 例,治愈出院 332 例,死亡 7 例,现有待排查的本地疑似病例 0 例。尚在医学观察中的无症状感染者 0 例。

2020 年 5 月 10 日 无新增境外输入性新冠肺炎确诊病例。新增治愈出院 1 例。无新增本地新冠肺炎确诊病例。累计报告境外输入性确诊病例 320 例,治愈出院 295 例,1 例危重、1 例重症,现有待排查的境外输入性疑似病例 1 例。累计报告本地确诊病例 339 例,治愈出院 332 例,死亡 7 例,现有待排查的本地疑似病例 0 例。尚在医学观察中的无症状感染者 0 例。

2020 年 5 月 11 日 无新增境外输入性新冠肺炎确诊病例。无新增本地新冠肺炎确诊病例。累计报告境外输入性确诊病例 320 例,治愈出院 295 例,1 例危重、1 例重症,现有待排查的境外输入性疑似病例 1 例。累计报告本地确诊病例 339 例,治愈出院 332 例,死亡 7 例,现有待排查的本地疑似病例 0 例。尚在医学观察中的无症状感染者 0 例。

2020 年 5 月 12 日 通过口岸联防联控机制,报告 1 例境外输入性新冠肺炎确诊病例。新增治愈出院 4 例。无新增本地新冠肺炎确诊病例。累计报告境外输入性确诊病例 321 例,治愈出院 299 例,1 例危重、1 例重症,现有待排查的境外输入性疑似病例 1 例。累计报告本地确诊病例 339 例,治愈出院 332 例,死亡 7 例,现有待排查的本地疑似病例 0 例。尚在医学观察中的无症状感染者 0 例。

2020 年 5 月 13 日 无新增境外输入性新冠肺炎确诊病例。新增治愈出院 2 例。无新增本地新冠肺炎确诊病例。累计报告境外输入性确诊病例 321 例,治愈出院 301 例,1 例危重、1 例重症,现有待排查的境外输入性疑似病例 1 例。累计报告本地确诊病例 339 例,治愈出院 332 例,死亡 7 例,现有待排查的本地疑似病例 0 例。尚在医学观察中的无症状感染者 0 例。

2020 年 5 月 14 日 无新增境外输入性新冠肺炎确诊病例。新增治愈出院 5 例。无新增本地新冠肺炎确诊病例。累计报告境外输入性确诊病例 321 例,治愈出院 306 例,1 例危重、1 例重症,现有待排查的境外输入性疑似病例 2 例。累计报告本地确诊病例 339 例,治愈出院 332 例,死亡 7 例,现有待排查的本地疑似病例 0 例。尚在医学观察中的无症状感染者 0 例。

2020 年 5 月 15 日　通过口岸联防联控机制,报告 5 例境外输入性新冠肺炎确诊病例。新增治愈出院 2 例。无新增本地新冠肺炎确诊病例。累计报告境外输入性确诊病例 326 例,治愈出院 308 例,1 例危重、1 例重症,现有待排查的境外输入性疑似病例 3 例。累计报告本地确诊病例 339 例,治愈出院 332 例,死亡 7 例,现有待排查的本地疑似病例 0 例。尚在医学观察中的无症状感染者 0 例。

2020 年 5 月 16 日　无新增境外输入性新冠肺炎确诊病例。新增治愈出院 1 例。无新增本地新冠肺炎确诊病例。累计报告境外输入性确诊病例 326 例,治愈出院 309 例,1 例危重、1 例重症,现有待排查的境外输入性疑似病例 2 例。累计报告本地确诊病例 339 例,治愈出院 332 例,死亡 7 例,现有待排查的本地疑似病例 0 例。尚在医学观察中的无症状感染者 0 例。

2020 年 5 月 17 日　无新增境外输入性新冠肺炎确诊病例。新增 1 例湖北来沪新冠肺炎确诊病例。累计报告境外输入性确诊病例 326 例,治愈出院 309 例,在院治疗 17 例(其中 1 例危重、1 例重症),现有待排查的境外输入性疑似病例 4 例。累计报告本地确诊病例 340 例,治愈出院 332 例,死亡 7 例,在院治疗 1 例,现有待排查的本地疑似病例 0 例。尚在医学观察中的无症状感染者 0 例。

2020 年 5 月 18 日　无新增境外输入性新冠肺炎确诊病例。无新增本地新冠肺炎确诊病例。累计报告境外输入性确诊病例 326 例,治愈出院 309 例,在院治疗 17 例(其中 1 例危重、1 例重症)。现有待排查的境外输入性疑似病例 3 例。累计报告本地确诊病例 340 例,治愈出院 332 例,死亡 7 例,在院治疗 1 例。现有待排查的本地疑似病例 0 例。尚在医学观察中的无症状感染者 0 例。

2020 年 5 月 19 日　无新增境外输入性新冠肺炎确诊病例。新增治愈出院 1 例。无新增本地新冠肺炎确诊病例。累计报告境外输入性确诊病例 326 例,治愈出院 310 例,在院治疗 16 例(其中 1 例危重),现有待排查的境外输入性疑似病例 6 例。累计报告本地确诊病例 340 例,治愈出院 332 例,死亡 7 例,在院治疗 1 例,现有待排查的本地疑似病例 0 例。尚在医学观察中的无症状感

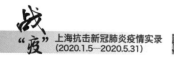
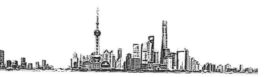
感染者 0 例。

2020 年 5 月 20 日 无新增境外输入性新冠肺炎确诊病例。新增治愈出院 3 例。新增 1 例湖北来沪新冠肺炎确诊病例。累计报告境外输入性确诊病例 326 例,治愈出院 313 例,在院治疗 13 例(其中 1 例危重),现有待排查的境外输入性疑似病例 7 例。累计报告本地确诊病例 341 例,治愈出院 332 例,死亡 7 例,在院治疗 2 例,现有待排查的本地疑似病例 0 例。尚在医学观察中的无症状感染者 0 例。

2020 年 5 月 21 日 无新增境外输入性新冠肺炎确诊病例。新增治愈出院 1 例。无新增本地新冠肺炎确诊病例。累计报告境外输入性确诊病例 326 例,治愈出院 314 例,在院治疗 12 例(其中 1 例危重),现有待排查的境外输入性疑似病例 7 例。累计报告本地确诊病例 341 例,治愈出院 332 例,死亡 7 例,在院治疗 2 例,现有待排查的本地疑似病例 0 例。尚在医学观察中的无症状感染者 0 例。

2020 年 5 月 22 日 无新增境外输入性新冠肺炎确诊病例。新增治愈出院 1 例。无新增本地新冠肺炎确诊病例。累计报告境外输入性确诊病例 326 例,治愈出院 315 例,在院治疗 11 例(其中 1 例危重),现有待排查的境外输入性疑似病例 5 例。累计报告本地确诊病例 341 例,治愈出院 332 例,死亡 7 例,在院治疗 2 例,现有待排查的本地疑似病例 0 例。尚在医学观察中的无症状感染者 0 例。

2020 年 5 月 23 日 通过口岸联防联控机制,报告 1 例境外输入性新冠肺炎确诊病例。无新增本地新冠肺炎确诊病例。累计报告境外输入性确诊病例 327 例,治愈出院 315 例,在院治疗 12 例(其中 1 例危重),现有待排查的境外输入性疑似病例 5 例。累计报告本地确诊病例 341 例,治愈出院 332 例,死亡 7 例,在院治疗 2 例,现有待排查的本地疑似病例 0 例。尚在医学观察中的无症状感染者 0 例。

2020 年 5 月 24 日 无新增境外输入性新冠肺炎确诊病例。新增治愈出院 1 例。无新增本地新冠肺炎确诊病例。累计报告境外输入性确诊病例 327 例,治愈出院 316 例,在院治疗 11 例(其中 1 例重症),现有待排查的境外输入性疑似病例 4 例。累计报告本地确诊病例 341 例,治愈出院 332 例,死亡 7 例,在院治疗 2 例,现有待排查的本地疑似病例 0 例。尚在医学观察中的无症状感染者 0 例。

2020 年 5 月 25 日 通过口岸联防联控机制,报告 1 例境外输入性新冠肺炎确诊病例。新增治愈出院 4 例。无新增本地新冠肺炎确诊病例。累计报告境外输入性确诊病例 328 例,治愈出院 320 例,在院治疗 8 例(其中 1 例重症),现有待排查的境外输入性疑似病例 4 例。累计报告本地确诊病例 341 例,治愈出院 332 例,死亡 7 例,在院治疗 2 例,现有待排查的本地疑似病例 0 例。尚在医学观察中的无症状感染者 0 例。

2020 年 5 月 26 日 通过口岸联防联控机制,报告 1 例境外输入性新冠肺炎确诊病例。新增治愈出院 1 例。无新增本地新冠肺炎确诊病例。累计报告境外输入性确诊病例 329 例,治愈出院 321 例,在院治疗 8 例,现有待排查的境外输入性疑似病例 4 例。累计报告本地确诊病例 341 例,治愈出院 332 例,死亡 7 例,在院治疗 2 例,现有待排查的本地疑似病例 0 例。尚在医学观察中的无症状感染者 0 例。

2020 年 5 月 27 日 通过口岸联防联控机制,报告 1 例境外输入性新冠肺炎确诊病例。新增治愈出院 1 例。无新增本地新冠肺炎确诊病例,新增治愈出院 1 例,来自湖北。累计报告境外输入性确诊病例 330 例,治愈出院 322 例,在院治疗 8 例,现有待排查的境外输入性疑似病例 4 例。累计报告本地确诊病例 341 例,治愈出院 333 例,死亡 7 例,在院治疗 1 例,现有待排查的本地疑似病例 0 例。尚在医学观察中的无症状感染者 0 例。

2020 年 5 月 28 日 无新增境外输入性新冠肺炎确诊病例。无新增本地新冠肺炎确诊病例。累计报告境外输入性确诊病例 330 例,治愈出院 322 例,在院治疗 8 例,现有待排查的境外输入性疑似病例 3 例。累计报告本地确诊病例 341 例,治愈出院 333 例,死亡 7 例,在院治疗 1 例,现有待排查的本地疑似病例 0 例。尚在医学观察中的无症状感染者 0 例。

2020 年 5 月 29 日 通过口岸联防联控机制,报告 1 例境外输入性新冠肺炎确诊病例。新增治愈出院 2 例。无新增本地新冠肺炎确诊病例。累计报告境外输入性确诊病例 331 例,治愈出院 324 例,在院治疗 7 例,现有待排查的境外输入性疑似病例 4 例。累计报告本地确诊病例 341 例,治愈出院 333 例,死

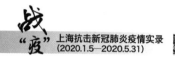 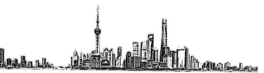
亡 7 例,在院治疗 1 例,现有待排查的本地疑似病例 0 例。尚在医学观察中的无症状感染者 0 例。

2020 年 5 月 30 日　无新增境外输入性新冠肺炎确诊病例。无新增本地新冠肺炎确诊病例。累计报告境外输入性确诊病例 331 例,治愈出院 324 例,在院治疗 7 例,现有待排查的境外输入性疑似病例 3 例。累计报告本地确诊病例 341 例,治愈出院 333 例,死亡 7 例,在院治疗 1 例,现有待排查的本地疑似病例 0 例。尚在医学观察中的无症状感染者 0 例。

2020 年 5 月 31 日　无新增境外输入性新冠肺炎确诊病例。无新增本地新冠肺炎确诊病例。累计报告境外输入性确诊病例 331 例,治愈出院 324 例,在院治疗 7 例,现有待排查的境外输入性疑似病例 2 例。累计报告本地确诊病例 341 例,治愈出院 333 例,死亡 7 例,在院治疗 1 例,现有待排查的本地疑似病例 0 例。尚在医学观察中的无症状感染者 0 例。

（二）重要活动

2020 年 1 月 20 日 上海市长应勇出席上海市第十五届人民代表大会第三次会议,上海市人民政府举行记者招待会。应勇在回答路透社记者提问时指出,最近国内有城市出现了新型冠状病毒感染肺炎的病例,我们对此高度重视。根据国家有关方面的要求,市委、市政府责成市有关部门采取有力措施,进行针对性的防治。

2020 年 1 月 22 日 上海市委常委会举行会议,传达学习贯彻习近平总书记对新型冠状病毒感染的肺炎疫情作出的重要指示精神,研究部署上海市防控工作。市委书记李强主持会议并讲话。

同日 召开上海市新型冠状病毒感染的肺炎疫情防控工作领导小组扩大会议,传达习近平总书记重要指示精神和李克强总理批示精神以及市委常委会工作要求。市委副书记、市长、新型冠状病毒感染的肺炎疫情防控工作领导小组组长应勇出席会议并讲话。

2020 年 1 月 24 日 上海市政府召开新型冠状病毒感染的肺炎疫情防控工作会议,决定上海启动重大突发公共卫生事件一级响应机制。

同日 上海市新型冠状病毒感染的肺炎疫情防控工作领导小组举行部署防控工作电视电话会议,对疫情防控工作进行全面部署。

同日 上海市委书记李强,市委副书记、市长应勇分别前往瑞金医院、"12345"市民服务热线、市疾控中心、上海火车站、市公安局治安总队等,检查新型冠状病毒感染的肺炎疫情防控工作和节日期间城市保障工作,慰问值守岗位的广大干部职工,尤其是一线防控人员。

2020 年 1 月 26 日 上海市委常委会举行扩大会议,传达学习贯彻中共中

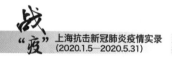
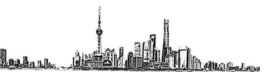
央政治局常务委员会会议精神和习近平总书记重要讲话精神,听取市新型冠状病毒感染的肺炎疫情防控工作领导小组办公室、市公安局、市委宣传部、市交通委等相关工作汇报。市委书记李强主持会议并讲话。

同日 上海市新型冠状病毒感染的肺炎疫情防控工作领导小组会议举行,市委副书记、市长、市疫情防控工作领导小组组长应勇对疫情防控提出"三个覆盖""三个一律"的要求。

同日 上海市委书记李强,市委副书记、市长应勇前往市疾病预防控制中心、市新型冠状病毒感染的肺炎疫情防控工作领导小组办公室和入沪高速公路道口,对全市防控疫情各项工作进行再检查、再推进、再压实。

2020年1月27日 上海市新型冠状病毒感染的肺炎疫情防控工作领导小组(指挥部)专题会议召开,市委副书记、市长、市疫情防控工作领导小组组长应勇指出,要切实加大市场供应力度,满足市民合理需求。

同日 上海市委书记李强前往市委办公厅总值班室,通过视频系统了解节日期间全市疫情防控和城市运行保障情况,重点察看入沪主要高速道口、交通枢纽以及公共场所防控工作落实情况。

2020年1月28日 上海市新型冠状病毒感染的肺炎疫情防控工作领导小组专题会议举行。市委副书记、市长、市疫情防控工作领导小组组长应勇指出,瞄准医疗救治、社区管控、入沪通道三个重点方向打出"组合拳"。

同日 上海市委书记李强,市委副书记、市长应勇赴基层社区检查防控新型冠状病毒感染的肺炎疫情工作落实和社会动员情况,慰问积极投身疫情防控的广大党员干部和市民群众。

2020年1月29日 上海市委书记李强前往松江农村社区和口罩生产企业,检查调研农村疫情防控工作和企业防控物资生产情况。

同日 上海市委副书记、市长应勇到市第六人民医院,走进重症监护室,察看负压病房,详细询问医院发热门诊人数变化、医疗救治开展情况。

2020年1月30日 上海市疫情防控工作专题会议。市委书记李强主持会议并强调,持续强化属地防控、社区防控、群防群控,切实把医务力量组织好、配备好、关心好,切实稳定市场、稳定供应、稳定预期,充分保障防控疫情需要和市民生活有序。

同日 上海市委书记李强到市疾病预防控制中心,检查新型冠状病毒感染的肺炎疫情防控工作,主持召开疫情防控工作专题会议,对下一阶段工作进行全面研判、全面部署、全面压实。

同日 上海市委副书记、市长应勇前往各类市场检查保供稳价工作。

2020 年 1 月 31 日 上海市新型冠状病毒感染的肺炎疫情防控工作领导小组专题会议召开。市委副书记、市长、市疫情防控工作领导小组组长应勇要求,做好春运返程大客流应对,指导各行业、各单位做好返沪及来沪人员的信息登记和属地管理,建立健全公共场所疫情防控规范。

同日 上海市委书记李强先后视频连线浦东新区、徐汇区、金山区以及主要入沪道口,详细了解全市各区落实属地责任、全力防控新型冠状病毒感染的肺炎疫情工作情况。

2020 年 2 月 1 日 上海市新型冠状病毒感染的肺炎疫情防控工作领导小组举行会议。市委书记、市疫情防控工作领导小组组长李强主持会议并强调,加强形势研判,抓住主要矛盾,压实属地责任,做到科学防控、科学应对,精准防控、精准施策,守土有责、守土尽责。市委副书记、市长、市疫情防控工作领导小组组长应勇出席并讲话。

同日 上海市委副书记、市长、市疫情防控工作领导小组组长应勇主持召开专家座谈会,他强调要科学周密制订应对节后返程高峰的各项工作方案和应急预案。

2020 年 2 月 2 日 上海市委副书记、市长应勇以电视电话会议形式主持召开市政府工作会议,研究部署疫情防控工作。应勇强调,要进一步严格社区管控,加强入沪通道查控,发挥系统管理、行业管理、单位管理的作用,加强医疗救治工作,规范优化医院院内管理流程。

同日 上海市委书记李强视频连线和慰问上海支援湖北武汉抗击新型冠状病毒感染的肺炎疫情的医务人员。

2020 年 2 月 3 日 上海市委副书记、市长、市疫情防控工作领导小组组长应勇主持召开专题座谈会,听取曾在上海市防治非典指挥部工作的部分领导

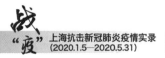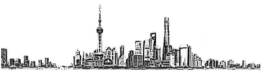
和老同志的意见建议。殷一璀、方惠萍、沈骏、张学兵、薛沛建、陈志荣、李俊修分别在会上发言。

同日 上海市委常委会以视频方式召开扩大会议,深入贯彻落实习近平总书记重要指示精神,传达学习贯彻中央应对新型冠状病毒感染肺炎疫情工作领导小组关于进一步加强当前疫情防控工作的有关精神,研究部署下一阶段疫情防控工作。市委书记李强主持会议并讲话。会议要求,抓实分片包干,实现全覆盖、属地化、无遗漏。

同日 上海市委书记李强前往上海市公共卫生临床中心,检查新型冠状病毒感染的肺炎疫情防控工作,慰问医务人员。

2020 年 2 月 4 日 上海市新型冠状病毒感染的肺炎疫情防控工作领导小组专题会议召开,会议深入学习贯彻习近平总书记系列重要指示精神,传达学习市委常委会扩大会议精神,对疫情防控工作进行再研究、再推进、再落实。市委副书记、市长、市疫情防控工作领导小组组长应勇,国务院应对疫情联防联控机制派出的工作指导组组长饶克勤出席并讲话。

同日 上海市委书记李强来到上海医药集团旗下上药控股有限公司,检查新型冠状病毒感染的肺炎疫情防控物资供应保障工作。

同日 上海市委副书记、市长应勇检查公路、机场、铁路、地铁、公交等交通重要节点的疫情防控情况。

2020 年 2 月 5 日 上海市委常委会举行会议,传达学习贯彻习近平总书记在中共中央政治局常务委员会会议上的重要讲话精神。市委书记李强主持会议并讲话。会议强调,要坚持把疫情防控作为当前最重要的工作来抓。

同日 上海市新型冠状病毒感染的肺炎疫情防控工作领导小组举行会议。市委书记、市疫情防控工作领导小组组长李强主持会议并讲话。市委副书记、市长、市疫情防控工作领导小组组长应勇出席并讲话。会议听取市疫情防控工作领导小组办公室及相关部门、专家关于疫情态势、社区防控、道口管控、物资保障、规范指引、企业复工等情况汇报,研究部署下一步重点工作。

同日 上海市新型冠状病毒感染的肺炎疫情防控工作领导小组召开专题座谈会,听取部分区、街镇居村和经济园区、楼宇企业的代表对疫情防控工作的意见建议。市委副书记、市长、市疫情防控工作领导小组组长应勇出席会议并讲话。

2020 年 2 月 6 日 上海市委书记李强前往部分生物医药科技企业,调研防控新型冠状病毒感染的肺炎疫情科研攻关情况,听取专家和科研团队的意见建议。

同日 上海市新型冠状病毒感染的肺炎疫情防控工作领导小组召开专题会议。市疫情防控工作领导小组医疗救治组通报医疗救治最新情况,市委副书记、市长、市疫情防控工作领导小组组长应勇出席会议并与各相关部门、专家组成员,研究医疗救治工作。

2020 年 2 月 7 日 上海市委副书记、市长、市政府党组书记应勇主持召开市政府党组会议和常务会议,传达学习习近平总书记在中共中央政治局常务委员会会议上的重要讲话精神,按照市委部署,进一步把全市疫情防控工作抓实抓细抓到位。

同日 上海市委书记李强赴基层社区,慰问基层干部、社区工作者和志愿者,并检查新型冠状病毒感染的肺炎疫情防控工作。

2020 年 2 月 8 日 上海市十五届人大常委会第十七次会议召开,审议并表决通过《上海市人民代表大会常务委员会关于全力做好当前新型冠状病毒感染肺炎疫情防控工作的决定》。市人大常委会主任蒋卓庆主持会议并讲话。

同日 上海市新型冠状病毒感染的肺炎疫情防控工作领导小组举行会议,听取市疫情防控工作领导小组办公室及相关部门、专家关于医疗救治、企业复工、行业规范、长三角联防联控以及支持企业发展等情况汇报。市委书记、市疫情防控工作领导小组组长李强主持会议并讲话。市委副书记、市长、市疫情防控工作领导小组组长应勇出席并讲话。国务院应对疫情联防联控机制工作指导组组长饶克勤到会指导。

同日 上海市委书记李强前往部分医疗机构,看望和慰问值守一线的医生护士。

同日 上海市委副书记、市长应勇在市疾病预防控制中心与医疗机构视频连线,致敬和慰问医务工作者和支援湖北医疗队。

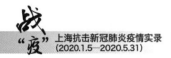
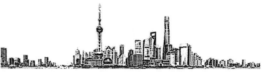
2020年2月9日　上海市委书记李强通过视频系统检查全市主要交通枢纽、入沪道口、公共场所疫情防控以及城市运行保障情况，并连线市疫情防控工作领导小组办公室了解有关工作最新进展。

同日　上海市委副书记、市长应勇到街道居委会检查新冠肺炎疫情防控工作，慰问居委干部、社区工作者和志愿者。

2020年2月10日　上海市委常委会举行会议，学习贯彻习近平总书记在北京调研指导新型冠状病毒感染的肺炎疫情防控工作时的重要讲话精神，听取全市当前疫情防控工作汇报以及市领导联系16个区疫情防控工作的相关通报。市委书记李强主持会议并讲话。国务院应对疫情联防联控机制第九工作指导组到会指导。

同日　上海市委书记李强先后前往交通枢纽、商务楼宇，检查新冠肺炎疫情防控工作落实情况。

同日　上海市委副书记、市长应勇前往企业、工业园区、建筑工地、办公楼、商场以及轨交站点，察看企业复工和疫情防控情况。

同日　上海市委书记李强来到浦东新区检查调研疾控中心、复工企业，并走进地铁金桥站、徐家汇站，察看疫情防控工作落实情况。

2020年2月11日　上海市委召开新冠肺炎疫情防控工作区委书记电视电话会议，通报市领导对口联系16个区和市委办公厅连日来在各道口、社区、企业明查暗访了解情况、发现问题的相关情况。市委书记李强强调，要坚决贯彻落实习近平总书记重要讲话精神，织密织牢基层防控网络，坚决打赢疫情防控的人民战争、总体战、阻击战。

同日　上海市委副书记、市长应勇在市疾病预防控制中心主持召开专题会，研究新冠肺炎科研攻关和大数据助力精准防控等工作。市科委、市大数据中心等部门分别汇报相关情况。

2020年2月12日　上海市新型冠状病毒感染的肺炎疫情防控工作领导小组举行会议，听取市疫情防控工作领导小组办公室工作汇报，部署疫情防控重点工作。市委书记、市疫情防控工作领导小组组长李强主持会议并讲话。国务院应对疫情联防联控机制工作指导组组长饶克勤到会指导。

2020 年 2 月 13 日 上海市委常委会举行会议,传达学习贯彻习近平总书记在中共中央政治局常务委员会会议上的重要讲话精神和习近平总书记关于安全生产工作的重要指示精神。市委书记李强主持会议并讲话。

2020 年 2 月 15 日 上海市新型冠状病毒感染的肺炎疫情防控工作领导小组举行会议,听取上海市支持湖北抗击疫情总体情况汇报,研究部署加强对支持湖北医疗队支持保障工作,并对精准防控各项工作提出明确要求。市委书记、市疫情防控工作领导小组组长李强主持会议并讲话。国务院应对疫情联防联控机制工作指导组组长饶克勤到会指导。

2020 年 2 月 17 日 上海市疫情防控工作电视电话会议举行,对进一步做好企业复工等疫情防控重点工作进行再部署。市委书记李强主持会议并讲话。

同日 上海市委书记李强前往青浦区察看入沪道口、产业园区和复工企业,检查调研新冠肺炎疫情防控工作落实和企业有序复工情况,看望慰问抗疫一线工作人员。

2020 年 2 月 18 日 上海市委书记李强主持召开新冠肺炎疫情防控专家座谈会。闻玉梅、彭靖、袁政安、何纳、瞿介明、张文宏、卢洪洲、张炜等专家,围绕做好上海超大城市疫情防控工作,就疫情研判、医疗救治、科研攻关、防控策略、公共卫生体系建设,提出意见建议。

2020 年 2 月 19 日 上海市新型冠状病毒感染的肺炎疫情防控工作领导小组举行会议。市委书记、市疫情防控工作领导小组组长李强主持会议并讲话。国务院应对疫情联防联控机制工作指导组组长饶克勤到会指导。会议要求,切实做到疫情防控和经济社会发展两手抓、两不误、两促进。

2020 年 2 月 20 日 上海市委常委会举行会议,听取全市近期新冠肺炎疫情防控总体情况以及市领导联系指导各区做好疫情防控工作情况汇报,研究统筹抓好疫情防控和经济社会发展、保障市场供应和物价稳定等事项。市委书记李强主持会议并讲话。

同日 上海市委书记李强来到长宁区,实地检查商务楼宇、企业和社区疫情防控工作,调研复工复产复市情况。

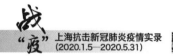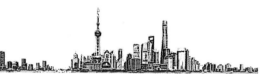
2020年2月22日 上海市新型冠状病毒感染的肺炎疫情防控工作领导小组举行会议，传达学习贯彻中共中央政治局会议精神，对统筹做好疫情防控和经济社会发展工作再作部署落实，并研究做实做强发热门诊、优化"随申码"服务、推动企业有序复工复产复市、加强监所防疫工作等事项。市委书记、市疫情防控工作领导小组组长李强主持会议并讲话。国务院应对疫情联防联控机制工作指导组组长饶克勤到会指导。

2020年2月23日 上海市委书记李强连线上海支援湖北医疗队前方工作协调组，深入了解医疗救治工作、物资生活保障、医疗队员身心健康等情况，代表市委、市政府向不惧困难、不畏艰险，夜以继日、英勇奋战在抗击新冠肺炎疫情最前线的白衣战士们致以崇高敬意和亲切慰问。

2020年2月24日 上海全市统筹推进新冠肺炎疫情防控和经济社会发展工作电视电话会议举行。市委书记李强出席并讲话。国务院应对疫情联防联控机制工作指导组组长饶克勤、市人大常委会主任蒋卓庆、市政协主席董云虎出席会议。市委常委、常务副市长陈寅主持会议并通报全市疫情防控、复工复产工作情况。会议在各区、相关部门及市疾病预防控制中心、上海支援湖北医疗队前方工作协调组设分会场，1 700余人参加。

2020年2月25日 上海市委国家安全委员会举行会议。市委书记、市委国家安全委员会主任李强主持会议并讲话。会议要求，以强烈的责任担当，全力服务保障疫情防控各项工作落地落实；健全风险监测预警体系、联防联控体系、群防群控体系、科技支撑体系；提高谋全局、把方向、抓统筹能力，不断健全防范化解重大风险工作协调机制。

2020年2月26日 上海市新型冠状病毒感染的肺炎疫情防控工作领导小组举行会议。市委书记、市疫情防控工作领导小组组长李强主持会议并讲话。国务院应对疫情联防联控机制工作指导组组长饶克勤到会指导。会议要求，做好中小学在线教学准备工作；保障市民正常就诊需求；严防复工复产后的集聚性风险；深化社会动员和舆论引导工作。

2020年2月27日 长三角三省一市召开视频会议，深入学习贯彻习近平总书记在统筹推进新冠肺炎疫情防控和经济社会发展工作部署会议上的重要讲话精神，围绕统筹疫情防控和经济社会发展，进一步合作建立五项工作机制。上海市委书记李强,江苏省委书记娄勤俭,江苏省委副书记、省长吴政隆,浙江省委书记车俊,浙江省委副书记、省长袁家军,安徽省委书记李锦斌,安徽省委副书记、省长李国英出席会议。

同日 上海市委书记李强前往复旦大学附属华山医院、复旦大学附属儿科医院和闵行区虹桥社区卫生服务中心等地,检查新冠肺炎疫情防控及医疗救治工作,看望慰问坚守岗位、持续奋战的广大一线医务人员。

2020 年 2 月 28 日 上海市委常委会举行会议,传达学习贯彻习近平总书记在中共中央政治局常务委员会会议上的重要讲话精神,研究抓好"三农"领域重点工作、促进应届高校毕业生就业、促进中医药传承创新发展等事项。市委书记李强主持会议并讲话。

2020 年 2 月 29 日 上海市新型冠状病毒感染的肺炎疫情防控工作领导小组举行会议。市委书记、市疫情防控工作领导小组组长李强主持会议并讲话。会议要求,精准有效防控输入性风险、流动性风险、集聚性风险,精准有序推进复工复产复市。

2020 年 3 月 2 日 上海市新冠肺炎疫情防控和复工复产复市工作电视电话会议举行。市委书记李强主持会议并讲话。市领导陈寅、翁祖亮、诸葛宇杰、宗明出席会议。各区党委政府主要负责同志在分会场参加会议。

同日 上海市委书记李强先后走访 3M 中国有限公司、杜邦(中国)研发管理有限公司、均瑶集团、复星集团等部分外资企业、民营企业,了解企业落实疫情防控主体责任和复工复产情况,倾听企业负责人的意见建议,对疫情期间企业为防控工作作出的积极贡献表示感谢。

2020 年 3 月 4 日 上海市新型冠状病毒感染的肺炎疫情防控工作领导小组举行会议。市委书记、市疫情防控工作领导小组组长李强主持会议并讲话。会议要求,认真倾听各方面意见建议,加强对普遍性问题的梳理研究,加强对跨部门问题的协调解决。

同日 上海市委书记李强来到上海浦东国际机场,检查新冠肺炎疫情防控工作落实情况,并主持召开座谈会,对有效防控境外疫情输入相关工作进行再部署、再压实。

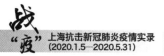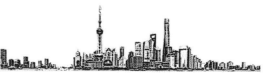

　　同日　上海市人大常委会主任、党组书记蒋卓庆带队走访老码头创意园和胜科（中国）投资有限公司，调研企业受疫情影响情况和复工复产情况，了解促进企业发展各项政策，特别是抗疫惠企28条政策及其细则落实等情况。

　　2020年3月6日　上海市委常委会举行会议，传达学习贯彻习近平总书记在中共中央政治局常务委员会会议上的重要讲话精神，研究部署统筹推进全市疫情防控和经济社会发展工作。市委书记李强主持会议并讲话。

　　2020年3月8日　上海市委书记李强先后前往上海交通大学医学院附属仁济医院、铁路上海南站地区的上海日华环境保洁服务有限公司保洁班组，代表市委、市政府向全市各界妇女同胞致以节日的问候和美好的祝福，向连续奋战在疫情防控一线的广大女医务工作者和公安民警、疾控工作人员、社区工作人员、新闻工作者、志愿者以及各条战线的妇女同胞们表示崇高敬意和衷心感谢。

　　2020年3月9日　上海市委书记李强走访喜马拉雅科技有限公司、哔哩哔哩科技有限公司、阿里巴巴集团旗下拉扎斯网络科技（上海）有限公司、行吟信息科技（上海）有限公司等互联网企业，了解企业落实新冠肺炎疫情防控主体责任和复工复产情况，对相关企业依托各自平台优势积极参与抗疫表示感谢，并倾听企业负责人的意见建议。

　　2020年3月10日　上海市委书记李强主持召开企业座谈会，深入了解新冠肺炎疫情对企业和行业的影响，充分听取上海市部分国有企业、民营企业、外资企业负责人关于落实疫情防控主体责任和推进复工复产复市的意见建议，感谢企业为抗击疫情作出的积极贡献。

　　2020年3月11日　上海市新型冠状病毒感染的肺炎疫情防控工作领导小组举行会议，传达学习贯彻习近平总书记在湖北省考察新冠肺炎疫情防控工作时的重要讲话精神，研究部署上海市疫情防控和复工复产复市重点工作。市委书记、市疫情防控工作领导小组组长李强主持会议并讲话。

　　2020年3月12日　上海市委书记李强在崇明区检查调研新冠肺炎疫情防控和企业复工复产复市情况，并调研第十届中国花卉博览会筹备和园区建设工作。

　　2020年3月14日　上海市新型冠状病毒感染的肺炎疫情防控工作领导

小组举行会议。市委书记、市疫情防控工作领导小组组长李强主持会议并讲话。市委副书记廖国勋出席会议。会议要求,做严做实落地后专用通道分流排查闭环、"直通车"接送转运闭环、属地社区管控闭环,确保环环相扣、无缝衔接。

2020 年 3 月 16 日 中共中央办公厅、国务院办公厅复工复产调研工作组调研上海市工作座谈会举行。上海市委书记李强主持会议并讲话,调研工作组组长、商务部副部长兼国际贸易谈判副代表王受文出席会议并讲话。

2020 年 3 月 18 日 上海支援湖北医疗队首批返沪队员,在完成各项医疗救治任务后回到上海。上海市委书记李强到上海虹桥机场迎接,代表市委、市政府和全市人民,欢迎白衣战士平安凯旋,向持续奋战在抗疫一线的全体医务人员致以崇高敬意,向仍然坚守在湖北武汉的医疗队员表示亲切慰问,向默默支持的医务人员家属表示衷心感谢。

2020 年 3 月 19 日 上海市新型冠状病毒感染的肺炎疫情防控工作领导小组举行扩大会议,传达学习贯彻习近平总书记在中共中央政治局常务委员会会议上的重要讲话精神,研究部署严防境外疫情输入和推进复工复产复市重点工作。市委书记、市疫情防控工作领导小组组长李强主持会议并讲话。市委副书记廖国勋出席会议。市委常委、常务副市长陈寅作具体工作部署。

2020 年 3 月 20 日 上海市委常委会举行会议,传达学习贯彻习近平总书记一系列重要讲话和指示批示精神,研究统筹推进疫情防控和经济社会发展、帮扶对口地区决战决胜脱贫攻坚、加强耕地保护以及集中走访企业、创新基层社会治理等事项。市委书记李强主持会议并讲话。

同日 上海市政法工作会议举行。市委书记李强在会上指出,要深入贯彻落实习近平总书记关于政法工作的重要指示精神和中央政法工作会议精神,切实提高政治站位,把听党指挥、服务人民摆在首位,加快提升工作效能,有力服务保障大局,坚持从严锻造铁军,为奋力夺取新冠肺炎疫情防控和实现经济社会发展目标双胜利保驾护航。市委副书记、政法委书记廖国勋作全市政法工作报告,总结去年工作,部署今年任务。市委常委、市委秘书长诸葛宇杰主持会议并宣读相关表彰决定。

2020 年 3 月 21 日 上海市新型冠状病毒感染的肺炎疫情防控工作领导

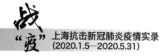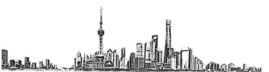
小组举行会议。市委书记、市疫情防控工作领导小组组长李强主持会议并讲话。市委副书记、市政府党组书记、市疫情防控工作领导小组组长龚正,市委副书记廖国勋出席会议并讲话。会议要求严防境外疫情输入,加快恢复正常生产生活秩序,因时因势、分区分类优化调整策略举措。

同日　上海市委书记李强,市委副书记、市政府党组书记龚正先后前往上海浦东国际机场和入境人员集中隔离点,检查口岸、地区严防境外新冠肺炎疫情输入工作,看望慰问夜以继日、持续奋战在防疫一线的各条战线工作人员和志愿者们。

2020年3月22日　在完成医疗救治任务后,上海支援湖北医疗队第二批返沪队员抵达上海。上海市委副书记、市政府党组书记龚正前往虹桥机场,代表市委、市政府和2 400多万上海人民欢迎白衣战士回家。

2020年3月23日　上海市第十五届人大常委会第十九次会议决定,接受应勇辞去上海市市长职务的请求,龚正任上海市副市长、代理市长。市人大常委会主任蒋卓庆主持会议。

2020年3月25日　上海市新型冠状病毒感染的肺炎疫情防控工作领导小组举行会议,对外防输入再部署、再压实。市委书记、市疫情防控工作领导小组组长李强主持会议并讲话。市委副书记、代市长、市疫情防控工作领导小组组长龚正出席会议并讲话。国务院应对疫情联防联控机制工作指导组组长饶克勤到会指导。市委副书记廖国勋出席。

同日　上海市委副书记、代市长龚正先后前往上汽通用凯迪拉克专属工厂、中芯国际集成电路制造有限公司、平头哥(上海)半导体技术有限公司和中国商飞上海飞机设计研究院,调研汽车、集成电路、航空等领域企业复工复产情况。

2020年3月26日　上海市委书记李强再次主持召开企业座谈会,了解新冠肺炎疫情对企业及行业当前发展的影响,听取中外企业负责人关于复工复产复市的意见建议,感谢企业为抗击疫情作出的积极贡献。

同日　上海市复工复产复市工作协调机制视频会议举行,市委副书记、代市长龚正出席会议并讲话。市委常委、副市长吴清主持会议。市经济信息化委、市商务委、市住房城乡建设管理委、徐汇区、金山区分别汇报相关工作。

同日　上海市委副书记、代市长龚正前往新华路街道社区综合为老服务中心、武定菜市场、老城厢乔家路地块、虹口区138街坊等地调研民生保障工作时指出,要深入贯彻落实习近平总书记重要讲话精神,在市委的坚强领导下,着力践行以人民为中心的发展理念,以更大力度做好民生保障工作,办好解民忧、纾民困、惠民生、暖民心的实事好事,确保超大城市正常供应和生产生活秩序,为夺取疫情防控和实现经济社会发展目标双胜利提供有力支撑。

2020年3月27日　上海市委副书记、代市长龚正调研市公安局时指出,要深入学习贯彻习近平总书记重要讲话和指示批示精神,在市委的坚强领导下,立足于新时代公安职责使命和当前重点工作,着力推动智慧公安建设,为维护城市安全和经济社会持续平稳发展作出新的更大贡献。

2020年3月28日　上海市委常委会扩大会议暨市新型冠状病毒感染的肺炎疫情防控工作领导小组会议举行,传达学习贯彻中共中央政治局会议精神,落实国务院应对疫情联防联控机制有关部署,研究进一步统筹推进上海市疫情防控和经济社会发展工作。市委书记、市疫情防控工作领导小组组长李强主持会议并讲话。市委副书记、代市长、市疫情防控工作领导小组组长龚正出席会议并讲话。国务院应对疫情联防联控机制工作指导组组长饶克勤到会指导。市委副书记廖国勋出席。

2020年3月30日　上海市委书记李强走访上海壹佰米网络科技有限公司(叮咚买菜)、美团点评集团、欧莱雅(中国)有限公司等中外企业,检查调研新冠肺炎疫情防控和复工复产复市情况,了解企业面临的机遇挑战,推动解决当前存在的问题困难,对企业在疫情期间积极履行社会责任、保障市场供应表示感谢。

2020年3月31日　上海市委全面深化改革委员会举行第六次会议。市委书记、市委全面深化改革委员会主任李强主持会议并强调,越是外防输入、内防反弹的重要关头,越要用好改革"关键一招",狠抓扬长补短、攻坚突破、落地见效。市委副书记、代市长、市委全面深化改革委员会副主任龚正,市委副书记、市委全面深化改革委员会副主任廖国勋出席会议并讲话。

同日　2020年上海市重大产业项目集中签约暨特色产业园区推介活动在上海展览中心举行,总投资约4 418亿元的152个重大产业项目集中签约,26

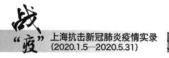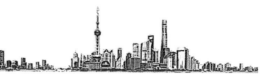
个特色产业园区和 60 平方公里产业新空间正式发布。市委书记李强出席并见证签约推介,市委副书记、代市长龚正为上海市投资促进服务中心揭牌并正式启动上海市投资促进平台。

2020 年 4 月 1 日 上海市委季度工作会议暨市新型冠状病毒感染的肺炎疫情防控工作领导小组会议举行。市委书记、市疫情防控工作领导小组组长李强主持会议并强调,要夺取疫情防控和实现经济社会发展目标双胜利,二季度工作至关重要,坚决打赢疫情防控人民战争、总体战、阻击战,努力完成全年经济社会发展目标任务。市委副书记、代市长、市疫情防控工作领导小组组长龚正部署二季度经济社会发展重点工作。

同日 上海市委副书记、代市长、市疫情防控工作领导小组组长龚正在市疾控中心主持召开境外疫情防控专题会议。市领导陈寅、许昆林、彭沉雷、宗明出席。会上,市疫情防控工作领导小组相关工作组、市卫生健康委等汇报最新情况。

2020 年 4 月 2 日 上海市委书记李强前往虹口区,检查调研新冠肺炎疫情防控工作和北外滩规划建设进展。

同日 上海市委副书记、代市长龚正前往市公共卫生临床中心、金山区上海和辉光电有限公司、奉贤区青村镇吴房村等地调研疫情防控和经济社会发展工作。

2020 年 4 月 3 日 上海市委书记李强主持召开新冠肺炎疫情防控专家座谈会,就全球疫情发展形势及上海疫情防控重点工作深入听取专家分析和建议。市委副书记、代市长龚正出席会议。

同日 上海市委常委会举行会议,传达学习贯彻习近平总书记在浙江考察时关于统筹推进新冠肺炎疫情防控和经济社会发展工作的重要讲话精神,研究扩大有效投资、促进消费和加强机关党建、国企党建等事项。市委书记李强主持会议并讲话。

2020 年 4 月 4 日 全国举行哀悼活动,深切悼念抗击新冠肺炎疫情斗争中的牺牲烈士和逝世同胞。全市降半旗志哀。上午 10 时,防空警报鸣响,上海市领导李强、龚正、蒋卓庆、董云虎、廖国勋等肃立默哀 3 分钟,与各界群众一起缅怀牺牲烈士、悼念逝世同胞。

2020年4月7日 上海市新型冠状病毒感染的肺炎疫情防控工作领导小组会议举行。市委书记、市疫情防控工作领导小组组长李强主持会议并讲话。市委副书记、代市长、市疫情防控工作领导小组组长龚正,市委副书记廖国勋出席会议并讲话。会议要求,把防范境外疫情输入作为重中之重,继续压实全流程闭环式管理,加大对无症状感染者管理工作力度,切实堵塞漏洞。

同日 上海市公共卫生建设大会召开。市委书记李强要求把上海建设成为全球公共卫生体系最健全的城市之一。市委副书记、代市长龚正主持会议。市人大常委会主任蒋卓庆、市政协主席董云虎、市委副书记廖国勋出席会议。副市长宗明作《关于完善重大疫情防控体制机制健全公共卫生应急管理体系的若干意见》的说明。

2020年4月8日 上海市政府召开二季度工作会议。市委副书记、代市长龚正讲话强调,二季度是关系全年工作成效至关重要的时间窗口期,要持续做好统筹推进疫情防控和经济社会发展工作,奋力实现今年经济社会发展目标任务。市领导陈寅主持会议,吴清、许昆林、宗明、汤志平部署有关重点工作,彭沉雷、陈群等出席。

2020年4月10日 上海市新型冠状病毒感染的肺炎疫情防控工作领导小组举行会议,传达学习贯彻中共中央政治局常务委员会会议关于新冠肺炎疫情防控和全面推进复工复产工作的精神,研究部署上海市有关重点工作。市委书记、市疫情防控工作领导小组组长李强主持会议并讲话。市委副书记、代市长、市疫情防控工作领导小组组长龚正,市委副书记廖国勋出席会议并讲话。

同日 国务院安全生产委员会(简称"国务院安委会")召开全国安全生产电视电话会议。上海市委副书记、代市长、市安全生产委员会(简称"市安委会")主任龚正在上海分会场强调,在统筹好疫情防控和复工复产复市的同时,抓实安全风险防范,切实做到早排查、早发现、早预警、早处置,为经济社会发展创造更加稳定的安全生产环境。

同日 上海市委书记李强实地调研三级疾病预防控制网络建设,就贯彻落实好市公共卫生建设大会部署提出明确要求,并亲切看望慰问市区两级疾控人员、基层医务人员等公共卫生工作者,向持续奋战在防疫一线,全力守护

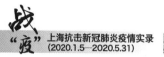
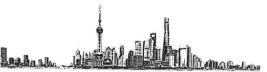
市民健康的工作者表示慰问和感谢。

2020 年 4 月 13 日 上海市委副书记、代市长龚正主持召开市政府常务会议,强调要在市委的坚强领导下,持续推进政府信息公开,进一步提高政府工作的透明度;部署本市疾病预防控制体系现代化建设,切实维护城市安全和人民群众生命健康安全。

2020 年 4 月 14 日 上海市委书记李强,市委副书记、代市长龚正前往上海市部分红色革命遗址瞻仰,实地察看上海红色资源发掘保护利用情况。李强指出,把开展学习教育与落实全市中心工作结合起来,以更加饱满的精神状态奋战疫情防控和经济社会发展"两个战场",努力完成全年目标任务奋力夺取新冠肺炎疫情防控和实现经济社会发展目标双胜利。

2020 年 4 月 16 日 上海市委常委会会议暨市新型冠状病毒感染的肺炎疫情防控工作领导小组会议举行,听取上海市近期疫情防控有关工作情况汇报,并研究推进城市运行"一网统管"、深化科创中心建设、强化知识产权保护等事项。市委书记、市疫情防控工作领导小组组长李强主持会议并讲话。市委副书记、代市长、市疫情防控工作领导小组组长龚正出席会议并讲话。

2020 年 4 月 17 日 上海市委副书记、代市长龚正调研复学复工复产工作时指出,要深入学习贯彻习近平总书记重要讲话和指示批示精神,认真落实市委的各项部署,按照常态化防控要求,科学研判、做好预案、精准施策、化危为机,切实解决好复学复工复产遇到的困难和问题,最大限度减少疫情造成的影响,助推经济社会平稳健康发展。

2020 年 4 月 20 日 上海市委常委会会议暨市新型冠状病毒感染的肺炎疫情防控工作领导小组会议举行,传达学习贯彻中共中央政治局会议精神,听取我市当前疫情防控工作和经济工作情况汇报,研究部署统筹推进常态化疫情防控和经济社会发展工作。市委书记、市疫情防控工作领导小组组长李强主持会议并讲话。

同日 上海市委副书记、代市长龚正主持召开市政府常务会议,传达学习中央政治局会议精神和市委常委会部署。会议强调,要认真贯彻落实习近平总书记在中央政治局会议上的重要讲话精神,在市委的领导下,进一步统筹推进疫情防控和经济社会发展工作。会议研究推动医疗卫生行业综合监管制度

改革,规范应对突发事件应急征用补偿工作,推进全面禁止非法野生动物交易等。下

2020 年 4 月 21 日　上海市委书记李强在调研城市运行"一网统管"建设时指出,要坚持顶层设计与需求导向相结合,强化开拓意识,强化基础建设,强化阶段目标,强化统筹协调,加快形成具有集中度和显示度的成果,为探索走出一条符合超大城市特点和规律的治理新路,奋力夺取疫情防控和实现经济社会发展目标双胜利提供强大支撑。

同日　上海市委副书记、代市长龚正调研长三角生态绿色一体化发展示范区时指出,要深入贯彻落实习近平总书记重要讲话和指示批示精神,按照市委的部署,全面落实长三角一体化发展规划纲要,大力推进示范区建设,积极推动区域协调发展,在疫情大考中化危为机,以扎实推进国家战略的更大作为奋力夺取"双胜利"。

2020 年 4 月 23 日　上海市委书记李强赴上海市部分企业调研在线新经济发展情况,并主持召开座谈会,就推动《上海市促进在线新经济发展行动方案》实施见效、支持新生代互联网企业做大做强听取有关企业负责人的意见建议。李强指出,在线新经济是当前防控疫情的支撑点、推动经济转型升级的着力点,也是构筑未来发展优势的发力点。

2020 年 4 月 25 日　2020 年上海创新创业青年 50 人论坛在沪开幕,聚焦全球疫情背景下的创新创业。上海市委副书记、代市长龚正在开幕式上讲话。

2020 年 4 月 27 日　上海市新型冠状病毒感染的肺炎疫情防控工作领导小组会议举行,研究部署推进当前上海市常态化疫情防控和经济社会发展重点工作。市委书记、市疫情防控工作领导小组组长李强主持会议并讲话。市委副书记、代市长、市疫情防控工作领导小组组长龚正,市委副书记廖国勋出席会议并讲话。

2020 年 4 月 28 日　上海市委书记李强赴上海市部分大型商圈、综合商业体,实地调研促进消费工作,察看"五五购物节"筹备预热情况。李强指出,做好促进消费工作是统筹推进疫情防控和经济社会发展的重要举措。要精心办好"五五购物节",以强有力的政策举措积极扩大有效需求,大力培育和打造新的消费增长点,最大限度促进消费回补和潜力释放,全力打响"上海购物"

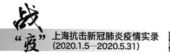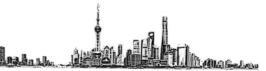
品牌。

2020年4月29日　上海市委书记李强到上海中学、上海师范大学第三附属实验学校实地检查学校新冠肺炎疫情防控工作时强调,做好复学复课工作事关常态化疫情防控,事关生产生活秩序全面恢复。要深入贯彻落实习近平总书记重要讲话和指示批示精神,毫不放松抓紧抓实抓细学校疫情防控各项措施,坚决守好学校门,上好健康第一课,压实各方防护责任,织密家校联动网,确保广大师生健康安全,让千家万户真正安心放心。

2020年4月30日　上海市委常委会举行会议,传达学习贯彻中共中央政治局常务委员会会议精神,听取上海市近期疫情防控工作汇报,研究强化"四大功能"、深化领导干部集中走访企业工作等事项。市委书记李强主持会议并讲话。

2020年5月1日　"五一"国际劳动节,上海市委书记李强,市委副书记、代市长龚正分别前往沪上医院、小区物业、科技企业、机场海关,看望慰问节日期间坚守岗位的基层职工和劳模先进代表,代表市委、市政府向持续奋战在新冠肺炎疫情防控和经济社会发展各条战线上的全市广大劳动者致以崇高敬意和节日问候。

2020年5月6日　上海市委书记李强在上海自贸试验区临港新片区检查调研常态化疫情防控和企业复工复产情况,深入了解新片区规划建设进展。李强指出,临港新片区加快打造更具国际市场影响力和竞争力的特殊经济功能区,加快建设开放创新、智慧生态、产城融合、宜业宜居的现代化新城,更好发挥增长极和发动机的作用,在统筹推进常态化疫情防控和经济社会发展中走在前列、作出表率。

同日　上海市委副书记、代市长龚正到长三角G60科创走廊规划展示馆和联影医疗科技、恒大新能源汽车、上海超硅半导体等创新型公司调研,察看企业在"新基建"领域的最新科研成果和应用,了解公司开展自主创新、参与抗击疫情等情况。

2020年5月7日　上海市新型冠状病毒感染的肺炎疫情防控工作领导小组举行会议,传达学习贯彻中共中央政治局常务委员会会议关于完善常态化疫情防控体制机制的精神,研究部署上海市常态化疫情防控和经济社会发展重点工作。市委书记、市疫情防控工作领导小组组长李强主持会议并讲话。市委副书记、代市长、市疫情防控工作领导小组组长龚正,市委副书记廖国勋出席会议并讲话。

2020年5月8日 上海市委书记李强主持召开区委书记座谈会,围绕做好常态化疫情防控和经济社会发展工作,确保两手抓、两手硬、两手赢,听取16个区的思路举措和意见建议。李强指出,要坚决贯彻落实习近平总书记重要讲话和指示批示精神,始终保持奋发有为的精神状态,认真落实常态化疫情防控措施,深入实施重大发展战略,着力培育新的经济增长点,加快提升城市治理现代化水平,切实保障和改善民生,奋力夺取疫情防控和实现经济社会发展目标双胜利。

2020年5月9日 上海市委"四史"学习教育领导小组会议举行。市委书记、市委"四史"学习教育领导小组组长李强主持会议并指出,要准确把握"四史"学习教育的根本出发点和落脚点,讲活历史故事、用活红色资源,打牢党员干部的思想根基,增强开拓前进的勇气力量,为奋力夺取疫情防控和实现经济社会发展目标双胜利提供强大思想保证。

同日 上海市委书记李强主持召开新冠肺炎疫情防控专家座谈会,就全球疫情发展形势、常态化疫情防控措施以及科研攻关深入听取专家们的分析和建议。李强指出,要坚决贯彻落实习近平总书记重要讲话和指示批示精神,结合上海实际,在常态化疫情防控条件下进一步提高平战结合能力,加快健全公共卫生应急管理体系,努力走出一条超大城市公共卫生安全治理之路。

同日 上海市委副书记、代市长龚正在上海迪士尼乐园、上海市质子重离子医院调研时指出,要深入贯彻落实习近平总书记重要讲话和指示批示精神,按照市委的决策部署,抓紧抓实抓细常态化疫情防控各项措施,促进产业循环、市场循环、经济社会循环,加快推动生产生活秩序全面恢复。

2020年5月12日 上海市委中心组举行学习会,听取中国社会科学院当代中国研究所原副所长武力所作的"深入学习新中国史,汲取新时代奋进力量"专题辅导报告。市委书记李强主持会议并指出,学习新中国史要切实增强党的意识,大力弘扬爱国主义,充分激发奋斗精神,坚决贯彻落实习近平总书记重要讲话和指示批示精神,更加有力地统筹推进疫情防控和经济社会发展

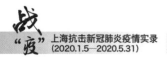 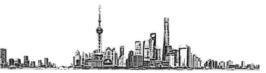

各项工作,更好服务国家发展大局。

2020 年 5 月 13 日 上海市精神文明建设工作会议举行。市委书记、市精神文明建设委员会主任李强指出,讲好中国抗疫故事、上海抗疫故事,让人们从思想和情感上增强认同、增强自信,更加信心满怀地推进我们的事业。李强代表市委、市政府,向为疫情防控付出艰辛努力的所有人员,特别是奋战在第一线的同志们,致以崇高敬意和衷心感谢,向受表彰的精神文明建设先进集体和个人表示祝贺。

同日 上海市委书记李强来到上海理工大学、上海财经大学,检查高校新冠肺炎疫情防控和复学复课工作。李强指出,要深入贯彻落实习近平总书记重要讲话和指示批示精神,始终把广大师生生命安全和身体健康放在第一位,毫不放松抓紧抓实抓细常态化疫情防控各项措施,全力做好事关学生切身利益的就业、考试、升学等重点工作,有序推动教育教学秩序恢复正常,更好发挥创新策源和智库作用,努力为上海疫情防控和经济社会发展两手抓、两手硬、两手赢作出积极贡献。

2020 年 5 月 14 日 上海市委常委会举行会议,传达学习贯彻全国巡视工作会议暨十九届中央第五轮巡视动员部署会精神,研究生态环境保护督察整改、深化拓展为基层减负、加强党校(行政学院)工作、支持长三角生态绿色一体化发展示范区建设和稳就业等事项。市委书记李强主持会议并讲话。会议审议通过《关于进一步做好稳就业促发展工作的实施意见》。

2020 年 5 月 15 日 上海市新型冠状病毒感染的肺炎疫情防控工作专题会议举行,研究部署抓好常态化疫情防控和经济社会发展工作。市委副书记、代市长、市疫情防控工作领导小组组长龚正主持会议并讲话。市委副书记廖国勋出席会议并讲话。

2020 年 5 月 18 日 上海市新型冠状病毒感染的肺炎疫情防控工作领导小组会议举行,贯彻落实习近平总书记主持召开的中共中央政治局常务委员会会议和中共中央政治局会议精神,研究部署上海市常态化疫情防控和经济社会发展重点工作。市委书记、市疫情防控工作领导小组组长李强主持会议并讲话。

2020 年 5 月 22 日 上海市委书记李强代表在参加十三届全国人大三次

会议上海代表团全体会议审议政府工作报告时指出,要以习近平新时代中国特色社会主义思想为指导,结合上海实际贯彻落实好报告提出的发展目标和工作部署,紧扣主题主线,坚持统筹推进,深化改革开放,加快创新发展,集中精力抓好"六稳""六保"工作,加快推进"三大任务、一大平台"国家战略,奋力夺取疫情防控和实现经济社会发展目标双胜利。

同日　上海市委副书记、代市长龚正代表参加十三届全国人大三次会议上海代表团全体会议审议政府工作报告时说,要深入贯彻落实习近平总书记重要讲话和指示批示精神,按照政府工作报告的部署,在市委的坚强领导下,确保疫情不反弹,稳住经济基本盘,兜住民生底线,努力完成全年目标任务。

2020 年 5 月 30 日　上海市委常委会举行会议,听取 2020 届上海高校毕业生就业工作进展情况汇报,研究完善国有资产管理体制等事项。市委书记李强主持会议并讲话。

同日　上海市委常委会举行扩大会议,传达学习贯彻全国"两会"精神。市委书记李强指出,要深入学习贯彻落实习近平总书记重要讲话和十三届全国人大三次会议、全国政协十三届三次会议精神,紧密结合贯彻落实习近平总书记考察上海重要讲话精神,始终保持奋发有为、攻坚克难的精神状态,把"人民至上"的执政理念贯穿于各项决策部署和实际工作中,扎实做好统筹疫情防控和经济社会发展工作,坚持在深化改革开放中激发发展动力和活力,着力提升城市治理现代化水平,努力为全国发展大局作出更大贡献。

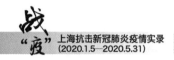 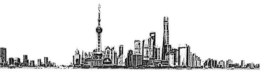

（三）政策法规

2020 年 1 月 22 日　上海市人民政府办公厅发布《关于成立上海市新型冠状病毒感染的肺炎疫情防控工作领导小组的通知》，决定成立以市长应勇为组长，常务副市长陈寅、副市长宗明为副组长的上海市新型冠状病毒感染的肺炎疫情防控工作领导小组。

2020 年 1 月 23 日　上海市卫生健康委、市中医药管理局发布《关于做好本市中医医院等医疗机构新型冠状病毒感染的肺炎防治工作的通知》，要求各中医医院和上海市公共卫生临床中心要参照《新型冠状病毒感染的肺炎诊疗方案（试行第三版）》加强临床救治工作，市级中医医院要根据疫情发展情况和工作实际组建充实院内临床救治专家组，春节期间各中医医院要加强院内值守管理。

2020 年 1 月 24 日　上海市委、市政府发布《中共上海市委、上海市人民政府关于进一步加强我市新型冠状病毒感染的肺炎疫情防控工作的通知》，要求切实提高政治站位，切实落实好联防联控措施，切实加强组织领导。

2020 年 1 月 27 日　上海市政府发布《关于延迟本市企业复工和学校开学的通知》，要求全市区域内各类企业不早于 2 月 9 日 24 时前复工，上海各级各类学校（高校、中小学、中职学校、幼儿园、托儿所等）2 月 17 日前不开学，对来自或去过疫情重点地区的人员一律严格落实医学观察、隔离等措施，各相关企业和学校把各项防控和服务保障措施落实落细。

同日　上海市人力资源社会保障局发布《关于应对新型冠状病毒感染肺炎疫情实施支持保障措施的通知》，要求强化人社窗口服务单位疫情防控措施，妥善做好疫情防控期间劳动关系工作，落实医护及相关人员工作保障。

2020 年 2 月 1 日　上海市卫生健康委发布《关于开展"上海市新型冠状病毒感染肺炎疫情预警预测模型研究"研究项目的通知》,委托复旦大学公共卫生学院开展"上海市新型冠状病毒感染肺炎疫情预警预测模型研究"研究项目。

2020 年 2 月 2 日　上海市财政局发布《进一步做好本市新型冠状病毒感染肺炎疫情防控经费保障工作的通知》,从明确经费保障目标、统筹安排经费预算、加快调度拨付资金、细化相关政策措施、支持做好物资保障工作、强化资金使用监管、切实做好信息上报和新闻宣传工作等方面提出要求。

2020 年 2 月 3 日　上海市住房城乡建设管理委发布《关于进一步加强建筑工地疫情防控措施的通知》,明确各类建筑工地不得早于 2 月 9 日 24 时复工或新开工,建筑工地应严格实施全封闭管理。

同日　上海市公安局发布《关于依法严厉打击新型冠状病毒感染肺炎疫情防控期间违法犯罪切实维护社会稳定的通告》,要求个人、机关、企事业单位、社会团体和其他组织应当严格遵守各项法律法规和疫情管控工作措施;凡来自或者途经疫情重点地区的人员进入本市的,以及与上述人员、确诊或疑似新型冠状病毒感染肺炎病例有密切接触的人员,应主动接受体温检测。

同日　上海市人力资源社会保障局发布《关于切实做好新型冠状病毒感染的肺炎疫情防控期间本市社会保险经办工作的通知》,从可延长社会保险缴费期,确保各项社会保险待遇按时足额发放,大力推行不见面和容缺、承诺制服务,切实做好经办大厅疫情防控工作,开辟工伤保障绿色通道等方面做出规定。

同日　上海市卫生健康委、市医保局发布《关于适当延长门诊慢性病患者处方用量的通知》,提出疫情防控期间,医疗机构可合理增加单次处方用药量,门诊慢性病长期用药处方所涉及的医药费,不受门诊次均费用、药占比等指标限制。

2020 年 2 月 4 日　上海市财政局发布《关于落实防控新型冠状病毒感染的肺炎疫情进口物资免税政策有关事项的通知》,要求市民政局及时将指定的受赠单位名单函告上海海关及上海市税务局,上海市卫生健康委、市商务委及时向市财政局提供防疫物资进口单位名单、进口物资清单核对确认后的进口

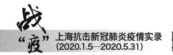 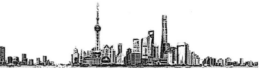

单位名单和进口物资清单信息及时函告上海海关及上海市税务局。

同日 上海市人力资源社会保障局、市医疗保障局、市财政局发布《关于支持新型冠状病毒感染的肺炎疫情防控减轻企业负担若干政策的通知》，要求继续实施失业保险稳岗返还政策，调整职工社会保险缴费年度，可延长社会保险缴费期，实施培训费补贴政策。

2020 年 2 月 5 日 上海市民政局发布《关于〈本市民政系统服务行业疫情防控工作规范〉的通知》，从养老服务领域、儿童福利领域、救助管理机构和托养机构、殡葬服务机构、福利彩票销售场所、婚姻登记场所、社区事务受理服务中心等方面规范疫情防控工作。

同日 上海市市场监管局发布《关于新型冠状病毒感染的肺炎疫情防控期间进一步规范和加强执法办案工作的意见》，要求依法查处与疫情防控有关的行政违法案件；优化营商环境，在疫情防控期间，立足本职精准帮扶企业；加强部门协作，加大宣传力度，提升市场监管执法的社会效果。

2020 年 2 月 6 日 上海市科委发布《关于本市科技创业孵化载体加强新型冠状病毒感染的肺炎疫情防控工作的通知》，要求严格落实疫情防控措施，加强载体人员管理和信息上报，加强载体公共管理和防疫，为载体入驻企业减轻负担，及时总结科技企业抗击疫情先进典型。

同日 上海市人力资源社会保障局发布《关于应对新型冠状病毒感染肺炎疫情做好公共就业服务工作有关事项的通知》，要求各区市人力资源社会保障局加大就业监测工作力度、调整部分公共就业服务形式和时间、做好企业用工服务、加强劳动者就业服务、完善公共就业窗口服务、抓紧研究政策举措。

同日 上海市人力资源社会保障局、市财政局发布《关于做好本市受疫情影响企业职工线上职业培训补贴工作的通知》，从培训对象和范围、培训内容和方式、申报和审核方式、补贴标准和期限、工作要求等方面提出要求。

同日 上海市市场监管局发布《关于新型冠状病毒感染的肺炎疫情防控期间本市特种设备作业人员考核发证工作的通告》。

2020 年 2 月 7 日 上海市十五届人大常委会第十七次会议表决通过《上海市人大常委会关于全力做好当前新型冠状病毒感染肺炎疫情防控工作的决

定》,规范上海市行政区域内防控新型冠状病毒感染肺炎疫情的有关活动及其管理,明确上海市疫情防控工作遵循依法依规、科学防治、精准施策、有序规范、联防联控、群防群治的原则。

同日 上海市财政局、市发展改革委发布《关于贯彻落实新型冠状病毒感染的肺炎疫情防控期间免征部分行政事业性收费有关事项的通知》,要求上海市药品监管局及相关执收单位严格按照公告有关规定实施全市药品和医疗器械产品注册费免征政策,并对2020年以来已征缴的相关收费收入及时做好清算退付工作。

同日 上海市市场监管局发布《关于调整疫情防控期间政务大厅办事服务方式的通告》。推行"网上办,不见面",现场"预约办,少停留",倡导"延期办,避高峰",落实"安全办,防疫情"。

2020年2月8日 上海市政府出台《上海市全力防控疫情支持服务企业平稳健康发展的若干政策措施的通知》,提出28条综合政策举措,包括加大对防疫重点企业财税支持力度、减免企业房屋租金、对相关企业和个人给予税收优惠、免除定期定额个体工商户税收负担、适当下调职工医保费率等。

同日 上海市卫生健康委发布《关于本市卫生健康系统做好新型冠状病毒感染的肺炎疫情防控工作的通知》,要求加强党的领导、提高思想认识,优化医疗服务,提高诊治效率,加强监督指导,做好调查处置,强化社区管控,加强健康宣教。

同日 上海市医保局、市人力资源社会保障局、市财政局发布《关于2020年阶段性降低本市职工基本医疗保险缴费费率的通知》,要求在确保参保人员医疗保险待遇水平不降低、保证医疗保险制度平稳运行的前提下,2020年暂将职工医疗保险单位缴费费率下调0.5个百分点。

同日 上海市科委(市外国专家局)发布《关于做好在沪工作外国专家防控新型冠状病毒疫情服务工作的通知》,要求落实责任、加强防控、优化流程、提升服务。

2020年2月9日 上海市战略性新兴产业领导小组办公室发布《关于组织新型冠状病毒诊断与治疗创新品种研发及产业化特别专项的实施细则》,规定研发和特别专项的支持方向、支持对象、支持方式与标准、申报与管理程序、

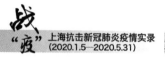 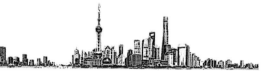
监督监管等方面措施。

同日　上海市卫生健康委发布《关于印发〈上海市新型冠状病毒肺炎防控方案(第四版)〉的通知》。新方案系结合上海实际情况,在上海市第三版防控方案的基础上更新制定。并附《上海市新型冠状病毒肺炎病例监测方案(第四版)》《上海市新型冠状病毒肺炎病例流行病学调查方案(第四版)》《上海市新型冠状病毒标本采集和实验室检测技术(第四版)》《上海市新型冠状病毒相关环境采样要求(第一版)》《上海市新型冠状病毒肺炎病例密切接触者管理方案(第四版)》《上海市新型冠状病毒肺炎隔离医学/健康观察感染控制与消毒技术指南(第一版)》《上海市新型冠状病毒肺炎感染控制与个人防护技术指南(第四版)》《上海市新型冠状病毒肺炎现场消毒技术指南(第四版)》8 个文件。

同日　上海市卫生健康委、市中医药管理局发布《关于实施中医药防治新型冠状病毒肺炎应急专项的通知》,要求在新型冠状病毒肺炎防治中充分发挥中医药作用,提高中西医协同诊疗效果,提高患者治愈率,降低致死率。结合上海实际情况,上海市卫生健康委、市中医药管理局决定实施"中医药防治新型冠状病毒肺炎应急专项"。

同日　上海市财政局、国家税务总局上海市税务局发布《关于坚决贯彻落实支持防控新型冠状病毒感染的肺炎疫情有关税收政策的通知》,要求提高认识、增强使命责任担当,多措并举、优化创新服务方式,跟踪评估、及时反馈研究完善。

同日　上海市人力资源社会保障局、市财政局发布《关于做好疫情防控期间本市稳就业工作有关事项的通知》,提出加大失业保险稳岗返还力度、鼓励企业稳定岗位、加大创业担保贷款力度、鼓励创业孵化示范基地减免房租、维护劳动者合法权益等五方面稳就业工作要求。

同日　上海市市场监管局发布《关于加强新型冠状病毒感染肺炎防控期间特殊食品生产经营监管工作的通知》,要求特殊食品经营企业不得借防控疫情之名,借机对产品进行虚假宣传,不得明示或暗示所经营的特殊食品对新型冠状病毒有免疫、防护功效。

同日　上海市经济信息化委发布《关于做好企业复工复产工作的通知》,

要求对保障城市运行和群众生活必需等的企业优先保障复工;要求落实企业疫情防控主体责任;建立复工复产及疫情防控工作机制等。

2020 年 2 月 10 日 上海市政府发布《关于进一步严格落实各项疫情防控措施的通告》,要求进一步加强入沪通道管控,全面落实属地防控责任,抓好公共场所疫情防控等,实行错峰上下班。

同日 上海市财政局、市发展改革委、市经济信息化委、人民银行上海分行、市审计局和市地方金融监管局发布《关于本市全力防控疫情对企业加大财政支持金融服务力度相关措施的通知》,从建立上海市防疫重点企业名单管理机制、指导上海市金融机构积极使用人民银行专项再贷款加强开展对防疫重点企业专项金融信贷支持、对获得专项再贷款支持的防疫重点企业给予财政贴息支持、加强融资担保对防疫重点企业和中小微企业支持力度、加强各区财政支持金融服务疫情防控工作力度、切实加强财政贴息资金监督管理、强化责任担当、狠抓贯彻落实等方面提出要求。

同日 上海市市场监管局发布《关于新型冠状病毒肺炎疫情防控期间本市特种设备单位行政许可工作的通告》,要求全面实行网上办理,暂停现场鉴定评审工作,书面确认问题整改等。

同日 上海市社会信用建设办公室发布《关于做好疫情防控期间信用管理和服务工作的通知》,要求优化信用服务模式、完善信用修复机制、深入推进信用激励、深化长三角区域信用合作。

2020 年 2 月 11 日 上海市教委发布《关于进一步加强本市教育系统建筑工地新型冠状病毒肺炎疫情防控工作的通知》,要求加强复工条件检查、强化过程管控、加强信息统计报送工作。

同日 上海市国资委发布《关于本市国有企业减免中小企业房屋租金的实施细则》,从实施主体、适用对象及政策口径、组织实施、办理流程、规范办理、防范风险、配套政策等方面做出规定。

同日 上海市市场监管局发布《关于加强新型冠状病毒肺炎疫情防控期间广告管理的通告》,要求严禁发布虚构"新型冠状病毒肺炎预防、治疗、治愈、偏方"等内容的广告。

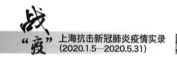 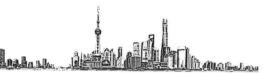

2020 年 2 月 13 日 上海市教委、市人力资源社会保障局、市国资委、市卫生健康委、市经济信息化委、市地方金融监管局发布《关于疫情防控期间加强校企联动、做好高校学生实习实践管理工作的通知》，要求暂停实习实践、加强信息对接、做好工作预案、做好延期安排、做好宣传指导。

2020 年 2 月 14 日 上海市疫情防控工作领导小组办公室发布《本市居民区（村）疫情防控管理操作导则》，明确要严格住宅小区入口管理，严格来沪返沪人员登记和重点人群管理，严格社区公共场所和设备管理。

同日 上海市教委、市财政局发布《关于做好本市新冠肺炎疫情防控期间学生资助工作的通知》，要求高度重视疫情防控期间学生资助工作、积极资助患病家庭经济困难学生、全面落实好各项学生资助政策。

同日 上海市财政局、市教委发布《关于切实做好学校疫情防控经费保障工作的通知》，要求高度重视学校疫情防控工作、研究制定经费保障政策措施、统筹安排教育经费预算、加快财政教育资金拨付使用、指导学校加强疫情防控经费保障、做好疫情防控期间学生资助工作、加强政策跟踪和分析研判。

同日 上海市财政局发布《关于疫情防控期间稳妥有序开展本市政府采购的活动意见》，从总体要求、严格贯彻落实疫情防控各项要求、不断推动政府采购便捷高效运行、切实减轻企业负担、持续优化本市政府采购营商环境等方面提出要求。

同日 上海市委宣传部出台《全力支持服务本市文化企业疫情防控平稳健康发展的若干政策措施》，落实上海 28 条综合政策，全力支持服务全市文化企业切实履行使命担当，提出积极营造抗疫防疫文化氛围、多渠道多举措强化疫情防控宣传等措施。

2020 年 2 月 16 日 上海市卫生健康委、市高级人民法院、市人民检察院、市公安局发布《关于转发〈关于做好新型冠状病毒肺炎疫情防控期间保障医务人员安全维护良好医疗秩序的通知〉的通知》，要求各区卫生健康委、人民法院、人民检察院、公安分局及各办医主体、各医疗机构要充分认识做好新型冠状病毒肺炎疫情防控期间保障医务人员安全、维护良好医疗秩序工作的重要性，要根据本通知要求，落实部门职责，加强协调配合，为医务人员和广大患者创造良好的诊疗环境，全力保障新型冠状病毒肺炎疫情防控工作顺利开展。

2020 年 2 月 17 日 上海市卫生健康委、市生态环境局发布《关于加强本市新型冠状病毒肺炎疫情期间医疗污水和城镇污水监管工作的通知》，要求各区卫生健康委、生态环境局、水务局，各相关单位高度重视压实主体管理责任；加强指导和监管，确保污水处理安全。

2020 年 2 月 18 日 上海市教委、市人力资源社会保障局发布《关于应对疫情做好 2020 届上海高校毕业生就业工作的通知》，要求推进线上服务、打造就业新模式，加强监测研判、掌握就业形势，提高服务水平、做好精准帮扶，拓宽就业渠道、加强教育引导，加强组织领导，做好工作预案。

2020 年 2 月 19 日 上海市经济信息化委、市财政局印发《关于延长〈上海市产业转型升级发展专项资金管理办法〉有效期的通知》，专项资金经评估需要继续实施的，其有效期延长至 2020 年 8 月 25 日。

同日 上海市卫生健康委发布《关于做好本市新冠肺炎疫情防控期间卫生行政执法工作的通知》，要求加强重点场所、重点环节、重点措施的监督执法，从严从快查办重点案件，加强执法协助和执法保障。

2020 年 2 月 20 日 上海市文化旅游局发布《关于上海市全力防控疫情支持服务旅游企业平稳健康发展的若干政策措施》，分别从切实发挥专项资金助力发展作用、为旅游企业减轻负担、加大金融助企纾困力度等六大方面服务旅游企业平稳健康发展。

2020 年 2 月 21 日 上海市体育局发布《关于全力支持本市体育企业抗疫情稳发展的通知》，要求各区体育行政主管部门、各有关单位要有序促进全市体育企业复工复产、共渡难关、稳定发展。

2020 年 2 月 22 日 上海市文化旅游局发布《上海市 A 级旅游景区新型冠状病毒肺炎疫情防控工作指南》，对景区防控工作机制、内部防控管理以及允许恢复开放后的防控举措、卫生防疫、疑似感染者应对措施等方面作出 30 项规定。

2020 年 2 月 24 日 上海市市场监管局、市农业农村委、市绿化市容局、市公安局、上海海关、市网信办发布《关于印发〈上海市联合开展打击野生动物违规交易专项执法行动方案〉的通知》，要求各部门明确职责分工、突出执法重点、强化执法联动、形成长效机制、加强社会宣传、加强信息报送。

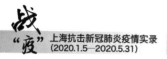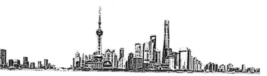
同日　上海市卫生健康委、市中医药管理局发布《关于印发〈上海市新型冠状病毒肺炎中医诊疗方案(试行第二版)〉的通知》,并附《上海市新型冠状病毒肺炎中医诊疗方案(试行第二版)》。

同日　上海市卫生健康委发布《关于印发〈上海市新型冠状病毒肺炎防控方案(第五版)〉的通知》,印发了《上海市新型冠状病毒肺炎防控方案(第五版)》。

同日　上海市卫生健康委、市中医药管理局发布《关于转发〈关于印发新型冠状病毒肺炎恢复期中医康复指导建议(试行)的通知〉的通知》,要求参照国家卫生健康委员会办公厅、国家中医药管理局办公室印发的《关于印发新型冠状病毒肺炎恢复期中医康复指导建议(试行)的通知》进行工作执行。

2020 年 2 月 25 日　上海市财政局、市机关事务管理局发布《关于做好本市行政事业单位新冠肺炎疫情防控资产保障工作的通知》,要求落实主体责任、统筹调配使用、强化内部控制、加强监督检查。

2020 年 2 月 27 日　上海市商务委发布《关于推动居民生活服务业复工复产的通知》,要求各区商务主管部门在充分做好防控工作的前提下,全力支持和组织推动各类居民生活服务业复工复产,保障社会民生,满足群众日常生活需求,坚决做到两手抓、两不误、两促进。并附《餐饮服务业复工复产新冠肺炎疫情防控工作指引》《家政服务业复工复产新冠肺炎疫情防控工作指引》《美发美容服务业复工复产新冠肺炎疫情防控工作指引》三个文件。

2020 年 2 月 28 日　上海市财政局发布《关于做好疫情防控期间市级行政事业单位减免中小企业房屋租金相关工作的通知》,从减免政策、适用范围、办理程序、减免方式等方面,就疫情防控期间市级行政事业单位减免中小企业房屋租金做出有关规定。

同日　上海市培训市场综合治理工作联席会议办公室发布《关于培训机构、托育机构继续暂缓开展线下相关服务的通告》,要求各培训机构和托育机构自 2020 年 3 月 1 日起继续暂缓开展线下服务,各机构要加强与学员或其家长及员工的沟通,妥善做好相关服务的调整等工作,并落实疫情防控工作要求,做好场地消毒与复工人员的观察、隔离等工作。

同日　上海市教育系统新冠肺炎疫情防控工作领导小组发布《关于做好

在线教育期间中小学生近视防控工作的通知》。要求为保障疫情防控期间中小学教育教学活动有序开展,上海即将开展中小学在线教育,要切实保护儿童青少年视力,做好在线教育期间中小学生近视防控工作。

2020年3月5日 上海市卫生健康委、市商务委、市文化旅游局、市交通委、市体育局发布《关于印发本市新冠肺炎疫情期间公共场所清洁消毒卫生管理指引的通知》。为进一步做好各类公共场所疫情防控工作,有效控制城市常态运行下的流动性风险,严防复工复产复市后的集聚性风险,该通知制定全市住宿场所等公共场所清洁消毒卫生管理指引,并附9个指引文件:《住宿场所清洁消毒卫生管理指引》《美容美发场所清洁消毒卫生管理指引》《沐浴场所清洁消毒卫生管理指引》《体育场所清洁消毒卫生管理指引》《商场、超市清洁消毒卫生管理指引》《候车(机、船)室清洁消毒卫生管理指引》《公共交通工具清洁消毒卫生管理指引》《文化经营场所清洁消毒卫生管理指引》《展馆、博物馆清洁消毒卫生管理指引》。

同日 上海市商务委发布《关于转发沐(足)浴、洗染、咖啡、婚庆、家电维修和酒吧等居民生活服务业复工复产复市新冠肺炎疫情防控工作指引的通知》,转发《沐(足)浴服务业复工复产复市新冠肺炎疫情防控工作指引》《洗染服务业复工复产复市新冠肺炎疫情防控工作指引》《咖啡服务业复工复产复市新冠肺炎疫情防控工作指引》《婚庆服务业复工复产复市新冠肺炎疫情防控工作指引》《家电维修服务业复工复产复市新冠肺炎疫情防控工作指引》《酒吧服务业复工复产复市新冠肺炎疫情防控工作指引》6个文件。

同日 上海市人力资源社会保障局、市财政局发布《关于本市实施阶段性减免企业社会保险费的通知》,要求在确保职工各项社会保险待遇不受影响、按时足额支付的前提下,阶段性减免企业基本养老保险、失业保险、工伤保险单位缴费部分。

同日 上海市卫生健康委、市中医药管理局发布《关于转发〈关于加强对定点医院新冠肺炎中西医结合医疗救治工作调研指导的通知〉的通知》,该通知转发国家卫生健康委办公厅、国家中医药管理局印发的《关于加强对定点医院新冠肺炎中西医结合医疗救治工作调研指导的通知》,并就加强定点医院中西医结合救治工作提出4项要求。

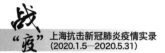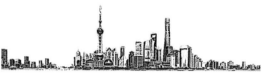

2020 年 3 月 6 日　上海市卫生健康委、市中医药管理局发布《关于转发〈关于做好应对 2020 年春节假期后就诊高峰工作的通知〉的通知》,要求各区卫生健康委、申康医院发展中心、各有关大学、中福会、各市级医疗机构认真贯彻落实《关于进一步加强新型冠状病毒感染防控期间医疗服务管理的通知》《关于做好新型冠状病毒感染的肺炎防控期间有关医疗管理的通知》文件要求。

2020 年 3 月 10 日　上海市卫生健康委、市中医药管理局发布《关于公布上海市中医药防治新冠肺炎科研攻关项目立项名单的通知》,将"中西医协同防治新型冠状病毒肺炎的临床研究"等 16 个项目列入此次科研攻关项目计划。

同日　上海市卫生健康委、市中医药管理局发布《关于开展传染病中医药防治能力建设专项申报工作的通知》,决定开展传染病中医药防治建设专项,并提出 6 项申报要求。

2020 年 3 月 11 日　上海市商务委发布《关于转发〈商贸、餐饮等行业复工复产复市工作指引〉的通知》,转发《餐饮服务业复工复产复市工作指引(第二版)》《家政服务业复工复产复市工作指引(第二版)》《美容美发服务业复工复产复市工作指引(第二版)》《沐(足)浴服务业复工复产复市工作指引(第二版)》《洗染服务业复工复产复市工作指引(第二版)》《咖啡服务业复工复产复市工作指引(第二版)》《婚庆服务业复工复产复市工作指引(第二版)》《家电维修服务业复工复产复市工作指引(第二版)》《酒吧服务业复工复产复市工作指引(第二版)》《商贸行业疫情防控工作指南 3.0 版》。

同日　上海市科委发布《关于印发〈上海市新型冠状病毒肺炎疫情防控期间科普基地复工和恢复开放工作指南〉的通知》。该指南提出总体要求 5 项,内部防控措施 5 项,恢复开放后的防控措施 15 项,应急措施 1 项。

同日　上海市科委发布《关于推迟 2020 年度上海市科技小巨人(含培育)企业综合绩效评价材料报送的通知》。根据上海市新型冠状病毒感染肺炎疫情防控工作安排,2020 年度科技小巨人(含培育)企业综合绩效评价材料报送截止时间延至 2020 年 4 月 24 日,区科技行政主管部门评前审查工作依次推后。

同日　上海市经济信息化委发布《关于印发〈关于应对疫情影响进一步加强企业服务促进中小企业平稳健康发展的若干措施〉的通知》，从减轻中小企业负担、加大金融助企纾困、推动中小企业复工复产、开展专项企业服务、支持中小企业创新发展、加强协调服务和宣传工作等方面提出18项措施帮助中小企业渡过难关。

同日　上海市经济信息化委、中国银行上海市分行发布《关于支持中小企业有序复工复产专属金融服务方案的通知》。上海市经济信息化委、中国银行上海市分行加强政银合作，联合推出专属金融服务方案，精准帮扶企业积极应对疫情带来的不利影响，为全市制造型、生产性服务业以及信息化领域中小企业提供金融支持，支持企业复工复产。

同日　上海市经济信息化委、浦发银行上海分行发布《关于推出专属金融服务方案支持企业有序复工复产的通知》。上海市经济信息化委、浦发银行上海分行加强政银合作，联合推出专属金融服务方案，帮助企业积极应对疫情带来的不利影响，为全市企业提供金融支持，支持企业复工复产。

同日　上海市人力资源社会保障局、市经济信息化委、市财政局发布《关于给予本市相关企业就业补贴应对疫情影响稳定就业岗位的通知》，要求对春节期间支持疫情防控工作的重点企业给予一次性吸纳就业补贴、对受疫情影响较大的困难行业企业给予稳就业补贴。

2020年3月13日　上海市商务委发布《关于应对新冠肺炎疫情支持外贸企业稳定发展的政策措施》，要求优化重点防控物资进口采购机制、支持企业妥善安排复工运营、加大对外贸企业的融资支持、优化通关监管服务、进一步发挥信用保险作用、支持企业调整境外参展计划、支持企业开拓国际市场、优化跨境金融结算服务、推进进出口许可备案事项办理无纸化、完善国际贸易"单一窗口"功能、加大涉外法律援助和咨询服务力度。

2020年3月23日　上海市卫生健康委、市中医药管理局发布《关于开展上海市新冠肺炎疫情防控优秀护理项目评选活动的通知》，就开展新冠肺炎疫情防控优秀护理项目评选活动做出七方面规定。

2020年3月25日　上海市财政局发布《关于预拨防疫重点企业贷款贴息资金的通知》，规定上海市防疫重点企业获得由金融机构运用人民银行专项再

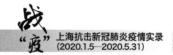 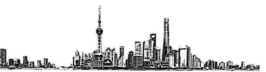
贷款发放的信贷资金的,可向上海市财政局申请贴息支持。

2020 年 4 月 8 日　上海出台《关于完善重大疫情防控体制机制健全公共卫生应急管理体系的若干意见》。到 2025 年,形成统一高效、响应迅速、科学精准、联防联控、多元参与的公共卫生应急管理体系,推动重大疫情和突发公共卫生事件的应对能力达到国际一流水准,使上海成为全球公共卫生最安全城市之一。

2020 年 4 月 9 日　上海市人民检察院制定《上海市检察机关服务保障全面深化国际一流营商环境建设 2020 年行动方案》,出台 15 个方面 37 项具体举措,强调要对接国际规则体系,积极探索营商环境领域公益保护,推动营造合规经营文化等措施。

2020 年 4 月 10 日　上海市贯彻落实"国发 20 条",出台 24 条措施,包括:建立招商引资奖励机制;加快推进金融业、新能源汽车等领域开放;加大知识产权侵权违法行为和知识产权犯罪惩治力度;支持外商投资企业依法平等参与标准制定和政府采购等。

同日　上海市政府制订《上海市扩大有效投资稳定经济发展的若干政策措施》,分为 4 个方面、20 条政策措施,包括加快在建项目有序复工、加强政府财力资金保障、加快土地出让收入安排和使用、降低制造业项目用地成本,推动自贸区新片区、虹桥商务区、长三角一体化示范区、张江科学城等重点区域引入优质项目等。

2020 年 4 月 13 日　上海市经济信息化委发布《上海市促进在线新经济发展行动方案(2020—2022 年)》。方案明确:集聚"100 +"创新型企业、推出"100 +"应用场景、打造"100 +"品牌产品、突破"100 +"关键技术等行动目标;聚焦无人工厂、工业互联网、在线医疗等 12 大发展重点;实施智能交互核心技术攻关行动、新型基础设施支撑行动等 6 项专项行动;落实加大统筹协调、包容审慎监管、强化公共服务等 5 条保障措施。

2020 年 4 月 21 日　上海发布《上海市推进科技创新中心建设条例》。条例共 9 章 59 条,重点以提升创新策源能力为目标,对以科技创新为核心的全面创新作出系统性和制度性的安排,如提供研发资助,落实高新技术企业所得税优惠政策,对企业的科技创新活动给予公平普惠的支持;扩大科研事业单位选人用人、编制使用、职称评审、薪酬分配等方面的自主权;赋予科研人员科技成果所有权或长期使用权等。该条例将于 2020 年 5 月 1 日起施行。

2020 年 4 月 29 日 上海市商务委、市市场监管局发布上海市地方标准《餐饮服务单位分餐制管理规范》,围绕"分派式""位上式""公筷公勺自取式"和"自助餐式"这四种分餐模式,重点制定了分餐制的服务、保障、管理等要求,对分餐时使用的餐具、场所、人员、流程等各个环节都作出了规定,该标准于 4 月 29 日正式实施。

同日 根据《国务院办公厅关于改革完善医疗卫生行业综合监管制度的指导意见》(国办发〔2018〕63 号),上海出台《关于改革完善医疗卫生行业综合监管制度的实施意见》。

2020 年 5 月 11 日 为推进常态化疫情防控,上海市爱卫会、市健促委发布《上海市民健康公约》。内容包含"不随地吐痰、不乱扔垃圾"等"八不十提倡"。

2020 年 5 月 15 日 上海出台《关于加快特色产业园区建设促进产业投资的若干政策措施》,加快推进重大产业项目建设,主要从规划、土地、金融、服务等环节,找准投资增长点,精准供给有效政策,全面创新招商引资政策,力争在总部机构、龙头企业、旗舰项目、功能平台等集聚方面实现突破。

同日 上海印发《关于全面落实疫情防控一线城乡社区工作者关心关爱措施的通知》,从落实工作补助、做好职业伤害保障、加大发展激励、切实减负减压等 8 方面加强关心关爱。

2020 年 5 月 25 日 上海市委、市政府联合印发《关于促进中医药传承创新发展的实施意见》,提出优化中医药服务体系、发挥中医药在健康服务中的独特作用、发展中医药产业等 7 个方面 25 条意见。

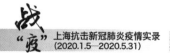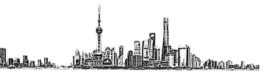
（四）新闻发布

2020 年 1 月 26 日　第 1 场

上海市卫生健康委主任邬惊雷,市商务委副主任刘敏,复旦大学上海医学院副院长、上海市预防研究会会长吴凡出席。市政府新闻办新闻发布处处长尹欣主持。通报病例情况、医疗救治情况及防控措施;全市各区、各部门、各单位根据市疫情防控工作领导小组的统一部署和要求,全力落实联防联控各项工作,积极做好物资的储备和发放;上海市道路运输管理局公布道路客运暂停方案,对违反停运规定的企业予以重处,涉及的省际班线经营权一律收回、涉及车辆的道路运输证一律吊销。回应设置集中隔离点、增加口罩供应等问题。

2020 年 1 月 27 日　第 2 场

上海市政府副秘书长、市疫情防控工作领导小组办公室主任顾洪辉,市卫生健康委主任邬惊雷,市教委主任陆靖,市交通委副主任杨小溪,市经济信息化委总工程师刘平出席。通报病例情况、医疗救治情况及防控措施;进一步落实"三个全覆盖""三个一律"的防控措施,抓好加强救治力量、加强防控力度、加强联防联控、加强物资保障等四个方面的工作;解读《关于进一步加强我市新型冠状病毒感染的肺炎疫情防控工作的通知》,以及延迟本市企业复工和学校开学的紧急通知。回应延迟企业复工、严格道口防控等问题。

2020 年 1 月 28 日　第 3 场

上海市卫生健康委主任邬惊雷、市公共卫生临床中心教授卢洪洲、市人力资源社会保障局副局长费予清、嘉定区副区长王浩出席。通报病例情况、医疗救治情况及防控措施;第一、第二批医疗人员支援武汉临床救治工作防控措施;"零售药店发热患者登记直报系统"应用情况;对全市农产品市场、陆生野生动物疫源疫病监测点、野生动物繁育单位、花鸟市场等场所的检查情况;公布上海市红十字会捐赠渠道。回应延迟复工时间是否属于休息日、新型冠状病毒肺炎是否难治、市公共卫生临床中心如何运转、"名古屋航班"如何处置等问题。

2020 年 1 月 29 日　第 4 场

上海市卫生健康委主任邬惊雷、市商务委副主任刘敏、市农业农村委副主任叶军平、杨浦区大桥社区卫生服务中心主任刘辉出席。市政府新闻办新闻发布处处长尹欣主持。通报病例情况、医疗救治情况及防控措施;从即日起每半日发布一次病例数据;第三批医疗人员支援武汉临床救治工作;自即日起进一步开展市领导联系各区做好新型冠状病毒感染的肺炎疫情防控专项工作。回应优化防护物资供应、保障蔬菜等市场供应、加强社区防控等问题。

2020 年 1 月 30 日　第 5 场

上海市卫生健康委主任邬惊雷、中国工程院院士闻玉梅、市市场监管局副局长许瑾、市经济信息化委总工程师刘平出席。市政府新闻办新闻发布处处长尹欣主持。通报病例情况、医疗救治情况及防控措施;关于金融机构节后上班时间的信息。回应市场价格监管、口罩组织生产、防止病毒出现变异等问题。

2020 年 1 月 31 日　第 6 场

上海市卫生健康委主任邬惊雷、上海海关副关长蒋原、市公安局交警总队总队长邢培毅、浦东新区副区长李国华出席。市政府新闻办主任、市政府新闻发言人徐威主持。通报病例情况、医疗救治情况及防控措施;改进口罩供应方式;上线"上海市发热咨询平台"服务。回应累计排除 245 例疑似病例、强化出入境疫情监测、快速验放疫情防控物资、发热远程咨询等问题。

2020 年 2 月 1 日　第 7 场

上海市卫生健康委主任邬惊雷、市民政局副局长曾群、市文化旅游局副局长张旗、市绿化市容局副局长唐家富出席。通报病例情况、医疗救治情况及防控措施;开发"上海健康云－上海新型肺炎公共服务平台";解读《上海市新型冠状病毒感染的肺炎疫情防控方案(第三版)》。回应加强野生动物疫源监测、口罩预约购买方式、废弃口罩处理途径、旅游订单如何处理等问题。

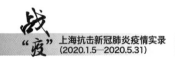
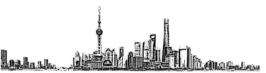

2020 年 2 月 2 日　第 8 场

上海市卫生健康委党组副书记、新闻发言人郑锦,市交通委副主任杨小溪,中国铁路上海局集团有限公司副总经理赵丽建、上海机场(集团)有限公司副总裁周俊龙、上海申通地铁集团有限公司副总裁邵伟中出席。市政府新闻办主任、市政府新闻发言人徐威主持。通报病例情况、医疗救治情况及防控措施;市交通委将加强交通保障措施,包括 2020 年春运返程客流研判、交通行业防控重点工作、城市交通运行服务保障工作等。回应上海如何加强返程高峰期间的疫情防控、全面应用"来沪人员健康动态观察系统"等问题。

2020 年 2 月 3 日　第 9 场

上海市政府副秘书长、市疫情防控工作领导小组办公室主任顾洪辉,市卫生健康委新闻发言人郑锦,市人力资源社会保障局副局长费予清,市健康促进中心主任吴立明出席。市政府新闻办主任、市政府新闻发言人徐威主持。通报病例情况、医疗救治情况及防控措施;市疫情防控工作领导小组办公室即指挥部确定的当前一个阶段社区管控、入沪通道查控、单位管理、医疗救治及保障物资供应等五方面的防控工作重点。回应本市企业减负相关政策、加强公共场所预防性消毒、开通在线咨询分流就诊人员等问题,并向市民发布五点健康提示。

2020 年 2 月 4 日　第 10 场

上海市卫生健康委党组副书记郑锦、市医保局副局长曹俊山、市药监局副局长郭术廷、宝山区副区长陈筱洁出席。市政府新闻办新闻发布处处长尹欣主持。通报病例情况、医疗救治情况及防控措施;解读《上海市新型冠状病毒感染的肺炎疫情防控工作领导小组办公室通告》,针对人员返程高峰和陆续复工的现状,请各单位、个人自觉执行防控措施;上海市医保局三个"全力保障"的疫情防控工作措施。回应为患者救治费用保障、强化社区上下联动同防、药监部门开展医疗器械应急审批、提前研判临床药品需求等问题。

2020 年 2 月 5 日　第 11 场

上海市卫生健康委党组副书记、新闻发言人郑锦,市住房城乡建设管理委副主任王桢,市公安局治安总队总队长夏卫东,复旦大学上海医学院副院长、疫情防控公共卫生专家组成员吴凡,静安区江宁路街道办事处主任可晓林出席。市政府新闻办主任、市政府新闻发言人徐威主持。通报病例情况、医疗救治情况及防控措施;第四批共两支紧急医学救援队前往支援武汉临床救治工作;市政府决定本市各级各类学校2月底前不开学,市教委会同各区教育局指导研究开学方案,加快落实开展网络在线教育教学活动。回应公共场所消毒、疫情走势分析、对涉及疫情防控的各类违法犯罪行为"零容忍"等问题,并提示近期即将来沪(返沪)人员提前填报个人健康登记信息。

2020年2月6日　第12场

上海市卫生健康委新闻发言人郑锦、市教委主任陆靖、市疾控中心主任付晨、市精神卫生中心主任医师谢斌出席。市政府新闻办新闻发布处处长尹欣主持。通报病例情况、医疗救治情况及防控措施;解读《致全市各企业书》。回应缓解紧张情绪的做法、流行病学调查做法、重症病人"一人一方案"、各学校实行封闭式管理等问题。

2020年2月7日　第13场

上海市人大常委会法工委主任丁伟、市卫生健康委新闻发言人郑锦,市司法局一级巡视员刘平、市商务委副主任刘敏、市疾控中心主任付晨出席。市政府新闻办主任、市政府新闻发言人徐威主持。通报病例情况、医疗救治情况及防控措施;解读《上海市人民代表大会常务委员会关于全力做好当前新型冠状病毒感染肺炎疫情防控工作的决定》。回应立法保障、主副食品供应、依法向相关单位征用应急救援物资等问题。

2020年2月8日　第14场

上海市政府副秘书长、市发展改革委主任马春雷,市国资委党委副书记董勤、市财政局副局长金为民、市税务局副局长庞为、市地方金融监管局副局长李军、市经济信息化委总工程师刘平出席。市政府新闻办主任、市政府新闻发言人徐威主持。专题通报《关于全力防控疫情支持服务企业平稳健康发展的若干政策措施》并解读相关内容。回应减负降本、保障复工等问题。

2020年2月8日　第15场

上海市卫生健康委新闻发言人郑锦、市民政局副局长曾群、市疾控中心消毒与感染控制科主任朱仁义、闵行区卫健委主任杭文权出席。市政府新闻办新闻发布处处长尹欣主持。通报病例情况、医疗救治情况及防控措施;本市即日起严格执行公共场所体温检测和自觉佩戴口罩的措施。回应预防性消毒、严格执行公共场所体温检测和佩戴口罩、居家隔离的基本要求、支持基层防疫

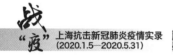
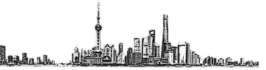
工作措施等问题。

2020 年 2 月 9 日　第 16 场

上海市卫生健康委新闻发言人郑锦,市疫情防控工作领导小组医疗救治组副组长、申康医院发展中心党委副书记方秉华,市总工会副主席张得志,全国新冠肺炎医疗救治专家组成员、市公共卫生临床中心教授卢洪洲,交大医学院附属瑞金医院副院长陈海涛出席。市政府新闻办主任、市政府新闻发言人徐威主持。通报病例情况、医疗救治情况及防控措施;市疫情防控工作领导小组办公室研究制定来沪人员信息数据工作流程规范。回应加强发热门诊医护力量配备、职工未成年子女看护、重症病例救治等热点问题。

2020 年 2 月 10 日　第 17 场

上海市政府副秘书长、市疫情防控工作领导小组办公室主任顾洪辉,市疫情防控工作领导小组地区组组长、市民政局局长朱勤皓,市疫情防控工作领导小组交通口岸组副组长、市交通委副主任杨小溪出席。市政府新闻办主任、市政府新闻发言人徐威主持。专题通报为应对返程大客流,市疫情防控工作领导小组办公室交通口岸组、地区组加强防输入和防扩散工作的情况。回应道口检查、公共交通保障等问题。

2020 年 2 月 10 日　第 18 场

上海市卫生健康委主任邬惊雷介绍疫情防控工作情况,市应急局局长马坚泓,市经济信息化委副主任张英,复旦大学上海医学院副院长、疫情防控公共卫生专家组成员吴凡出席。市政府新闻办新闻发布处处长尹欣主持。通报病例情况、医疗救治情况及防控措施;市疫情防控工作领导小组办公室着手建设"解除医学观察证明"模块和社会应用平台,建立公共卫生应急处置主题数据库,开发一批基于政务微信系统的"轻应用",实地查看企业复工复产疫情防控准备工作等情况。回应疫情拐点、企业复工情况等问题。

2020 年 2 月 11 日　第 19 场

上海市卫生健康委新闻发言人郑锦、市民政局副局长蒋蕊,市发展改革委副主任阮青、市体育局副局长赵光圣出席。市政府新闻办主任、市政府新闻发言人徐威主持。通报病例情况、医疗救治情况及防控措施;做好社会为老服务和困境儿童保护工作措施。回应支持企业 28 条综合政策措施细化落实情况、病例统计口径是否变化等问题。

2020 年 2 月 12 日 第 20 场

上海市卫生健康委新闻发言人郑锦介绍有关情况,市商务委副主任刘敏、市农业农村委副主任叶军平、市邮政管理局副局长余洪伟出席。市政府新闻办新闻发布处处长尹欣主持。通报病例情况、医疗救治情况及防控措施;市商务委牵头制定长三角联防联控重要防疫物资互济互帮工作方案,建立三省一市情况通报机制,编制长三角重要防疫物资产能清单。回应收外地快递是否安全、蔬菜供应如何保障等问题。

2020 年 2 月 13 日 第 21 场

上海市卫生健康委新闻发言人郑锦,市政府办公厅副主任、市大数据中心主任朱宗尧,市科委总工程师陆敏,中科院院士陈凯先、联影集团联席总裁张强出席。市政府新闻办新闻发布处处长尹欣主持。通报病例情况、医疗救治情况及防控措施;当日在上海"一网通办"和"健康云"平台上同步上线本市"解除医学措施查询系统"和"企业复工人员网上登记系统";市科委发布《关于全力支持科技企业抗疫情稳发展的通知》(简称"16 条"),全力支持科技企业渡难关、稳发展、促转型。回应新药研发进展、中小企业技术创新资金提前下拨等问题。

2020 年 2 月 14 日 第 22 场

上海市卫生健康委新闻发言人郑锦、市公安局副局长陈臻、市公安局指挥部主任吕耀东、市民政局副局长李勇出席。市政府新闻办新闻发布处处长尹欣主持。通报病例情况、医疗救治情况及防控措施;解读《本市居民区(村)疫情防控管理操作导则》。回应严防死守入沪通道、救助资金发放到位等问题。

2020 年 2 月 15 日 第 23 场

上海市国资委主任白廷辉,市卫生健康委新闻发言人郑锦,光明食品集团董事长是明芳,上海医药执行董事、总裁左敏出席。市政府新闻办主任、市政府新闻发言人徐威主持。通报病例情况、医疗救治情况及防控措施;市国资委系统开展全面部署落实国资国企疫情防控工作、出台政策与全市企业共克时艰、支持鼓励全市国有企业在防疫工作中主动担当作为等三个方面的工作;回应康复者血浆捐献、确保 1 小时内响应物资供应指令、筹措生产原料货源满足市场供应等问题。

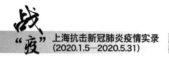
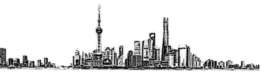
2020 年 2 月 16 日　第 24 场

上海市高院副院长茆荣华、市检察院副检察长龚培华、市司法局一级巡视员刘平、市卫生健康委新闻发言人郑锦出席。市政府新闻办主任、市政府新闻发言人徐威主持。通报病例情况、医疗救治情况及防控措施；市委宣传部、市文明办开展加强疫情防控公众心理疏导与加强疫情防控志愿服务等两方面工作。回应疫情期间法律支持、小区封闭式管理、保障社会安定有序等问题。

2020 年 2 月 17 日　第 25 场

上海市委宣传部副部长、市文明办主任潘敏、市卫生健康委新闻发言人郑锦、团市委副书记邬斌、市精神卫生中心主任医师谢斌出席。市政府新闻办新闻发布处处长尹欣主持。通报病例情况、医疗救治情况及防控措施；前一日上海 122 名医务人员组建中医援鄂医疗队赴武汉；市卫生健康委组织制定社会心理干预细化方案，推进"1＋17"心理援助热线整合，组织力量增援武汉心理热线。回应志愿服务、心理疏导、出院患者随访等问题。

2020 年 2 月 18 日　第 26 场

上海市教委主任陆靖，上海交通大学常务副校长、中国科学院院士丁奎岭，市卫生健康委新闻发言人郑锦，长宁区绿苑小学校长王晶出席。市政府新闻办主任、市政府新闻发言人徐威主持。通报病例情况、医疗救治情况及防控措施；自 3 月起本市大中小学开展在线教育，后续到校学习时间将视疫情情况经科学评估后确定。回应大中小学在线教育、"提高治愈率、降低病亡率"的救治工作核心等问题。

2020 年 2 月 19 日　第 27 场

上海市卫生健康委新闻发言人郑锦、市城管执法局局长徐志虎、市房管局副局长张立新、市卫生健康委监督所所长卢伟出席。市政府新闻办新闻发布处处长尹欣主持。通报病例情况、医疗救治情况及防控措施；选派仁济、市一、市六、市五、市七、杨浦区中心医院等 6 家医院的医务人员组建第八批支援湖北医疗队。回应协商解决疫情期间租赁问题、"六管齐下"加大防疫防控力度、通过各区融媒体中心等平台反映问题等问题。

2020 年 2 月 20 日　第 28 场

上海市卫生健康委新闻发言人郑锦、市地方金融监督管理局副局长李军、国家开发银行上海市分行副行长朱雪松、上海银行副行长黄涛、中国太保集团副总裁马欣出席。市政府新闻办主任、市政府新闻发言人徐威主持。通报病例情况、医疗救治情况及防控措施;即日起实施新冠肺炎疫情防控发热筛查"零报告"制度。回应筑牢"三道防护圈"平衡防疫措施与生活经济、加大信贷支持等问题。

2020 年 2 月 21 日　第 29 场

上海市卫生健康委新闻发言人郑锦、市经济信息化委副主任张建明、市商务委副主任刘敏、市市场监管局副局长彭文皓出席。市政府新闻办新闻发布处处长尹欣主持。通报病例情况、医疗救治情况及防控措施;本市严格落实医院感染防控措施,持续强化行业主管部门督查和医院自查。回应企业支持政策、帮助企业有序复工复产、严格疑似病例排查工作等问题。

2020 年 2 月 22 日　第 30 场

上海市政府外事办、港澳办主任张小松,市卫生健康委新闻发言人郑锦、市商务委副主任刘敏出席。市政府新闻办新闻发布处处长尹欣主持。通报病例情况、医疗救治情况及防控措施;上海外事、港澳系统疫情防控相关工作。回应助力外企复工复产、部分驻沪领事机构暂停签证业务、24 小时提供发热在线咨询服务等问题。

2020 年 2 月 23 日　第 31 场

上海市卫生健康委新闻发言人郑锦、市医保局副局长曹俊山、市税务局总经济师蒋旭涛、市公积金中心主任浦建华出席。市政府新闻办主任、市政府新闻发言人徐威主持。通报病例情况、医疗救治情况及防控措施;解读《关于改善我市新冠肺炎疫情防控一线医务人员工作条件加强对医务人员关心关爱的若干措施》;市医保局推出"医保 12 条"措施。回应严防疫情"倒春寒"、企业缓缴公积金如何落实、升级银税互动帮助小微企业贷款、"互联网＋"医疗服务试行纳入医保支持等问题。

2020 年 2 月 24 日　第 32 场

上海市卫生健康委新闻发言人郑锦、浦东新区副区长管小军、临港新片区管委会专职副主任吴晓华出席。市政府新闻办新闻发布处处长尹欣主持。现场连线正在武汉的上海支援湖北医疗队前方工作协调组组长、市卫生健康委副主任赵丹丹介绍九批上海援鄂医疗队在前方一线的医疗救治工作情况;上海市委、市政府和社会各界向医疗队提供了充足的防护物资和生活物资保障;

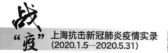
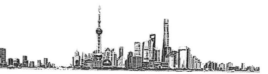
上海市委、市政府出台《关于改善我市抗击新冠肺炎疫情一线医务人员工作条件加强医务人员关心关爱的若干措施》。通报病例情况和医疗救治情况；介绍浦东新区一手抓防疫、一手抓复工复产相关情况。回应临港新片区建设开放、上海市各级医院不得无故禁止病房探视和陪护、倡议使用公筷公勺等问题，并针对复工的职场人士给出健康提示。

2020 年 2 月 25 日　第 33 场

上海市卫生健康委新闻发言人郑锦、市粮食物资储备局局长殷欧、市交通委副主任杨小溪、市公安局交警总队总队长邢培毅出席。市政府新闻办主任、市政府新闻发言人徐威主持。通报病例情况、医疗救治情况及防控措施；号召广大群众继续戴口罩、不聚餐、不扎堆，自觉行动阻断病毒传播。回应高速道口开辟货车专用绿色通道、本市粮油市场供应总体平稳货源充足、逐步推广乘客"乘车扫码登记"措施、"点对点"省际包车业务等问题。

2020 年 2 月 26 日　第 34 场

上海市卫生健康委新闻发言人郑锦、市委宣传部副部长王亚元、市文化旅游局副局长金雷出席。市政府新闻办主任、市政府新闻发言人徐威主持。通报病例情况、医疗救治情况及防控措施；市卫生健康委整合市、区精神卫生专业机构力量提供抗疫心理援助热线服务；市市场监管局组织专家编写并发布疫情期间食品、化妆品生产企业复工生产卫生操作指南；市民政局、市审计局联合制定印发本市新冠肺炎疫情防控慈善捐赠管理办法；市委宣传部发布《全力支持服务本市文化企业疫情防控平稳健康发展的若干政策措施》；上海进一步加强入境管理、严格管控措施，严防疫情输入。回应为演出场所的重新开放做准备、为文旅企业提供在线政策咨询与审批服务、帮助旅游企业渡过当前困难、确保租金减免落到实处等问题，并向广大家长提供学生居家在线学习指导建议。

2020 年 2 月 27 日　第 35 场

上海市卫生健康委新闻发言人郑锦，市发展改革委副主任、长三角一体化示范区执委会副主任张忠伟，上海海关副关长柳波，浦发银行副董事长、行长潘卫东出席。市政府新闻办新闻发布处处长尹欣主持。通报病例情况、医疗救治情况及防控措施；上海海关加强口岸疫情防控，确保防疫物资快速通关，坚决打赢口岸疫情防控和促进外贸稳增长两场硬仗。回应宁夏境外输入性新冠肺炎病例密切接触者追踪与隔离、出院患者随访、特殊信贷政策和服务方式、"开放银行"战略、长三角一体化示范区建设等问题,并提供疫情期间就诊提示。

2020 年 2 月 28 日　第 36 场

上海市卫生健康委新闻发言人郑锦,市新冠肺炎医疗救治组专家、中山医院感染病科主任胡必杰,上海市同仁医院院长马骏,上海市眼病防治中心主任医师邹海东出席。市政府新闻办主任、市政府新闻发言人徐威主持。通报病例情况、医疗救治情况及防控措施;市人力资源社会保障局所属市职业能力考试院调整本市人事考试对外业务受理方式;上海地铁从 2 月 28 日起全面启动车厢扫码登记。回应同仁医院发现和救治第一例新冠肺炎确诊病例经过、下周起逐步恢复部分防控高风险科室诊疗项目、医院感染控制怎么做等问题,并普及居家护眼健康知识。

2020 年 2 月 29 日　第 37 场

上海市卫生健康委新闻发言人郑锦、市商务委副主任刘敏、百联集团副总裁浦静波、淮海集团董事长孙忠明、市精神卫生中心主任医师谢斌出席。市政府新闻办新闻发布处处长尹欣主持。通报病例情况、医疗救治情况及防控措施;市卫生健康委积极发展"互联网＋医疗";市财政局明确有关行政事业单位疫情防控资产管理;市商务委统筹推进疫情防控和复工复市工作。回应保障本市主副食品和防疫物资供应、商店和饭店如何做好防控措施、疫情期间如何稳定情绪等问题。

2020 年 3 月 1 日　第 38 场

上海市卫生健康委新闻发言人郑锦,交大医学院附属瑞金医院院长宁光,市政府办公厅副主任、市大数据中心主任朱宗尧,市通信管理局副局长王天广出席。市政府新闻办主任、市政府新闻发言人徐威主持。通报病例情况、医疗救治情况及防控措施;2 月全市各级医疗机构长处方使用量近 30%;3 月 1 日起市爱卫会、市新冠肺炎防控环境整治组在全市开展为期一个月的春季爱国卫生运动;市大数据中心聚焦"一网""一页""一码"建设,运用大数据提供精准服务,助力疫情防控。回应日常医疗服务、通信管理部门如何助力疫情防控、"随申码"拓展应用、市民线上签约家庭医生等问题,并给慢性病患者提供四条康复措施和建议。

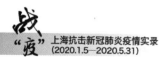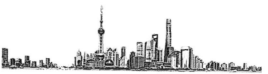
2020 年 3 月 2 日　第 39 场

上海市卫生健康委新闻发言人郑锦、市经济信息化委副主任张建明、市规划资源局副局长许健、国网上海市电力公司副总经理吴英姿出席。市政府新闻办新闻发布处处长尹欣主持。通报病例情况、医疗救治情况及防控措施；各市级医院恢复普通门诊；市商务委指导行业协会制定发布《餐饮行业复工复产工作指引》，发布餐饮外卖服务企业名单；市市场监管局实行"三品一械"广告申请、审查全程网上办理。市经济信息化委介绍全市企业复工复产情况和相关工作推进情况、下一步工作计划。回应在特殊时期实行"欠费不停电"政策、促进建设项目早日开工投运、重塑产业发展格局、降低企业用能成本等问题，并发布市民居家健康提示。

2020 年 3 月 3 日　第 40 场

上海市卫生健康委新闻发言人郑锦、市民政局副局长曾群、长宁区虹桥街道党工委书记胡煜昂、虹口区曲阳路街道曲一居民区党总支书记黄莺出席。市政府新闻办主任、市政府新闻发言人徐威主持。通报病例情况、医疗救治情况及防控措施；市新冠肺炎疫情防控工作领导小组办公室加强与长三角三省一市沟通协调，积极推动"健康码"互认工作；市交通委指导推广公交车辆"防疫登记二维码"；50 万份《上海大众卫生报》增刊分发到沿街商户和社区居村委；市疫情防控工作领导小组及相关部门进一步明确涉外疫情防控和入境人员健康管理措施；《上海"28 条"百问百答》发布；《本市居民区(村)疫情防控管理操作导则》出台。回应做好境外来沪返沪居民疫情防控工作、继续落实好各项社区防控措施等问题。

2020 年 3 月 4 日　第 41 场

上海市卫生健康委新闻发言人郑锦、市人力资源社会保障局副局长张岚、市教委副主任倪闽景、市总工会副主席张得志出席。市政府新闻办新闻发布处处长尹欣主持。通报病例情况、医疗救治情况及防控措施。市人力资源社会保障局介绍为降低疫情对就业的影响、努力确保上海就业局势总体稳定所做的几方面工作。回应全天候网络招聘、失业保险稳岗返还政策、海关移交上海的核酸阳性的 4 位旅客已集中隔离观察、统筹处理好促进企业发展和维护职工权益的关系等问题。

2020 年 3 月 5 日　第 42 场

上海市卫生健康委新闻发言人郑锦、市疾病预防控制中心主任付晨、上海市中医医院主任医师朱凌云、闵行区莘庄社区卫生服务中心全科副主任医师顾昊出席。市政府新闻办主任、市政府新闻发言人徐威主持。通报病例情况、医疗救治情况及防控措施；市卫生健康委对本市采供血机构疫情防控工作开展全覆盖督导检查；市文化旅游局要求本市国家 A 级旅游景区加强内部管理，细化工作预案；市民政局明确本市社会组织参照企业享受防控疫情相关支持政策。疾控系统介绍本系统在疫情防控方面的 7 方面工作。回应网购快检试剂是否靠谱、家庭医生如何兼顾疫情防护与日常健康服务、流行病学的调查等问题，推荐中医养生药方，向全体市民倡议用公筷公勺。

2020 年 3 月 6 日　第 43 场

上海市卫生健康委新闻发言人郑锦、上海科创办执行副主任彭崧、市科委总工程师陆敏、市知识产权局副局长章永忠出席。市政府新闻办新闻发布处处长尹欣主持。通报病例情况、医疗救治情况及防控措施；市新冠肺炎疫情防控工作领导小组办公室会同市国资委赴上汽集团、百联集团了解免租政策落实情况；市卫生健康委会同相关部门联合制定本市住宿场所等公共场所清洁消毒卫生管理指引；市市场监管局印发本市保健食品经营管理指南（试行）。市科委介绍全力支持科技企业恢复生产的措施。回应张江高新区高新技术企业复工率达 95%、强化防疫相关知识产权保护、严厉打击违法违规商标代理行为、扶持科创产业政策等问题，发表《降低疫情期间居家限制对儿童健康的影响》。

2020 年 3 月 7 日　第 44 场

上海市卫生健康委新闻发言人郑锦、上海海关副关长蒋原、市民政局副局长曾群出席。市政府新闻办主任、市政府新闻发言人徐威主持。通报病例情况、医疗救治情况及防控措施；市新冠肺炎疫情防控工作领导小组办公室走访了解区属企业减免中小企业房租工作落实情况；市卫生健康委部署启动新一轮医疗机构发热门诊督导工作；市市场监管局举办全市食品生产企业复工风险防控公益课；华东民航局下发航空公司、机场的疫情防控技术指南（第三版）；上海海关严格落实口岸联防联控机制，从严从紧防范境外疫情输入风险。回应最大程度做好封闭式转送保障工作、16 区驻点人员进驻两大机场 24 小时

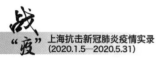
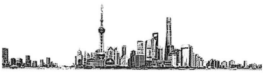
不间断值守、出入境人员因瞒报造成疫情传播将被依法追责、春季爱国卫生运动效果明显等问题,给出口腔健康日常防护的四个要点。

2020 年 3 月 8 日　第 45 场

上海市卫生健康委新闻发言人郑锦、市民政局副局长蒋蕊、市妇联副主席翁文磊、市残联副理事长刘骏、复旦大学附属妇产科医院主任医师华克勤出席。市政府新闻办新闻发布处处长尹欣主持。通报病例情况、医疗救治情况及防控措施;前一日上海派出 8 人精英医护团队奔赴武汉雷神山医院展开医疗救援工作;向一线女医务工作者致以节日问候。回应关怀一线女医务工作者、全市养老机构和社区养老服务机构继续实施严格管理、对残疾人在疫情期间的生活保障和实际需求予以特别关注、社区特殊儿童安全保护、依托互联网策划开展多种三八国际妇女节庆祝活动等问题。

2020 年 3 月 9 日　第 46 场

上海市新冠肺炎疫情防控工作领导小组在市疾病预防控制中心举行第 46 场新闻发布会,市卫生健康委新闻发言人郑锦、市经济信息化委副主任张建明、市国资委副主任袁泉、市税务局副局长庞为、市地方金融监管局副局长李军出席。市政府新闻办主任、市政府新闻发言人徐威主持。通报病例情况、医疗救治情况及防控措施;上海卫生、海关、机场、民政等部门正与各区、各街镇努力形成工作闭环,全力确保"外防输入,内防扩散"。回应加快推动企业复工复产复市、金融支持针对性政策举措等问题。

2020 年 3 月 10 日　第 47 场

上海市卫生健康委新闻发言人郑锦,市人力资源社会保障局副局长费予清,市医保局副局长张超,市财政局副局长金为民,健康科普专家、曙光医院主任医师崔松出席。市政府新闻办新闻发布处处长尹欣主持。通报病例情况、医疗救治情况及防控措施;出台系列社保减负措施,已大幅减轻企业负担;医保部门迅速落实减征职工医保费政策,采取"减、降、调、缓"4 项举措。回应企业社保缴纳减免政策对社保基金运行的影响、职工医保费减半征收措施不会影响参保人员医保待遇、全市社区卫生服务中心坚持"一手抓疫情防控,一手抓医疗服务"等问题,并给出"上班族"健康午餐建议。

2020 年 3 月 11 日　第 48 场

上海市卫生健康委新闻发言人郑锦、市民政局副局长蒋蕊、市慈善基金会副理事长施南昌、复旦大学上海医学院副院长吴凡,以及健康科普专家、曙光医院主任医师崔松出席。市政府新闻办新闻发布处处长尹欣主持。通报病例情况、医疗救治情况及防控措施;市民政部门千方百计畅通募捐通道,促进精准捐赠,确保善款善物及时有效投入抗疫一线;12位院士联名发布《疫情防控健康科普上海专家共识》,倡议科学认知新发传染病,不过于恐慌、不信谣传谣。回应上海市慈善基金会全流程监管捐赠款项、近阶段海外疫情是否对上海产生威胁、设置专项基金奖励上海支援湖北医疗队和全市一线医务工作者等问题,并给出居家消毒提示。

2020年3月12日 第49场

上海市委宣传部副部长、市新闻出版局局长徐炯,市卫生健康委新闻发言人郑锦,市体育局副局长赵光圣,上海体育学院体育教育训练学院院长高炳宏出席。市政府新闻办主任、市政府新闻发言人徐威主持。通报病例情况、医疗救治情况及防控措施;上海新闻出版行业及时调整运营方式,积极探索特别模式,有序开展经营活动,免费向社会发放抗疫读物,精心打造"上海书展·阅读的力量"2020特别网聚活动。回应第17届上海书展计划于8月12日—18日举办、588家体育场所已复工开放、积极帮助实体书店渡过难关等问题,并介绍不同环境下体育锻炼的注意事项。

2020年3月13日 第50场

上海市卫生健康委新闻发言人郑锦、上海交通大学医学院附属仁济医院重症医学科副主任医师余跃天、市疾控中心传染病防治所急性传染病防治科公共卫生医师俞晓、市公安局长宁分局北新泾派出所民警钱海鸥、松江区九里亭街道贝尚湾居委会社区工作者葛超君、浦东机场安检护卫保障部旅检二科科长武戈出席。市政府新闻办新闻发布处处长尹欣主持。一线工作人员介绍疫情防控工作具体情况;通报病例情况、医疗救治情况及防控措施。回应流行病学调查、浦东机场入境严防输入、巩固当前基层社区联防联控良好局面等问题。

2020年3月14日 第51场

上海市卫生健康委新闻发言人郑锦,市民政局副局长曾群,市文化旅游局副局长张旗,市绿化市容局副局长方岩,以及科普专家、复旦大学附属眼耳鼻喉科医院主任医师余洪猛出席。市政府新闻办主任、市政府新闻发言人徐威

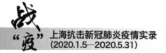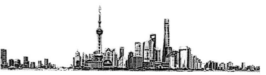

主持。通报病例情况、医疗救治情况及防控措施;通报本市 2020 年清明期间祭扫与防控工作的相关措施。回应上海旅游景区、文化场馆、娱乐场所等恢复开放情况等问题,并给出保护耳、鼻健康提示。

2020 年 3 月 15 日　第 52 场

上海市卫生健康委新闻发言人郑锦、市住房城乡建设管理委副主任朱剑豪、市发展改革委总经济师俞林伟、长宁区天山社区卫生服务中心主任毕芳芳出席。市政府新闻办新闻发布处处长尹欣主持。通报病例情况、医疗救治情况及防控措施;上海决定阶段性降低企业用电、用气成本,进一步支持企业复工复产复市;介绍市重大工程建设项目复工与规划情况。回应阶段性降低企业用电用气成本政策和举措、市重大工程复工计划、国际社区疫情防控管理等问题。

2020 年 3 月 16 日　第 53 场

上海市科委主任张全、市卫生健康委新闻发言人郑锦、市卫生健康委副主任衣承东、市药品监管局局长闻大翔,市科技攻关组专家委员会成员吴凡出席。市政府新闻办主任、市政府新闻发言人徐威主持。通报病例情况、医疗救治情况及防控措施;调整上海新冠肺炎疫情信息发布的频次、内容等;上海针对临床救治和防控急需,综合多学科优势科研力量,加快推进科研攻关。回应抗疫防控救治过程中广泛应用人工智能与大数据、《上海市 2019 冠状病毒病综合救治专家共识》在临床救治中的效果、药监部门对于生产应急防护品的企业如何开展应急审批服务、五个方面加强传染病科技协同攻关、中国的疫情防控帮助全世界加深了对“新冠”病毒的认识等问题。

2020 年 3 月 17 日　第 54 场

上海市卫生健康委新闻发言人郑锦、上海海关副关长叶建、市民政局副局长曾群出席。市政府新闻办主任、市政府新闻发言人徐威主持。通报自即日起,所有中外人员,凡在进入上海之日前 14 天内,有过 16 个疫情重点国家旅行或居住史的,一律实施居家或集中隔离健康观察 14 天;同时将根据全球疫情发展趋势,及时动态调整重点国家和地区名录。通报病例情况、医疗救治情况及防控措施;市人大常委会通过《上海市人民代表大会常务委员会关于全力做好当前新型冠状病毒感染肺炎疫情防控工作的决定》;最高人民法院、最高人民检察院、公安部、司法部、海关总署联合发布了《关于进一步加强国境卫生检疫工作依法惩治妨害国境卫生检疫违法犯罪的意见》；市卫生健康委发布《疫情防控市民心理疏导 18 问》2.0 版。回应上海能够确保新冠肺炎患者的医疗救治工作、对重点国家入境人员实施更为严格的管控措施、集中隔离的重点国家入境人员需自理住宿费和餐费、居家隔离措施从严从紧等问题。

2020 年 3 月 18 日　第 55 场

上海市卫生健康委新闻发言人郑锦、市司法局一级巡视员刘平、市市场监管局副局长彭文皓，以及科普专家、复旦大学附属儿科医院主任医师黄瑛出席。市政府新闻办新闻发布处处长尹欣主持。通报病例情况、医疗救治情况及防控措施；随着湖北疫情形势好转，援鄂医疗队开始有序撤回；市市场监管局主要施行三方面措施指导企业有序复工复产复市，推进物价、质量监管执法工作，维护市场秩序。回应新冠肺炎疫情属于不可抗力、试行线上"云查勘"助力企业复工复产、对个人瞒报病情的法律惩戒措施、旅客在上海机场入境须按照防疫联防联控流程中转等问题，并给出儿童发热的应对提示。

2020 年 3 月 20 日　第 56 场

上海市卫生健康委新闻发言人郑锦、市商务委副主任刘敏、上海时装周组委会副秘书长吕晓磊、上海盒马网络科技有限公司高级副总裁沈丽，以及科普专家、上海市健康促进中心主任吴立明出席。市政府新闻办主任、市政府新闻发言人徐威主持。公布重点国家范围扩大到 24 个及对非重点国家入境航班的管理措施；通报病例情况、医疗救治情况及防控措施；市商务委会同有关部门和单位多管齐下积极推进企业复工复产复市；出台《关于应对新冠肺炎疫情支持外贸企业稳定发展的政策措施》。回应国际航班密切接触者如何界定、如何推动商贸企业有序复工复市和促进消费工作、外省来沪就医是否需要隔离 14 天、后疫情时代如何保证供应稳定和服务质量等问题，并给出去公共场所时的个人防护建议。

2020 年 3 月 22 日　第 57 场

上海市卫生健康委主任邬惊雷、上海海关副关长蒋原、市民政局副局长曾群、疫情防控公共卫生专家组成员吴凡出席。市政府新闻办主任、市政府新闻发言人徐威主持。通报上海将对所有来自非重点国家和地区的入境来沪人员实施 100% 新冠病毒核酸检测；病例情况、医疗救治情况及防控措施。回应上海海关加强口岸管理采取的措施、市卫生健康委配合口岸部门落实的防控措

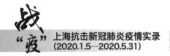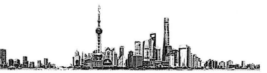
施、如何进一步加强重点国家入境人员返回小区时的信息登记和排摸等工作、全市增设182家社区卫生服务中心发热哨点诊室、不同场合和不同人群佩戴口罩的具体办法和规定等问题。

2020 年 3 月 24 日　第 58 场

上海市卫生健康委新闻发言人郑锦、市经济信息化委副主任张建明、市民政局副局长曾群、上海大岂网络科技有限公司董事长王向导、上海合合信息科技发展有限公司副总裁汤松榕出席。市政府新闻办新闻发布处处长尹欣主持。通报自3月25日零时起,虹桥机场暂停所有国际、港澳台的进出港航班业务,转场至浦东机场运营;病例情况、医疗救治情况及防控措施;截至3月23日,上海中小企业复工率89%,人员到岗率79%,上海市中小企业主管部门采取有效举措助力中小企业复工复产。回应二级响应机制下防控措施有何变化、上海在推动中小企业融资方面的具体举措、通过人工智能技术开展远程无接触智能化招聘、大数据企业如何帮助企业复工复市等问题。

2020 年 3 月 26 日　第 59 场

上海市卫生健康委新闻发言人郑锦、市文化旅游局一级巡视员王玮、市旅游行业协会会长郭丽娟、春秋集团副董事长王煜出席。市政府新闻办新闻发布处处长尹欣主持。通报全市205家影院第一批复市;病例情况、医疗救治情况及防控措施;市文化旅游局多措并举,全力推动文旅企事业单位复工复产;2020年上海市民文化节将于3月28日在云上如约启动。回应如何进一步完善健康科普工作机制、全力推进旅游企业的复工复产等问题。

2020 年 3 月 28 日　第 60 场

上海市卫生健康委新闻发言人郑锦、市交通委副主任杨小溪、申通地铁集团副总裁邵伟中,以及科普专家、曙光医院主任医师崔松出席。市政府新闻办新闻发布处处长尹欣主持。通报病例情况、医疗救治情况及防控措施;上海疫情防控等级调整为二级响应后交通运行管理措施做出相应调整。回应地铁方面面对复工大客流的防控措施、市民卫生健康倡议书等问题,并给出如何增加免疫力、抵抗力的健康提示。

2020 年 3 月 30 日　第 61 场

上海市卫生健康委新闻发言人郑锦、中国人民银行上海总部副主任孙辉、上海银保监局一级巡视员李虎、上海证监局副局长吴萌,健康科普专家、市健康促进委员会办公室副主任王彤出席。市政府新闻办主任、市政府新闻发言人徐威主持。通报病例情况、医疗救治情况及防控措施;中国人民银行上海总部、上海银保监局、上海证监局通力合作,统筹推进疫情防控和经济社会发展。回应鼓励银行减免利息和强化保险保障作用这两项工作目前进展情况如何、"30 条意见"有何新的进展、上海资本市场主体复工复产情况如何、使用公筷公勺倡议工作推进情况等问题,并向市民提出"双 12"公约。

2020 年 4 月 1 日　第 62 场

上海市卫生健康委新闻发言人郑锦、市民政局副局长曾群,科普专家、市健康促进中心主任吴立明出席。市政府新闻办新闻发布处处长尹欣主持。通报病例情况、医疗救治情况及防控措施;3 月 30 日,上海援鄂医疗队第三批、第四批、第五批返沪医疗队员平安回到上海,目前还有 500 余名上海医疗队员继续坚守武汉。回应市民政局为清明长假做了哪些准备、"集体祭扫""网络祭扫""代客祭扫"三项便民服务推进情况和市民接受度等问题,并给出市民户外活动的 6 个健康提示。

2020 年 4 月 3 日　第 63 场

上海市卫生健康委新闻发言人郑锦、市高院副院长张斌、市检察院副检察长陶建平、市司法局一级巡视员刘平、市疾病预防控制中心消毒与感染控制科主任朱仁义出席。市政府新闻办主任、市政府新闻发言人徐威主持。通报病例情况、医疗救治情况及防控措施;本市爱国卫生运动委员会(市健康促进委员会)2020 年电视电话会议召开;上海市民健康素养连续 12 年呈上升趋势,2019 年市民健康素养水平达 32.31%,比上一年增长 13.8%,提前达到《健康上海行动》2022 年目标。回应执法机关如何助力复工复产、集中隔离点的六大基本要求等问题。

2020 年 4 月 8 日　第 64 场

上海市副市长宗明介绍了《关于完善重大疫情防控体制机制健全公共卫生应急管理体系的若干意见》(下称"若干意见")有关情况。市卫生健康委主任邬惊雷、复旦大学上海医学院副院长吴凡、复旦大学附属华山医院感染科主任张文宏、市疾病预防控制中心主任付晨出席。市政府新闻办主任、市政府新闻发言人徐威主持。回应"若干意见"中完善公共卫生应急指挥体系的关键点;上海如何提升应对公共卫生事件能力,打造疾病预防控制网络和进行疫情

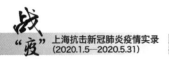
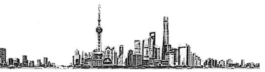
预防科研攻关以及完善新发传染病早发现和风险预警体系等问题的具体举措。

2020 年 4 月 9 日　第 65 场

上海市教委主任陆靖、市卫生健康委新闻发言人郑锦介绍上海各级学校返校开学、部分教育考试调整安排,以及新冠肺炎疫情防控有关情况。上海大学副校长汪小帆、上海市曹杨第二中学校长王洋、上海市建平实验中学校长李百艳共同出席。市政府新闻办新闻发布处处长尹欣主持。通报病例情况、医疗救治情况;通报上海市开学时间及部分教育考试时间。回应毕业生的毕业及就业、中小学生返校后的教学衔接、学校对高三学生的教学计划以及校园的疫情防控等问题。

2020 年 4 月 10 日　第 66 场

上海市卫生健康委新闻发言人郑锦、市发展改革委一级巡视员王扣柱、市经济信息化委副主任吕鸣、市规划资源局副局长许健、市住房城乡建设管理委副主任裴晓介绍上海新冠肺炎疫情防控工作情况。市政府新闻办新闻发布处处长尹欣主持。通报病例情况、医疗救治情况,上海 1 649 名援鄂医疗队员已全部回沪;通报市政府制订《上海市扩大有效投资稳定经济发展若干政策措施》有关情况。回应对新开工重大项目的服务保障举措、工程建设领域行政审批改革举措以及上海重大项目开复工情况等问题。

2020 年 4 月 13 日　第 67 场

上海市经济信息化委主任吴金城、市卫生健康委新闻发言人郑锦、市经济信息化委总工程师刘平、市商务委副主任刘敏、市地方金融监管局副局长葛平、市市场监管局二级巡视员陶爱莲出席。市政府新闻办新闻发布处处长尹欣主持。通报病例及医疗救治情况;介绍上海促进在线新经济发展及疫情防控有关情况;回应《上海市促进在线新经济发展行动方案》中无人工厂、生鲜电商零售、"无接触"配送等 12 个重点领域与疫情的关系,互联网诊疗服务,在线经济的市场监管等问题。

2020 年 4 月 17 日　第 68 场

上海市卫生健康委新闻发言人郑锦,市商务委副主任刘敏,拼多多副总裁陈秋,达达集团联合创始人杨骏,途虎养车联合创始人、总裁胡晓东出席。市政府新闻办主任、市政府新闻发言人徐威主持。通报病例及医疗救治情况;介绍上海新冠肺炎疫情防控及促进消费新业态发展有关情况;回应达达集团挖掘新业态、新模式的计划,拼多多平台企业和商家运转情况以及促销费的创新亮点、途虎养车如何适应在线经济等问题。

2020 年 4 月 23 日 第 69 场

上海市商务委主任华源、市商务委副主任刘敏、市发展改革委副主任裘文进、市经济信息化委副主任张英、市文化旅游局副局长程梅红出席。市政府新闻办主任、市政府新闻发言人徐威主持。通报病例及医疗救治情况;介绍即将施行的《关于提振消费信心强力释放消费需求的若干措施》及"五五购物节"筹备情况;回应外贸企业出口转内销举措、"五五购物节"在新兴消费领域的亮点活动、促进汽车消费的政策、上海打造全球新品首发地的举措、购物节期间的美食活动以及保障消费者用餐安全等问题。

2020 年 4 月 24 日 第 70 场

上海市教委主任陆靖,市卫生健康委新闻发言人郑锦,市教育系统疫情防控专家组副组长、复旦大学上海医学院副院长吴凡,闵行区教育局局长恽敏霞出席。市政府新闻办新闻发布处处长尹欣主持。通报病例及医疗救治情况;介绍上海疫情防控工作和各类学校复学准备有关情况。回应返校安全、物资储备和制度规定的统一要求;学校对学生在线教育的成效评估;学生返校的心理调适等问题。

2020 年 4 月 28 日 第 71 场

上海市知识产权局局长芮文彪、上海海关副关长柳波、市文化旅游局执法总队督办张勇、市公安局经侦总队副总队长李伟军出席,市政府新闻办主任、市政府新闻发言人徐威主持。介绍上海市 2019 年知识产权发展和保护情况,以及最新发布的《关于强化知识产权保护的实施方案》有关内容;回应知识产权局推动企业复工复产的举措与成效、上海警方打击涉疫情知识产权犯罪的措施、上海海关打击侵权的力度等问题。

2020 年 4 月 30 日 第 72 场

上海市卫生健康委新闻发言人郑锦,上海海关副关长柳波,市文化旅游局副局长张旗,疫情防控公共卫生专家组成员、复旦大学上海医学院副院长吴凡出席,市政府新闻办主任、市政府新闻发言人徐威主持。通报病例与医疗救治情况;介绍上海新冠肺炎疫情防控工作和上海海关支持外贸企业复工复产有

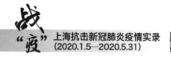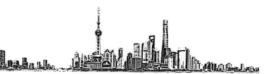

关情况。回应疫情期间上海海关如何保障民生物资的进口供应和本地企业的复工复产,上海如何应对"五一"假期客流以及自我防护的注意事项,"五五购物节"中文化旅游产品的活动信息等问题。

2020 年 5 月 7 日　第 73 场

上海市政府副秘书长、市发展改革委主任马春雷,市发展改革委副主任裘文进、市经济信息化委副主任张建明、市商务委副主任周岚、市交通委一级巡视员蔡军、上海自贸试验区临港新片区管委会副主任吴晓华出席,市政府新闻办主任、市政府新闻发言人尹欣主持。介绍《上海市推进新型基础设施建设行动方案(2020—2022 年)》有关情况。回应市商务委智能取物柜等新型商业基础设施在疫情期间迅速发展的基础上,如何进一步提升电商发展的基础设施配套支撑能力等问题。

2020 年 5 月 8 日　第 74 场

上海市卫生健康委新闻发言人郑锦,市交通委副主任杨小溪,市疫情防控公共卫生专家组成员、复旦大学上海医学院副院长吴凡,市疾病预防控制中心传染病防治所所长、主任医师吴寰宇出席,市政府新闻办主任、市政府新闻发言人徐威主持。通报病例与医疗救治情况;介绍上海新冠肺炎疫情防控工作情况;回应卫生健康主管部门对医院管理和院感防控的措施;新版口罩佩戴的具体要求;按照三级应急响应等级,空调、新风设施使用标准与乘坐交通工具防疫措施的变化等问题。

2020 年 5 月 12 日　第 75 场

上海市卫生健康委新闻发言人郑锦、浦东新区浦南医院护理部主任李晓静、华东医院重症监护室护士长陈贞、市公共卫生临床中心普外科护师陈莉、上海儿童医学中心儿童重症监护室主管护师冯升出席,市政府新闻办新闻发布处处长尹欣主持。通报病例和医疗救治情况;回应援鄂医疗队员的工作情况和感悟,援鄂医疗队伍的管理等问题。

2020 年 5 月 13 日　第 76 场

上海市商务委主任华源、市商务委副主任刘敏、市经济信息化委副主任张英、市文化旅游局副局长程梅红、上汽集团总裁助理蔡宾、叮咚买菜副总裁张奕出席,市政府新闻办副主任尹欣主持。介绍"五五购物节"相关情况;回应"五五购物节"的亮点活动、"全球新品首发季"具体情况以及文旅市场振兴的特色活动等问题。

2020 年 5 月 14 日　第 77 场

上海浦东新区常务副区长董依雯、市卫生健康委新闻发言人郑锦、浦东新区卫生健康委主任李新明、金桥镇镇长沈英、浦东医院院长余波出席,市政府新闻办主任、市政府新闻发言人徐威主持。通报病例与医疗救治情况;介绍浦东新区疫情防控工作情况;回应浦东新区的医疗质量、核酸检测、社区防疫以及入境居家隔离人群的措施等问题。

2020 年 5 月 15 日　第 78 场

上海市经济信息化委主任吴金城、市经济信息化委副主任吕鸣、市发展改革委副主任裘文进、市规划资源局副局长许健、市住房城乡建设管理委副主任张政、上海科创办专职副主任侯劲出席,市政府新闻办副主任尹欣主持。介绍上海出台《关于加快特色产业园区建设促进产业投资的若干政策措施》相关情况;回应上海在重大产业项目推进方面的举措,如何推动新兴产业发展等问题。

2020 年 5 月 18 日　第 79 场

上海市卫生健康委新闻发言人郑锦,市卫生健康委巡视员吴乾渝,中国工程院院士、上海交大医学院附属瑞金医院院长宁光,复旦大学附属中山医院教授祝墡珠,徐汇区斜土社区卫生服务中心家庭医生朱兰,嘉定区南翔镇社区卫生服务中心家庭医生徐冬建出席,市政府新闻办副主任尹欣主持。通报病例与医疗救治情况;介绍《上海市民健康公约》18 问答、南翔镇社区家庭医生防疫等相关情况;回应家庭医生在守护居民健康方面的举措,上海家庭医生的培养,以及如何通过改善饮食预防疾病等问题。

2020 年 5 月 20 日　第 80 场

上海市长宁区区长王岚、市卫生健康委新闻发言人郑锦、长宁区卫生健康委主任葛敏、长宁区商务委主任顾耀军、长宁区江苏路街道党工委书记郑立锋、上海市同仁医院院长马骏出席,市政府新闻办主任、市政府新闻发言人徐威主持。通报病例与医疗救治情况;介绍长宁区疫情防控和复工复产情况;回应长宁区在推动产业发展、促进消费升温方面采取的措施和成效,江苏路街道常态化社区防控,综合性医院如何确保患者安全等问题。

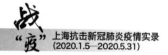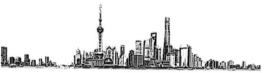
（五）援鄂行动

2020 年 1 月 23 日　复旦大学附属中山医院重症医学科副主任钟鸣奔赴武汉疫区前线。

2020 年 1 月 24 日　上海第一批援鄂医疗队 136 位队员，海军军医大学 150 名医护人员专家除夕夜驰援武汉。

2020 年 1 月 25 日　上海市疾病预防控制中心 3 名工作人员前往武汉开展流行病学调查和数据统计分析。

2020 年 1 月 27 日　上海 50 名护理人员组成的上海第二批援鄂医疗队紧急驰援武汉。

2020 年 1 月 28 日　上海第三批援鄂医疗队 148 位队员前往武汉。

2020 年 2 月 4 日　上海第四批援鄂医疗队 101 名队员赴武汉开展救治工作。

2020 年 2 月 5 日　复星基金会联合中国光彩事业基金会向国家支援湖北抗疫医疗队捐赠 5000 件医疗级防护服。

2020 年 2 月 6 日　中山医院 136 名医务人员组队驰援武汉（上海第五批援鄂医疗队）。

2020 年 2 月 7 日　上海交通大学医学院向上海援鄂医疗队捐赠 2 台 Air-Face 人工智能医护服务机器人。

2020 年 2 月 8 日　华山医院 214 名医护人员、瑞金医院 136 名医护人员奔赴武汉（上海第六批援鄂医疗队）。

2020 年 2 月 10 日　上海市红十字应急救援队 8 名队员赴武汉执行重症患者接诊转运任务。向湖北捐赠的由之江生物生产的 10 台核酸检测仪器抵达武汉。

2020 年 2 月 11 日　瑞金医院多方筹措 1.5 吨应急医疗物资送往武汉。

2020 年 2 月 14 日　9 位专业医护人员组成上海市第一支社会医疗先锋队出征武汉。

2020 年 2 月 15 日　第四批国家中医医疗队、来自上海 4 家中医医疗机构共 122 人前往武汉雷神山医院(上海第七批援鄂医疗队)。

同日　上海市组建上海援鄂医疗队工作协调组赴武汉。

2020 年 2 月 17 日　上海交通大学医学院附属瑞金医院新冠肺炎病因诊断专家组 6 人赴武汉开展新冠肺炎病理学和病因诊断研究工作,上海尚医医务工作者奖励基金会联合上海市医师协会、上海复旦大学校友会、上海仁德基金会募集人民币 1 000 万元用于奖励赴鄂抗疫一线的医务工作者。

2020 年 2 月 19 日　上海第八批援鄂医疗队 513 名医护人员驰援武汉雷神山医院,“上海基金业致敬白衣天使”专项基金首批捐赠上海援鄂医疗队。

2020 年 2 月 20 日　在武汉,上海援鄂医疗队成立上海援鄂医疗队临时党委。

2020 年 2 月 21 日　50 位心理学专业医师组成上海第九批援鄂医疗队驰援武汉,上海华山医院援鄂医疗队获赠一批捐赠医疗用品。

2020 年 3 月 7 日　上海仁济医院派出 8 人精英医疗团队驰援武汉雷神山医院(图 4 - 3)。

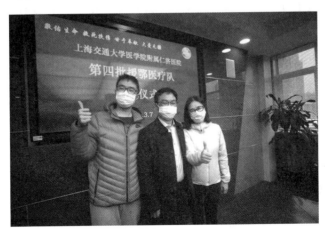

图 4 - 3　上海交通大学医学院附属仁济医院体外膜肺氧合(Extracorporeal Membrane Oxygenation, ECMO)精英团队启程奔赴武汉雷神山医院　　(文汇报　袁婧 摄)

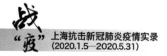 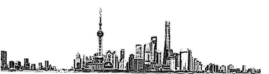

截至 2020 年 2 月 23 日，上海由 89 家医院组成了 9 批次 1 640 名卫生专业技术人员支援武汉；队伍共有党员 685 名。加上分别前往救援的专家、急救人员、社会医疗先锋队等，目前上海援鄂医护人员数量共计 1 791 人。物资方面，据不完全统计，除了随队配备的总计 150 余吨物资外，市疫情防控工作指挥部陆续向前方寄送了防护服 6 万多件、口罩 18 万多只，以及隔离衣、防护面屏、护目镜、一次性手套、帽子、鞋套等 30 多万件。

2020 年 3 月 18 日　上海援鄂医疗队第一批 136 名返沪队员回到上海。市委书记李强到虹桥机场迎接。

2020 年 3 月 22 日　上海援鄂医疗队第二批 160 名返沪队员回到上海，市委副书记、市政府党组书记龚正等到虹桥机场迎接。

2020 年 3 月 24 日　上海援鄂医疗队临时党委发展了最后一批"火线"入党党员，至此，上海援鄂医疗队临时党委及下设 46 个临时基层党组织（1 个临时党委，9 个临时总支，36 个临时党支部）接受入党申请人数 624 人，发展党员 205 人，在 1 649 名援鄂医疗队员中，党员比例由援鄂初的 41.84% 上升为 54.28%。

2020 年 3 月 31 日　上海支援湖北医疗队第三批、第四批、第五批 758 名返沪医疗队员回到上海，市人大常委会主任蒋卓庆、市政协主席董云虎、市委副书记廖国勋分别到机场迎接。副市长宗明参加。

2020 年 4 月 1 日　上海支援湖北医疗队第六批 136 名返沪医疗队员回到上海，市委常委、组织部部长于绍良到机场迎接。副市长宗明参加。

同日　上海援鄂医疗队首批返沪队员解除 14 天隔离期。

2020 年 4 月 6 日　上海支援湖北医疗队第七批、第八批 471 名返沪医疗队员回到上海。市委常委、统战部部长郑钢淼，市委常委、副市长吴清分别到机场迎接。副市长宗明参加。

2020 年 4 月 10 日　最后一批 51 名上海援鄂医疗队队员返沪，市委常委翁祖亮、副市长宗明到机场迎接。上海 1 649 名援鄂医疗队员已全部回沪。

2020 年 4 月 14 日　上海支援武汉医疗队 758 人解除隔离平安回家。

2020 年 4 月 20 日　来自仁济医院、上海市第一人民医院、第五人民医院、第七人民医院、杨浦区中心医院的医疗队员们以及复旦大学附属中山医院共472名队员,解除隔离平安回家。

2020 年 4 月 24 日 最后51名支援武汉医疗队员解除隔离平安回家。至此,9批1 649名上海支援武汉医疗队员全部安全返沪,顺利度过医学隔离观察期,实现上海市支援武汉医疗队员"零感染"。

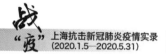 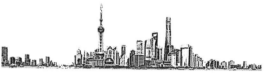
（六）外防输入

2020 年 1 月 22 日 民航、铁路部门发布公告，对已经购买涉及进出武汉的机票、火车票给予免费办理退票服务。

2020 年 1 月 23 日 上海机场对武汉来沪航班的旅客，开展体温检测工作，对于通过测温发现的发热旅客，发放口罩和健康告知书，登记个人信息和联系方式，指导患者前往指定医疗机构发热门诊就诊。久事公交进一步加强对公交车辆落实消毒、通风措施，强化营运全过程管控。

同日 长三角铁路部门组建铁路防疫应急处置队伍，实行 24 小时防疫值班。每日对客运站候车室、相关列车进行预防性消毒，加强职工疫情防控和健康管理。

同日 上海市开往湖北省各地省际班车全部予以停班、省际包车全部停运；所有班线车辆严格按照规定站点停靠，严禁站外上下客；实施进出站旅客体温测量工作。

2020 年 1 月 24 日 上海加大对来沪社会车辆筛查力度。在进入上海的全部 144 个公路道口以及 60 个无名小路道口实行监测。发现体温异常人员，即转送指定医院接受后续诊断。

同日 根据重点地区近期抵沪人员信息，加强社区排摸，指导相关人员严格落实居家隔离观察 14 天要求。同时，各区安排宾（旅）馆，作为重点地区近期抵沪人员集中观察场所。

2020 年 1 月 25 日 根据上海市防疫指挥部要求，位于闵行区的"集中隔离医学观察点"紧急启用，首批 12 名湖北等疫情重点地区来（返）沪人员入住观察点。

2020 年 1 月 26 日 上海已完成首批 60 个集中隔离观察点设置,对被观察人员进行每日体温监测。

同日 上海省际客运站发送与到达所有班车、省际包车停运;轨交 11 号线花桥站—安亭站暂停运营;各邮轮公司取消相应航次,可全额退款或改签(图 4 - 4)。

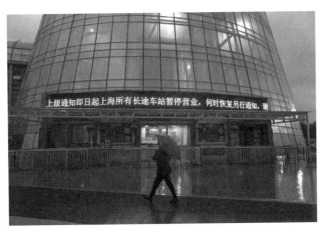

图 4 - 4 2020 年 1 月 26 日,上海省际客运站发送与到达所有班车(含外籍班车)、省际包车(含外籍包车)停运

(新华社 王翔 摄)

2020 年 1 月 27 日 2020 年 1 月 12 日(含当日)后从湖北省来沪的人员,应主动向本人所在社区、单位或酒店等居住场所报备,保留来沪机票、车船票等,并做好自我体温检测,如实填写健康状况信息登记表,从抵沪之日起 14 天内居家隔离或集中隔离观察。

同日 上海查控关口前移至省界公安检查站,上海市 G2 京沪(江苏 G2 花桥)、G15 朱桥、G60 沪昆、G15 沪浙、S36 亭枫、G50 沪渝、S26 沪常、S32 申嘉湖、G40 崇启等 9 处原高速公路省界公安检查站主线车道封闭,所有入沪车辆进入主线车道旁侧安检区域接受检查。

同日 上海机场对所有抵沪航班旅客测温登记排查,对于体温异常且符合相关排查规定的旅客,通知 120 就近送往指定医疗机构就诊。

2020 年 1 月 28 日 上海市发布疫情防控通告:本市行政区域内各机关、

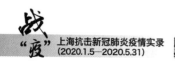
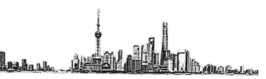
企事业单位、社会团体和公共场所经营者应配置体温检测设备，对进入公共场所的人员（含从业人员）进行检测，并要求其佩戴口罩。对本单位从市外返沪的人员，一律申报相关信息，切实落实健康防护措施。2020年1月12日（含当日）后从湖北省来沪的人员，主动向本人所在社区、单位或酒店等居住场所报备，保留来沪机票、车船票等，并做好自我体温检测，如实填写健康状况信息登记表，从抵沪之日起14天内居家隔离或集中隔离观察。

2020年1月31日 上海第一个集中观察点收治观察的闵行区内某单位22名职工经过14天集中隔离观察后确认均无相关感染，在完成最后的检测后，所在社区卫生服务中心向22名对象发放解除隔离告知书，正式解除隔离。

2020年2月1日 上海铁路部门要求购票人须提供每一名乘车旅客本人使用的手机号码，方可购票。

同日 上海高速、机场、火车站入境旅客，均需提交健康登记表。出入境人员必须向海关卫生检疫部门进行健康申报，并配合做好体温监测、医学巡查、医学排查等卫生检疫工作。

2020年2月2日 上海虹桥、浦东两大机场实施对国内抵沪航班旅客进行来沪人员健康登记线上申报（图4-5）。

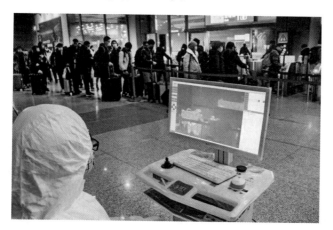

图4-5 春节后返程高峰渐起，机场、火车站等防疫一线工作人员连续奋战，成为联防联控、群防群治的重要力量

（文汇报 赵立荣摄）

2020 年 2 月 4 日 上海市卫生健康委发布《来沪(返沪)人员健康管理告知书》,要求所有来沪(返沪)人员在进入上海各交通口岸和道口时,必须配合开展体温测量,如实填报健康状况信息登记表;进入上海后,必须向所在社区、单位或酒店等居住场所主动报备,每日自测体温,尽量不外出。

2020 年 2 月 5 日 从湖北地区或途经湖北地区来沪返沪人员须按规定居家隔离(或集中隔离)14 天,满 14 天后情况正常者可申领绿色临时通行证。

2020 年 2 月 7 日 上海市交通委通过对各收费站对湖北省牌号进沪车辆联合开展查控、发起征集道口志愿者的紧急动员、每条车道配备公安执勤、卫生防疫、交通执法和施工维护人员逢车必检等举措为道口防控持续加压。

2020 年 2 月 8 日 松江火车站用上全区首套在交通枢纽场所应用的 5G 热力成像测温系统,具有无接触式检测、高灵敏度预警、5G 高速传输三大高科技。

2020 年 2 月 10 日 1 月 22 日以来,入沪道口发现并移交体温异常人员 408 人,劝返疫情重点地区来沪车辆 800 辆。

同日 从重点地区来沪返沪人员,应按规定接受 14 天隔离观察,一律不得外出;在一级响应期间,对在上海没有居住地的,没有明确工作的人员,原则上加强劝返力度,暂缓入沪。

2020 年 2 月 14 日 上海市全部陆路道口启动 24 小时查控勤务,入沪车辆逐一检查,人员全部测温登记,小型客车后备箱、大型客车行李厢、厢式货车车厢等一律开启查验。

同日 自查控工作启动至当日,上海全市 9 个省际高速道口、20 个地面公安检查站、63 个等外道口,累计出动警力 3 万人次,检查车辆 243 万余辆次、人员 560 万余人次,送集中隔离观察点 1 676 人,移交体温异常人员 587 人,劝返相关地区来沪车辆 4 854 辆、人员 8 220 人。

同日 上海市疫情防控工作领导小组办公室下发《本市居民区(村)疫情防控管理操作导则》,明确要求严格住宅小区入口管理、严格来沪返沪人员登记和重点人群管理、严格社区公共场所和设备管理。

2020 年 2 月 15 日 上海公安机关依法处理 3 名违反居家隔离观察规定的人员。上海市公安局虹口分局以涉嫌妨害传染病防治罪,对隐瞒病情和流

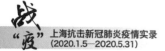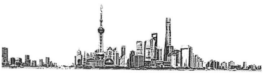
行病学接触史的李某某(男,62岁)予以立案。

2020年2月16日 金山、平湖、嘉善三地共同推出"两书一证"人员车辆互认通行机制,促进解决人员和车辆在省界道口通行不便的问题,"两书"即《个人承诺书》和《企业承诺书》,"一证"即通行证。

2020年2月19日 上海市虹口区集中观察点累计收治对象110例,解除医学观察74人,仍有36人处于隔离期内。

2020年2月20日 上海市嘉定区和太仓市签署《新冠肺炎疫情联防联控保障城市运行合作协议》,除推行个人工作通勤证外,还新推出车辆通勤证制度。持有车辆通勤证的企业班车,由企业负主体责任,企业必须在员工上车前完成体温测量登记工作。该通勤制度已覆盖嘉定、昆山、太仓全境。

同日 在确保返沪员工身体健康可控的条件下,企业可采取省际包车方式组织员工返沪。

2020年2月24日 上海市浦东新区组建机场联络小组,24小时做好浦东国际机场、集中隔离观察点、定点医院之间的协调对接。在全区设置6个集中隔离观察点,其中专门预留2个点应对复工潮可能引起的疫情(图4-6)。

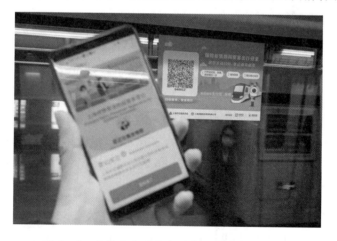

图4-6 上海市交通委会同申通地铁集团、支付宝和高德地图应用信息技术和大数据手段,开发"防疫登记二维码"系统,上海居民乘坐地铁都可使用支付宝、高德扫码登记乘车信息 （文汇报 叶辰亮 摄）

2020 年 3 月 4 日 所有中外人员,凡是在进入上海之日前 14 天内,有过韩国、意大利、伊朗、日本等国家旅行或居住史的,一律实施居家或集中隔离健康观察 14 天。

同日 上海轮渡将在所有 17 条航线的 35 艘渡轮上张贴"防疫登记二维码"。金山铁路运营车辆已张贴"防疫登记二维码"。

2020 年 3 月 6 日 上海市 16 个区驻点人员已进驻浦东、虹桥两大机场,24 小时不间断值守。机场设立专门的人员集散点,对于原计划搭乘公共交通的需要居家隔离健康观察的入境人员,一律由各区安排专车、专人集中接送,严格落实 14 天居家隔离健康观察。

同日 上海对中转、入境检查虽未见异常的人员,采用专门车辆、专用通道,将所有转机或换乘火车的旅客送至航站楼、火车站,同时将信息告知当地政府。而对非转机或转火车的人员,则主动与其目的地政府加强联系,请各地驻沪办事处协助用专车、封闭通道接送。

2020 年 3 月 7 日 上海海关将采取对来自疫情严重国家(地区)的入境人员启动 100% 流行病学调查;制定口岸入境人员分流处置流程;扩大检疫区域空间布局,重塑口岸通关流程;加严对瞒报行为的惩处;新增乘务长报告制度;进一步完善海关与地方联防联控工作机制;升级现场测温设备等七方面措施,筑牢口岸防疫防线。

同日 上海两大机场严格落实进出港测温、预防性消毒、室内通风等措施,推广"非接触式"服务和"一米线"提示,降低人员流量和密度。

2020 年 3 月 9 日 上海海关人员对入境旅客进行健康声明卡信息核查。

2020 年 3 月 13 日 所有中外人员,凡是在进入上海之日前 14 天内,有过韩国、意大利、伊朗、日本、法国、西班牙、德国、美国等国家旅行或居住史的,一律实施 14 天居家或集中隔离健康观察。

同日 截至 7 时,浦东新区已投用 18 个集中隔离点,共接收机场转送重点国家入境人员 4 961 人。

2020 年 3 月 15 日 上海两大机场每天涉及重点国家(地区)的进港航班约 20 个,旅客数量在 1 500 至 2 000 人。上海海关从各隶属关紧急调集 400 名

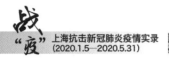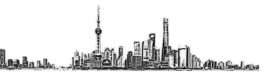
关员增援两大机场国门卫生检疫,占上海关区总人数近1/6,另外还有大量各单位的志愿者也在两大机场防守一线。

2020年3月16日 小洋山客运站省际水上客运功能恢复运营。

2020年3月17日 对从上海口岸入境的,过去14天去过或来自重点国家的入境人员,上海将进一步从严从紧落实14天居家隔离健康观察措施,管理流程将更加严密。

同日 所有中外人员,凡在进入上海之日前14天内,有过韩国、意大利、伊朗、日本、法国、西班牙、德国、美国、英国、瑞士、瑞典、比利时、挪威、荷兰、丹麦、奥地利16个国家旅行或居住史的,一律实施居家或集中隔离健康观察14天。

2020年3月18日 上海浦东集中隔离观察点从6个增加到23个,增量全部用于境外人员集中隔离观察。各隔离点采取一个标准、一种手势,共投用8 093个房间,投入1 200名管理、医护力量。截至当日7时,浦东各隔离点累计接收人数12 086人,3月3日以来,接收机场转运重点国家入境人员6 208人,其中外籍人士658人。

2020年3月19日 国家五部委发布《关于目的地为北京的国际航班从指定第一入境点入境的公告(第1号)》,上海浦东国际机场是指定的12个第一入境点之一。

2020年3月20日 上海在原有16个重点国家的基础上,新增澳大利亚、马来西亚、希腊、捷克、芬兰、卡塔尔、加拿大、沙特阿拉伯8国作为疫情防控的重点国家。所有中外人员,凡在进入上海之日前14天内,有上述24个国家旅行或居住史的,一律按照规定严格实施居家或集中隔离健康观察14天。

2020年3月22日 在原有24个疫情防控重点国家名录中,将日本调出,增加菲律宾为重点国家。凡在进入上海市之日起的前14天内,有上述调整后的24国旅居史的所有中外人员,一律按照规定严格实施居家或集中隔离健康观察。

同日 上海海关快速启动"120模式"和"130模式",实现对重点人员的闭环管理:对登临检疫、体温监测等环节检查发现的有发热等症状的入境人员,同步开展医学排查,并立即安排 120 车辆转运至指定医疗机构诊疗。对症状不明显但存在高风险的重点人员启动"130 模式",直接转运至指定隔离点迅速采样送检。待检测结果出具后,由地方联防联控机制落实后续处置。

同日 上海海关从全关范围紧急调配关员支援空港一线。由原编制在岗的 500 人增加到 1 132 人,24 小时不间断运作,全面强化口岸现场的检疫力量。

2020 年 3 月 23 日 上海市进一步加强口岸防控,海关对所有入境航班实行 100% 登临检疫,对所有入境人员实行 100% 健康申明卡查验和 100% 测温;对所有来自或途经重点国家(地区)的入境来沪人员实行 100% 隔离 14 天;对所有来自非重点国家(地区)航班中入境人员实施 100% 流行病学调查;除集中隔离人员外,对所有入境来沪人员实施 100% 新冠病毒核酸检测。

同日 上海市严格落实居家隔离管控措施,包括严格接送方式;增加核酸检测环节;强化居家隔离标准;由卫生健康委等部门会同社区严格落实隔离措施,强化巡查,确保被隔离人员不离开住所,对擅自离开的,依法处置。

同日 所有具有 14 日内重点国家或地区旅居史的入沪人员,"随申码"将赋红码。

同日 全国一体化政务服务平台"健康通行码"上线,可以作为外省市人员来沪健康状态的补充判别依据。

同日 对疫情防控重点国家(地区)名录进行调整,将日本调出,增加菲律宾为重点国家。

2020 年 3 月 24 日 上海市轨道交通 11 号线位于江苏昆山运行的区段恢复运营,并按上海市要求执行疫情防控标准。

同日 快递员、外卖员等人员出示绿色健康码可以进入小区,家政员、护理员等经服务对象同意,也可以进入小区。

2020 年 3 月 25 日 虹桥机场暂停所有国际、港澳台的进出港航班业务,并将虹桥机场此前所有国际、港澳台航班转场至浦东机场运营,保留虹桥机场国际、港澳台航班备降功能。

2020 年 3 月 26 日 对入境来沪的全部人员,一律实施为期 14 天的隔离健康观察(对入境的外交人员和从事重要经贸、科研、技术合作的人员,另有规

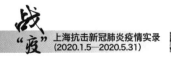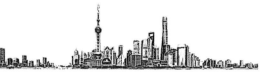
定的按规定执行)。

2020 年 3 月 27 日 经上海口岸入境转往其他省市(除苏浙皖外)人员,一律在沪隔离观察 14 天。对上海口岸入境转往苏浙皖三省的人员,继续发挥长三角联防联控机制作用,由三省派驻工作组到本市机场直接送至目的地,确保做好封闭式转送保障工作。

同日 长三角生态绿色一体化示范区的 5 条区域公交线复运,以满足"两区一县(上海市青浦区、苏州市吴江区、嘉兴市嘉善县)"居民的旅游观光、通勤探亲和购物就医等出行需求。青浦区包括示范区公交在内的 11 条毗邻公交线路统一恢复营运,公交车辆将每天消毒 2 次。

2020 年 3 月 28 日 外交部、民航局宣布暂时停止持有效中国签证、居留许可的外国人入境。

同日 民航局发布《关于疫情防控期间继续调减国际客运航班量的通知》,大幅调减国际客运航班,仅维持每条航线的最低航班量,确保通航国家不断航。

同日 自即日起,对所有入境来沪人员一律实施为期 14 天的集中隔离健康观察。

同日 上海已撤销省界道口的防疫检查,撤除 10 个水上省际口门,由防疫检查调整为防疫抽查;全面撤除 9 个陆上省际公安检查站防疫检查。上海与江苏、浙江的 24 条毗邻公交已恢复 20 条。其中,长三角生态绿色一体化示范区的 5 条区域公交线 3 月 27 日全部复运。

同日 上海取消市内包车、市内通勤班车、毗邻省际通勤包车及返沪员工省际包车不超过 50% 实载率要求。全面恢复除目的地为武汉外的跨市境业务(含网约车、租赁汽车)。从 1 月 23 日至今,所有轮渡、三岛客运保持正常运营。

2020 年 3 月 31 日 自即日起,对所有入境来沪人员进行 100% 新冠病毒核酸检测。

2020 年 4 月 6 日 上海市对 3 月 31 日前来沪尚处在集中隔离健康观察期的入境人员进行新冠病毒核酸检测。

2020 年 4 月 14 日　经过 78 天停运,浦东机场迎来第一个长途复运班次,张家港至浦东机场的线路正式投运,南通、启东、常州、苏州、无锡、普陀山、桐乡、慈溪等线路也相继恢复。浦东机场共开通江浙两省 22 条长途线路,已恢复 9 条。

2020 年 4 月 30 日　上海市二级以上综合性医疗机构将分批开展核酸检测服务。

2020 年 5 月 7 日　上海铁路局恢复 G7172(上海虹桥—苏州)、G2(上海虹桥—北京南)、D3103(上海虹桥—福州南)等 61 趟车次的开行,增开 G4917(上海虹桥—南昌西)等 5 趟列车。

2020 年 5 月 13 日　上海铁路局恢复 G7148/9(上海虹桥—芜湖)、G7122(上海虹桥—南京南)、G7236/7(上海—合肥南)等 30 趟车次的开行,增开 G9416(上海虹桥—蚌埠南)、D9509(南京南—芜湖)等 23 趟列车。

2020 年 5 月 18 日　上海依托智慧城市和城市运行的一网统管,实时采集来沪人员的相关信息,加强以落脚点为核心的实有人口管理,同时强化疫情防控的大数据共享和应用,支持疫情发展态势预测研判。

2020 年 5 月 21 日　设有 44 个采样工位、总面积达 360 平方米的两座上海海关半开放式核酸检测"方舱"采样室在浦东机场 T1、T2 航站楼正式投入使用,该采样室可全天候、更高效地开展大客流的采样工作,为上海空港迎接客流恢复做好准备。

2020 年 5 月 29 日　浦东机场共开通江浙两省 22 条长途线路,已恢复 9 条。

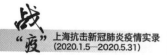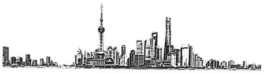
（七）内防扩散

2020 年 1 月 22 日 上海地铁连夜对 818 辆列车强化消毒,之后将每天进行整车加强消毒。

2020 年 1 月 23 日 上海各级各类学校严禁组织大型活动,取消假期所有返校活动等。

同日 上海 16 个区爱卫办会同有关部门,在全市 730 家农贸市场集中开展爱国卫生大扫除,清洁卫生面积达到 177 万平方米。

同日 上海博物馆、上海科技馆(含上海自然博物馆)、上海大世界、上海图书馆将采取多项防控措施,包括提高场馆预警限流指标,最大瞬时客流承载量减少 40%、入馆观众体温检测、暂停公众讲座和冬令营活动等。

同日 上海轮渡对各航线站房、渡轮进行全方位全覆盖式消毒;配备额温仪,对过江乘客及站内职工进行体温测量,并记录在册;轮渡售票员、验筹员、保安员在岗期间采取全部佩戴口罩等措施。

同日 沪上培训机构、托育机构即日起至 2 月 29 日暂缓开展线下服务。

2020 年 1 月 25 日 长三角铁路部分车次停运。

同日 上海市 4 200 多处旅游文化设施已停止开放。16 个区 121 家剧场均已停业。原定春节期间有演出的 26 家重点演出场所关闭,取消 104 场演出。全市 111 家 A 级景区闭园,上海迪士尼乐园闭园。关闭上海动物园、上海野生动物园,其他公园停止开放动物养殖区域与场所。关停关闭 40 家"室内萌宠店",关停万杨市场、万商花鸟市场、岚灵花鸟市场等 3 家大型市场内的鸟类及其他野生动物活体交易。市、区体育场馆暂停开放。各宗教活动场所暂停开放,并停止集体宗教活动。取消各类学校组织的大型活动,暂停各类教育培训机构线下培训活动。

2020 年 1 月 26 日 上海全市 6 万多块地铁、公交、楼宇的东方明珠移动屏幕滚动播出专家科普视频。

同日 上海各级各类中小学、托儿所、幼儿园均不能在市教委规定的开学时间(2 月 17 日)前举行任何形式的教学活动或集体活动,取消假期返校活动和寒托班。

2020 年 1 月 27 日 上海市新型冠状病毒感染的肺炎疫情防控工作领导小组办公室通告:本市行政区域内各机关、企事业单位、社会团体和公共场所经营者应配置体温检测设备,对进入公共场所的人员(含从业人员)进行检测,并要求其佩戴口罩;广大市民尽量避免前往人流密集的公共场所(图 4 - 7)。

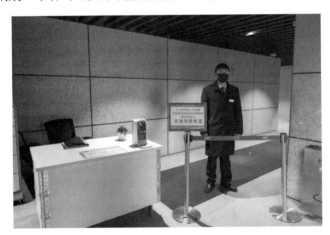

图 4 - 7　上海市杨浦区一栋写字楼入口处有保安值守,现场配备测温枪和消毒洗手液　(文汇报　叶辰亮 摄)

同日 上海市政府发出关于延迟全市企业复工和学校开学的通知,上海区域内各类企业不早于 2 月 9 日 24 时前复工,上海各级各类学校(高校、中小学、中职学校、幼儿园、托儿所等)2 月 17 日前不开学。

2020 年 1 月 28 日 国务院通知延长春节假期到 2 月 3 日,上海市通知企业不早于 2 月 9 日 24 时前复工。

同日 上海全市小区增加消毒频次、如实登记租客信息。

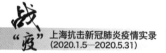 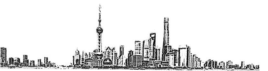

2020 年 1 月 29 日　上海暂停组织机动车驾驶人考试及"两个教育"。

2020 年 1 月 30 日　上海市已有 201 座城市公园和郊野公园闭园,不少区除开放式公园绿地外的区属公园全部闭园。

2020 年 1 月 31 日　上海市新型冠状病毒感染的肺炎疫情防控工作领导小组办公室、市爱卫会在全市全面深化爱国卫生运动,开展科普知识宣讲、社区环境清洁、预防性消毒等行动。

同日　暂停 2020 年 2 月即将举办的各类展会活动。

同日　社区接种门诊采取预约接种方式,对来访人员采取筛检、分流措施,减少人群聚集,确保接种安全。

同日　上海市发布《关于新型冠状病毒感染的肺炎疫情防控期间积极优化"一网通办"政务服务办理工作的指导意见》,以减少集中到线下大厅办理业务情况的发生。

2020 年 2 月 2 日　上海市发布"卫生健康防护令",要求全市各农贸市场进一步加强每日清扫保洁、预防性消毒和每周大扫除制度,全面提升市场卫生环境整洁度,彻底清理卫生死角。

同日　上海优化社区口罩供应:居/村委会预约登记＋指定药店购买(图4-8)。

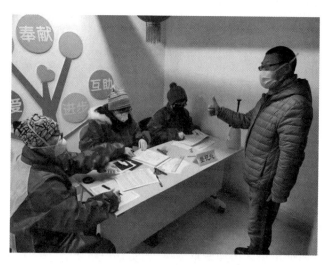

图 4-8　上海全市启动第一轮口罩预约（顾卓宏 摄）

2020年2月3日 建筑工地不得早于2月9日24时复工或新开工,建筑工地应严格实施全封闭管理,只开放一个进、出口,施工现场和生活区24小时单独设岗,建立进出场登记和体温检测制度,门卫每岗不得少于2人。

2020年2月5日 上海口罩企业已全部复工,目前每天180万至200万只口罩供应零售市场(图4-9)。

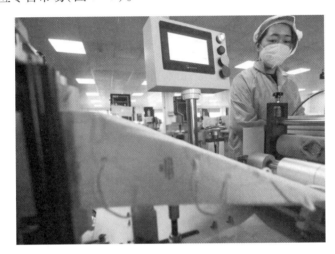

图4-9 2020年1月23日,上海市一家医械企业正在加班生产口罩,该厂流水线24小时不间断生产,每天可生产4.5万只KN95口罩,产品全部交付政府配给 (赵立荣 摄)

2020年2月6日 公交行业设置测温点、全面消毒检查,出租汽车所有营运车辆每日消毒,高速公路服务区公共场所严格清洁消毒,停止所有跨省道路客运班线和包车运营。

2020年2月7日 上海市黄浦区对辖区内陆家浜路渡口、董家渡路渡口、金陵东路渡口、复兴东路渡口等4个轮渡码头和复兴大厦商务楼传染病防控情况开展督导。

同日 上海市人大常委会审议通过《上海市人民代表大会常务委员会关于全力做好当前新型冠状病毒感染肺炎疫情防控工作的决定》,明确各级人民政府和街道办事处的职责、全力维护医疗和隔离秩序、疫情防控物资保障实行特事特办等政府职责;明确疫情防控应当发挥群防群治力量、单位落实防控措

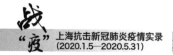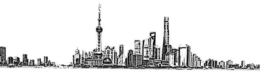
施的主体责任、个人的防控责任等。

2020年2月8日 上海市青浦区练塘镇实行"户长制"防控，根据地域特点以10户左右联防为单位，严格实行片区管理，一户发现疫情，10户片区实行隔离，切实增强相互间监督管理和互帮互助。

同日 上海市新型冠状病毒感染的肺炎疫情防控工作指挥部就严格执行公共场所体温检测和自觉佩戴口罩发布通告，对于不配合管理，扰乱秩序的行为，公安机关将依法严肃处理。

同日 上海公共体育场馆暂停开放，体育培训机构暂缓线下服务。

同日 6条申崇线路采取实名制购票、体温测量、"安全距离"候车等进一步防控措施。

2020年2月9日 上海地铁自2月3日起陆续在各地铁站实施乘客测温进站。上海地铁全网络共计106座车站实施测温进站。

同日 上海市崇明区350名区级机关和事业单位工作人员进村入户，"织密"社区疫情防控大网。

2020年2月10日 上海全市1.3万个居民住宅小区，绝大部分已实现"封闭式管理"，采取出入口管理措施。

2020年2月11日 上海地铁已有354座车站实施测温进站，将逐步覆盖全网络。

同日 上海公安政务服务暂停办理部分业务，非紧急业务建议延期办。

同日 上海市政府发布《关于进一步严格落实各项疫情防控措施的通告》，包括入沪通道管控、落实属地防控责任；严格城乡社区管理，加强重点人群管理，对重点地区来沪返沪的人员，严格实行为期14天的隔离观察；加强健康信息填报核查；严格落实行业防控规范，实行错峰上下班。

2020年2月12日 上海地铁陆续在轨交各线路车站实施乘客测温进站，并将逐步覆盖至全网络，并要求必须佩戴口罩，对未佩戴口罩的乘客，上海地铁将进行劝离。截至当日，全路网共计354座车站实施测温进站（图4-10）。

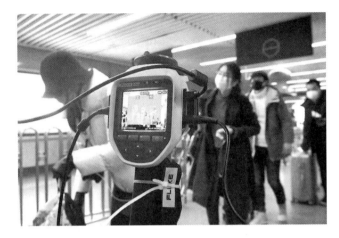

图4－10　面对返程客流高峰,处于疫情防控一线的轨
道交通1号线上海火车站站对每一位进站旅客进行体温
检测　　　　　　　　　　　　（文汇报　邢千里　摄）

同日　上海依托"一网通办"平台,减少办事人跑动和人员集聚,"一网通办"各渠道防控专栏访问量累计已超119.4万次。"一网通办"办件总量为12.8万件。

2020年2月13日　上海"一网通办"和"健康云平台"同步上线本市"解除医学措施查询系统"和"企业复工人员网上登记系统"。

同日　为阻断疫情通过公共交通工具传播,即日起至疫情结束,上海市对部分公交线路、金山铁路严格落实疫情防控措施。具体措施包括:调整虹桥枢纽7路等公交线路站点设置、对金山铁路和部分公交线路执行实名登记等。

2020年2月15日　上海公安机关根据群众举报的线索,依法处理3名违反居家隔离观察规定的人员。

2020年2月17日　上海市道路运输局发布《关于进一步加强本市公共汽电车、出租汽车行业防疫措施的通知》,未佩戴口罩的乘客不得乘坐公交、出租车,鼓励乘客使用非接触式支付方式,出租汽车不得提供所有跨本市境的出行业务。

2020年2月18日　上海市教委公布:上海中小学3月2日起开展在线教育(图4－11)。

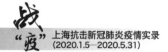

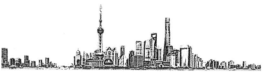

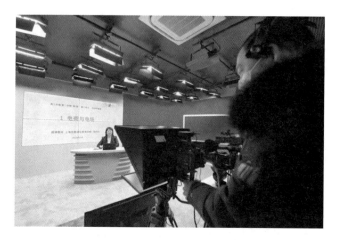

图4-11 为开展在线教育,上海市黄浦区教育学院录制在线教育课程 （文汇报 邢千里 摄）

2020年2月19日 沪上各高校暂停学生实习实践、建立学生实习实践信息周报制度。

2020年2月23日 上海市公安局治安总队在治安条线"非接触式"疫情防控中应用警用无人机,并拓展广播宣传告知、远程测温、物资投递等功能。

2020年2月24日 上海本市各级医院不得无故禁止病房探视和陪护。

2020年2月27日 四六级、四六级口语、外语水平、书画等级等考试推迟报名。全国高等教育自学考试推迟举行。

2020年2月28日 上海地铁启动轨道交通乘客扫码登记措施。

同日 上海培训机构、托育机构继续暂缓开展线下服务。

2020年3月3日 上海市公交车陆续推出"防疫登记二维码"。

同日 上海市文化旅游局会同相关行业组织,研究制定文化旅游行业新冠肺炎疫情防控工作指南,涵盖了博物馆、A级旅游景区、演出场馆、娱乐场所、旅游住宿业等11类行业或场馆设施。

2020年3月4日 上海轮渡在所有17条航线的35艘渡轮上张贴"防疫登记二维码"。

2020 年 3 月 8 日　上海市养老机构继续执行封闭式管理,同时采取视频探访、丰富活动、加强餐食保障等做法,全力满足需求。同时,将社区内社会散居孤儿、困境儿童、农村留守儿童纳入社区重点关怀对象范围,执行"日报"制度,实行"一人一档"管理,避免出现盲区。

2020 年 3 月 9 日　上海地铁 27 座站点继续限流。

2020 年 3 月 15 日　东方体育中心、中原体育场羽毛球和篮球场地、田林体育俱乐部、仙霞网球中心、上海市体育宫等 5 家市属体育场馆恢复开放。开放场馆均实行预约登记制、对场地限流,进入场馆需出示"随申码"测量记录体温,并全程佩戴口罩。

2020 年 3 月 23 日　金山铁路列车全面恢复正常运行,乘客须自觉佩戴口罩,配合车站测量体温。

同日　当前上海市防控工作做到四个坚持:坚持在铁路、机场开展入沪人员体温检测;坚持加强发热门诊监测,做好疑似病例排查;坚持在社区实施进入人员体温检测;坚持发热零报告制度。

2020 年 3 月 25 日　2020 年清明期间倡导市民不前往现场祭扫,对个别确需现场祭扫的市民,实行限流、分时、定量预约祭扫。3 月 26 日 8 时起,各经营性公墓(骨灰堂)提供清明期间预约服务。

2020 年 3 月 27 日　上海市复运客运站已达 21 家,包括长途客运总站、长途南站、虹桥西站、美兰湖站、浦东东站、沪太路站等,已累计发送客运班线 5 575 班次,乘客 63 660 人次;到达 5 507 班次,乘客 87 730 人次。

2020 年 3 月 28 日　上海交通运行管理措施调整:撤销省界道口的防疫检查;除武汉班线外,允许并鼓励省际客运班线全线复运;取消市内包车、市内通勤班车、毗邻省际通勤包车及返沪员工省际包车不超过 50% 实载率要求;市内公共交通有序恢复。

2020 年 4 月 22 日　学校做好返校复课前防疫准备工作,包括校门口测温和登记、设置临时留观区、每间教室配备额温枪和洗手液、保持安全距离错峰用餐、餐桌安装隔板等。学校制定应对突发新冠肺炎疫情处置预案,并开展全体教职员工防疫培训和演练工作。上海市教卫工作党委、市教委启动专项督查检查。

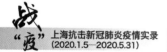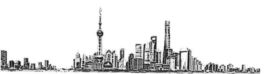
2020 年 4 月 24 日 上海全市各区已有 272 家游泳场所恢复开放,游泳须办好电子泳客健康承诺卡。

2020 年 4 月 28 日 途经南汇各大高校的公交线路将恢复运能:5 月 1 日起,周南线、南新专线、浦东 70 路等 8 条线路恢复运能;5 月 6 日起,惠南 2 路、惠南 4 路两条线路恢复运能。

2020 年 4 月 30 日 为应对五一小长假客流,上海市所有 A 级景区全部实施预约入园;引导游客间隔入园、有序入园,严防人员集聚;在出入口、重点参观点、狭窄路段等,采取放置提示、增派人员等方式,加强现场疏导分流;及时发布客流预警信息,引导错峰错时出游。

2020 年 5 月 14 日 2020 年夏秋季爱国卫生运动将全面启动,同时启动首个星期四爱国卫生义务劳动日活动。上海近 6 000 个小区和单位、15 万名市民群众届时将参加环境卫生大扫除。

2020 年 5 月 15 日 上海市培训机构可于 5 月 18 日起分批恢复线下培训服务,属于相应范围内的培训机构要根据行业主管部门提出的疫情防控要求,在切实做好防控工作后,报行业主管部门备案承诺,并取得信息公示二维码。未取得信息公示二维码的,不得开展相关线下培训服务。

2020 年 5 月 16 日 上海市小学一、二、三年级返校开学,托幼机构开园安排确定,要求各小学和托幼机构须根据《上海市中小学校和幼儿园防控新冠肺炎疫情开学工作指南(修订)》,做好防控物资准备、应急处置演练、家校(园)充分沟通、师生和家长身心健康培训等准备工作,达到防疫要求并经检查合格后才可开学(园)。

2020 年 5 月 19 日 上海已建成 200 家社区发热哨点诊室,34 个社区发热门诊。

2020 年 5 月 29 日 《杨浦区常态化疫情防控工作提示 16 条》发布,包括人群少聚集、科学戴口罩、生活讲卫生、环境常整治、预案多演练、宣传加引导、守好社区门、信息速上报、以房管住人、闭环要守牢、用好监测哨、重点防控到、巧用智能网、检测有必要、物资有保障、社工关心好。这是全市首个常态化社区防疫指南。

（八）社会动员

2020 年 1 月 21 日　中国科学院上海巴斯德研究所研究员郝沛、军事医学研究院国家应急防控药物工程技术研究中心研究员钟武、中国科学院分子植物卓越中心合成生物学重点实验室研究员李轩合作，在《中国科学：生命科学》（英文版）发表论文，为新型冠状病毒的进化来源和传染人的机制给出学术解释，为了解此次新型冠状病毒的起源、原生宿主，以及评估病毒在物种间或人类之间公共传播的风险迈出重要一步。

2020 年 1 月 24 日　上海玉佛禅寺、上海城隍庙、上海白云观分别向上海市慈善基金会捐款 200 万元、100 万元、30 万元。所有善款将通过上海市慈善基金会，专项用于支援新型冠状病毒感染的肺炎疫情防控工作。

2020 年 1 月 25 日　上海科技大学免疫化学研究所和中国科学院上海药物研究所抗 2019－nCoV 新型冠状病毒感染联合应急攻关团队，公布 30 个可能的抗 2019－nCoV 新型冠状病毒老药和中药。

同日　上海海关全速通关一批自德国进口的呼吸体外循环系统套件，共计 81 套，准备发往武汉市金银潭医院。

同日　上海市佛教协会向上海市慈善基金会捐款人民币 500 万元，专项用于支援新型冠状病毒感染的肺炎疫情防控工作。

2020 年 1 月 26 日　上海市两家医疗器械生产企业——上海之江生物科技股份有限公司和上海捷诺生物科技有限公司生产的 2 个品种新型冠状病毒2019－nCoV 核酸检测试剂盒（荧光 PCR 法），获批成为首批新型冠状病毒核酸检测试剂盒获证企业。

同日　上海民企已为防控疫情捐赠超 4 720 万元资金以及大量防控急需

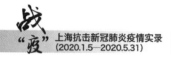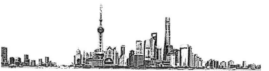

物资。

2020 年 1 月 28 日　上海市志愿者协会发出《关于号召积极参与疫情防控志愿服务的倡议书》。

同日　复旦大学应天雷等团队联合攻关,首次发现 SARS – CoV 特异性人类单克隆抗体 CR3022 可以与 2019 – nCoV RBD 有效结合。CR3022 或有潜力被单独或与其他中和抗体组合开发作为候选疗法,用于预防和治疗 2019 – nCoV 感染。

同日　同济大学附属东方医院转化医学平台与斯微(上海)生物科技有限公司合作,依托"上海张江国家自主创新示范区干细胞战略库与干细胞技术临床转化平台"课题子任务——mRNA 合成平台成果,快速推动新型冠状病毒 mRNA 疫苗研发。

同日　由上海市公共卫生临床中心和依图医疗合作开发的业界首个新型冠状病毒性肺炎智能影像评价系统正式上线。该系统采用创新的人工智能全肺定量分析技术,为临床专家提供基于 CT 影像的智能化新型冠状病毒性病灶定量分析及疗效评价等服务。

同日　复星集团在全球紧急采购、调拨的第一批疫情急需医疗物资 5 万套 GB19082 –2009 规格防护服抵达上海,将在第一时间送往武汉、上海等疫情防控形势严重的地区,这也是首批抵达上海的海外调配物资。

2020 年 1 月 29 日　中国科学院上海巴斯德研究所、中科院生物安全大科学中心上海分部崔杰研究组成员魏小曼、李祥等在《国家科学评论》上在线发表文章,根据目前发表的新型冠状病毒(2019 – nCoV)分析结果及公共数据库里上传的基因组比对结果,推测出此次爆发的新型冠状病毒的早期进化机制。

同日　上海市虹口区通过上海虹口 APP、上海虹口、文明虹口微信公众号、虹口文明网及各单位、各街道公众号,向全区市民和驻区单位发出倡议。截至 2 月 27 日,有近 16 万人次志愿者参与。

同日　浦发银行、上海银行、上海农商银行、国泰君安、海通证券和中国太保等金融企业以捐款、捐赠物资、设立专项基金等方式,累计捐赠超 1 亿元。

2020 年 1 月 30 日　上海多家企业已为医疗人员提供多方面保障,中国太平洋保险集团旗下太保产险向上海市 25 万名医护人员赠送每人保额达 100 万元的"医护保"医务人员人身意外伤害综合保险,保险方案覆盖医护人员的家庭成员;上海农商银行为医护人员提供意外伤害险及人身保险保障;绿地集团调配旗下武汉地区酒店资源为各大医院一线医护人员免费提供住宿及餐饮保障服务。

同日 国家卫生健康委正式批准复旦大学三级生物安全防护实验室(简称"P3 实验室")开展新型冠状病毒实验活动。

2020 年 1 月 31 日 上海 16 个区心理健康教育中心已全部开设 24 小时心理支持热线,为全市中小学生和家长提供专业心理援助。华东理工大学、上海大学、上海第二工业大学、上海建桥学院等 40 余所高校利用微信、邮箱、QQ 等网络平台开通心理咨询热线,为学校师生提供特色化心理健康服务。

同日 上海市民族宗教系统已累计捐款捐物超过 3 000 万元。

同日 绿地集团向上海市医疗卫生系统捐赠价值 2 000 万元的紧缺医用防疫物资,包括防护口罩、医用防护服、护目镜、医用外科口罩等。

同日 上海商赢互联网医院紧急上线上海发热咨询平台"新冠工作室",同时接入上海市政务民生服务品牌"一网通办"旗下随申办等平台,通过多端联动面向 2 400 多万名在沪市民,辐射长三角,提供在线看病、问诊服务。作为上海市政府指定的公益网上问诊平台,运行 30 天累计访问量超 15 万人次。

2020 年 2 月 1 日 上海市虹口区在全市开通全天候疫情防控心理服务热线和未成年人 24 小时心理健康咨询热线。

同日 华东师范大学、同济大学、上海师范大学、上海海洋大学等高校抗击疫情心理支持热线陆续面向社会开放,集聚校内外心理健康教育专家力量为全国民众开展心理"防疫"援助。

2020 年 2 月 2 日 上海近 50 家上市公司累计捐款捐物超 2.3 亿元。

2020 年 2 月 3 日 海外捐赠物资线上办理通道开启,捐赠双方通过网络即可完成捐赠证明手续。强生(上海)医疗器材有限公司随即通过该系统捐赠一批护目镜,总价值折合人民币 43 万余元,定向用于上海市防控新型冠状病毒感染肺炎专项工作。

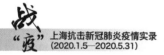 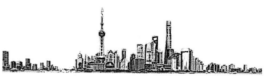

2020年2月4日　一架满载20箱疫区急需医疗物资的直升机降落在武汉新华路体育场，其中载有一箱由上海胸科医院托运的重症病人治疗试剂。这架机身标有"西本新干线·新空直升机"字号的民用飞机来自上海，由上海新空直升机有限公司执飞。

同日　上海有关慈善组织接受疫情防控捐赠已达7亿元，其中市红十字会已收到捐赠累计5 933万元（捐赠资金达5 703万元，物资230万元）；市慈善基金会已收到捐赠累计2.22亿元（捐赠资金达1.97亿元，物资2 495万元）；市青少年基金会、市双拥基金会、市华侨基金会、市儿童基金会等4家已收到捐赠累计3 719万元（捐赠资金1 219万元，物资2 500万元）；其他30家基金会已收到捐赠累计8 073万元（捐赠资金6 445万元，物资1 628万元）；上海各界直接向湖北和武汉红十字会或慈善总会捐款已达3亿余元。

2020年2月5日　上海金汇通航在武汉备勤1架直升机，共飞行13架次、7.22小时，为武汉、鄂州、黄冈、荆州等地运送防疫医疗物资共计1.45吨。上海新空直升机公司在2月3日至5日，分别派出直升机，执行从上海浦东飞往武汉和上海松江飞往湖北黄冈运送医疗物资任务，运送医疗物资总量约650吨。

同日　一架满载着30多箱高级别医用防护服和医用口罩的直升机降落于湖北省黄冈市外国语学校。此次空运专线代号为"黄冈新干线"，是由西本新干线、湖北黄冈市政府、上海市商务委、上海外商投资协会和黄冈中学全球校友联合会联合发起，搜狐集团紧急筹措，巨人集团无偿提供给西本新干线一架中型双发直升机。

同日　30辆上汽大通负压救护车赶到武汉雷神山医院现场听候调用；另外25辆正在上汽大通无锡工厂进行最后的安装调试，最迟2月6日抵达武汉。还将有20辆陆续交付上海市卫生健康委，用于上海市防疫医疗救护工作。

同日　中国（上海）国际贸易单一窗口"海外物资捐赠系统"上线，用以满足社会各界捐赠需求。

同日　美国华人企业捐赠的50箱1 250套杜邦TYVEK800进口医用防护服搭乘东航班机运抵上海。该笔物资是绿地集团携手申康中心在上海海关、上海市药品监管局、东航物流的配合下,由上海市商务委、上海市经济信息化委、上海市卫生健康委及上海慈善机构参与推动,快速完成物资的运输、清关、检验,历时22小时送达上海市公共卫生临床中心。这是迄今上海接收的最大一单海外华人企业捐赠的防疫物资。

同日　上海市宝山区教育系统防疫志愿服务全面启动,局机关和基层单位的133名志愿者,分12支队伍驰援区街镇社区疫情防控工作。

同日　上海市静安区已有区机关干部96名、公安民警80名、社会招募志愿者290名、社会医疗机构协会志愿者90名和市、区红十字会53名志愿者投入到铁路上海站开展一线志愿服务。全区14个街镇,每天发动2 500名以上社区疫情防控志愿者,开展口罩预约登记、防疫宣传、上门排查、健康监测、日常巡逻、药房秩序维护、环境整治、卫生消毒等志愿服务项目。

2020年2月6日　上海市金山区建立10支"1+1+1+X"防疫宣传志愿服务队[1名区文明办或创城办同志+1名东方有线网络公司站长+1名镇(工业区)宣传干部+X若干名志愿者],从2月4日起,对全区124个村近7万户农村家庭开展上门入户的防疫宣传,并对农民家庭应急广播使用情况进行检查,做到防疫宣传家喻户晓。

同日　上海市民政局下发《关于本市依法有序开展疫情防控应急志愿服务的通告》,要求上海市行政区域内各机关、企事业单位、志愿服务组织等,应遵守国务院《志愿服务条例》和新修改的《上海市志愿服务条例》的相关规定,依法有序开展疫情防控应急志愿服务。

同日　截至当日8时,报名参与防疫的青年志愿者人数已达20 985人,当日在岗人数5 383人,累计上岗志愿者超过3.5万人次。

同日　首款智能评估新冠肺炎的AI影像系统陆续在上海市公共卫生临床中心、上海市第七人民医院投用,还将在武汉等疫情核心区多家医院上线。

同日　上海市疾病预防控制中心统筹调度市区两级疾控中心公共卫生专业技术人员,组建了三支流行病学调查梯队,共计550人,并将流调队伍分为流调、质控和密切接触者管理三个小组,出动3 000多人次,对1 071名疑似病例进行流行病学调查,总工作时长接近2万人时。

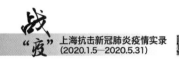 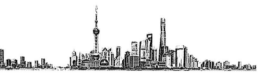

2020年2月7日　复旦大学上海医学院基础医学院新型冠状病毒攻关团队通过使用两种细胞系(vero – E6 和 Huh7 细胞)接种样本,从一例病例样本中,成功分离并鉴定出新型冠状病毒毒株。这是上海首株分离的新型冠状病毒毒株。

2020年2月8日　截至当日12时,上海市各级志愿服务组织在上海志愿者网共发布 2 231 个"疫情防控"志愿服务项目,已招募上岗志愿者 58 263 人,累计服务 466 545.5 小时。

2020年2月10日　上海市科学技术委员会发布《关于全力支持科技企业抗疫情稳发展的通知》,提出扎实做好新冠肺炎防控有关科技支撑、支持科技型中小企业开展技术创新活动等 16 条举措。

同日　上海市为湖北省紧急筹措 10 套全自动核酸提取工作站病毒检测设备。

2020年2月11日　日本百特豪世(上海)有限公司向上海市民政局捐赠 8 000 个民用口罩。

2020年2月12日　复旦大学附属中山医院医疗队研发的一次性医用防护鼻罩,已正式签订第一份专利实施许可合同,将为武汉及全国医护人员提供更好的防护。

同日　上海共有 66 家台企及台商个人累计捐款捐物总额超过 4 650 万元人民币。

2020年2月13日　上海联影医疗科技有限公司已向武汉捐赠价值 5 000 万元的方舱 CT,捐赠价值 1.1 亿元的医学影像设备及防护物资,向全国各地紧急发出 200 多台抗疫急需的 CT 和 DR 设备。

同日　上海市正谊慢性病预防服务中心联合上海游族公益基金会成立物资定向援助小组,为华山医院提供 65 万元的定向捐款,并通过华山医院向武汉一线医护人员捐赠 5 万个 KN95 口罩、2 万套防护服、280 个护目镜等防护物资。上海华龄涉老产业发展中心捐出总计 1 万个防护口罩,用于上海市社区、康复中心和养老院等场所的防疫工作。

同日　国家药监局在官方网站发布应急审批通过 4 家企业 4 个新型冠状

病毒检测产品信息,之江生物等 3 家上海企业开展的相关检测试剂攻关项目快速研发出检测产品,并获得国家药监局生产批件。截至 2 月 11 日,3 家企业累计提供核酸检测试剂盒 232.5 万人份。

同日　斯微(上海)生物科技有限公司与东方医院合作开展 mRNA 候选疫苗研发工作,第一批小样已送达国家有关部门开展药效实验。

同日　复旦大学医学分子病毒学实验室和上海市疾病预防控制中心的两个 P3 实验室已成功分离共计 4 株新冠病毒毒株,为抗病毒药物的筛选和活性评价提供重要条件。

2020 年 2 月 14 日　上海市已有 90 名确诊病例出院,其中 6 名患者愿意捐献血浆。

同日　"上善"系列赴鄂救援抗击疫情慈善信托在上海市民政局备案成立,这是在上海备案成立的第一单抗击疫情专项慈善信托。该慈善信托规模 500 万元,首期资金已达到 353.3 万元,将全部用于上海赴武汉疫区参与一线救治工作的医护人员的补助、湖北地区参与抗击疫情相关医护人员补助、上海以及武汉地区医院开展新冠肺炎诊疗等项目。

同日　上海市国资系统企业累计向湖北省、武汉市等重点地区和上海市抗疫一线捐款捐物约 3.7 亿元。浦发银行、海通证券、申能集团等企业捐款金额累计达 1.8 亿元,联和投资、电气集团、上汽集团、绿地集团等企业捐赠各类医疗设备物资价值超 1.9 亿元。中国太保为全国医务工作者免费提供各类保险 361 万份。锦江国际集团调动下属 586 家全国酒店 11.3 万多间客房,全力保障防疫一线医务人员和隔离人员的住宿需求。

同日　上海医药累计供应防护服 35 万套、护目镜 3.7 万余个、手套 187 万副,累计供应各类抗疫相关药品 880 万盒。上海医药下属的湖北和武汉子公司分四批为上海医疗队累计转运急救药品、防护物资等各类医疗物资合计近 8 吨。

同日　上海市公共卫生临床中心、武汉火神山医院和上海交通大学医学院附属瑞金医院先后引入 uAI 新冠肺炎智能辅助分析系统。这一系统由联影集团人工智能子公司提供,是业界首款综合肺炎整体与局部影像特征、根据肺炎影像精确分诊的 AI 全流程解决方案。此外,联影搭建"武汉大学中南医院

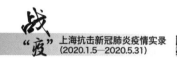
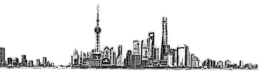
－武汉第七医院影像云平台"运行十多天,已经完成 3 200 多例远程诊断。

2020 年 2 月 16 日 "上海志愿者网"共招募上岗志愿者 11.5 万多人,其中 35—60 岁志愿者约 52 600 人,占比 45.75%,60 岁以上志愿者约 43 800 人,占比 38.12%,35 岁以下志愿者约 18 500 人,占比 16.13%,上岗志愿者累计服务时长达 203.3 万小时,人均 17.66 小时。

同日 截至当日 12 时,上海市 16 个团区委共组织 28 916 名青年志愿者上岗服务,累计服务时长 52.2 万小时;全市各级团组织已在疫情防控一线组建青年突击队 1 409 支、突击队员 3.7 万多人。

2020 年 2 月 17 日 复旦大学附属中山医院葛均波院士团队联合研发的"新型冠状病毒(2019 - nCoV)IgM 抗体检测试剂盒(胶体金免疫层析法)"在江苏省医疗器械检验所完成全性能项目检验,符合产品技术要求,成为首批通过法定检测机构检定合格的新型冠状病毒快速检测试剂之一。

同日 据不完全统计,上海市各级指挥部、文明办、民政、团委、红十字会等部门招募和动员了近 10 万名志愿者参与疫情防控志愿服务,主要从事社区排查、专业医护、防疫宣传、秩序维护、环境治理、便民服务、交通运输、慈善捐赠、心理疏导、关爱帮扶等。

同日 上海市松江、奉贤、金山、宝山等区已经发动 350 余名青年志愿者支援防疫物资生产,赴 6 家口罩、洗手液、消毒剂等厂家帮助加工、分装、打包、运输。浦东、黄浦等区组织近 200 名青年教师和学生志愿者为一线医护人员、公安民警的子女提供学业辅导;复旦大学、上海交通大学医学院等 6 所高校组织大学生志愿者为赴武汉医务人员家庭开展专项志愿服务。

同日 上海市松江、嘉定、普陀、青浦、金山、崇明、闵行、静安等团区委招募组织青年志愿者在 9 个入沪高速道口以及各火车站,开展体温监测、信息登记、秩序维护等工作;协助居委会对社区外来人员和车辆进行排查,对来沪返沪人员进行信息登记。

同日 上海市闵行区印发《闵行区关于建设新时代文明实践中心试点工作的实施方案》,构建区、街镇(工业区)、居(村)文明实践志愿服务力量体系。区级注册成立文明实践志愿服务总队,下辖 14 个镇(街道、工业区)文明实践志愿服务支队和 26 支职能部门专业志愿服务队。

2020 年 2 月 18 日　上海市科委发布《关于强化科技应急响应机制实现科技支撑疫情防控的通知》,再推快速启动应急攻关专项,实施经费包干、首功奖励制,面向全球悬赏揭榜,提供科研资源开放共享、"零接触""不见面"等服务,优先提名科技奖励,强化科研安全和诚信等 10 项疫情防控期间的科技应急措施。

同日　上海新微科技集团研发的成套"无人化智能体征实时监测预警系统"和"方舱高精度定位管理系统"组合构成的智慧方舱人员生命体征监测系统解决方案,正式捐赠给武汉,并运用到方舱医院。

同日　上海市筹措捐款资金 271.08 万元,募集采购口罩 20.55 万只、乳胶手套 34.76 万副、一次性雨衣 4.93 万件及消毒液、防护服、防护镜等各类物资,送达武汉和上海市各区文明办、志愿者协会。中国人寿提供最高赔付 50 万元的"守护志愿者"特定保险。

同日　上海市通过"上海志愿者"微信公众号、"上海志愿者网"以及全市 14 家区志愿服务指导中心和 220 家街镇社区志愿服务中心招募等线上、线下两种方式,招募志愿者参与疫情防控工作。

2020 年 2 月 19 日　华东地区通用航空企业使用 6 架直升机和 1 架固定翼公务机,从上海起飞分别向湖北武汉、黄冈、孝感,浙江温州等地运送医疗物资,累计飞行 67.96 小时 41 架次;运送口罩 106 箱/100 560 只、防护镜 13 箱/574 只、防护服 131 箱/11 773 套、手套 1 000 双、一次性手术衣 200 件、呼吸机 5 台、心肺复苏仪 4 箱、病毒核酸检测仪 5 台、医药试剂 352 箱、分析提取试剂 59 000 份以及其他物资 35 箱。

同日　上海百雀羚集团向武汉及周边急需物资的医院和机构,捐赠共计 2 亿元的百雀羚及三生花品牌的卫生清洁护理用品。

同日　上海市松江区累计招募疫情防控志愿者 15 134 名,人均服务时长达 28 小时。松江区关口服务志愿者已增加至 1 900 余名,累计服务时长约 4.87 万小时,开展人员引导、体温测量、车辆登记等防疫管控工作。

2020 年 2 月 20 日　上海市民政局拟定《上海市新冠肺炎疫情防控志愿者服务手册》,为广大志愿者、志愿服务组织以及各行业志愿服务提供指导。

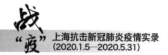 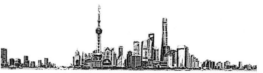
同日　上海首例新冠肺炎康复者血浆采集工作在市血液中心新冠肺炎康复者血浆捐献点完成,还有多位痊愈患者报名捐献血浆。

2020 年 2 月 21 日　上海市已建成 16 家区志愿服务指导中心和 220 家街镇社区志愿服务中心。

2020 年 2 月 23 日　一架搭载着 43.5 万只口罩、逾 16 万瓶消毒液等防疫物资的卡塔尔货运飞机降落浦东国际机场。这批物资由卡塔尔航空集团采购、运送,并专程赠送给上海,用于疫情防控工作。

同日　上海购买抗击疫情医疗设备慈善信托备案设立。该慈善信托由华宝信托公司作为受托人申请备案成立,信托财产共 272.814 万元。慈善信托资产主要用于资助采购抗击疫情的设备物资、关爱上海赴鄂抗击疫情的一线医护人员等。

2020 年 2 月 24 日　上海虹口 APP 平台发布"虹口区疫情防控志愿者招募令"。首日就收到 1 800 余人报名,截至 2 月 28 日下午,系统共收到了 5 625 名虹口人的实名自荐。

同日　在上海市人民对外友好协会的协调下,日本最大福利机构旭川庄向上海市民政局捐赠 14 箱防疫物资,包括 8 000 多只口罩和近 5 000 副手套经绿地集团的爱心接力通道由日本来到上海。物品将全部用于上海市民政局的一线服务单位中,在养老服务机构、社会救助站、残疾人集中就业企业和社区服务中心等机构发挥疫情防控作用。

2020 年 2 月 25 日　上海市慈善基金会向上海援鄂医疗队队员捐赠 820.5 万元慰问金,向上海发热门诊医务工作者捐赠 200 万元慰问金。

2020 年 2 月 27 日　上海市向韩国大邱市和庆尚北道赠送 50 万只口罩,其中 10 万只为医用,40 万只为 KN95 口罩。这是中国地方政府首次向韩国捐赠疫情防护物资。

同日　为了让上海援鄂医疗队的医护人员第一时间品尝到来自家乡的味道,经过近 12 个小时 1 000 公里的运输,锦江集团首批慰问食品——1 700 份菜肴和西点运抵武汉,第一时间把慰问品送到医疗队员手中。

2020 年 2 月 28 日　上海市儿童医院正式获得互联网医院牌照,这标志着全市首家儿童互联网医院的正式亮相。该互联网医院包括在线咨询、在线复诊、远程探视、远程联合门诊等多种功能,为患者提供便捷高效的服务。

2020 年 2 月 29 日 上海市虹口区推出《虹口区防疫志愿者文明用语 26 条》和《虹口区志愿者文明礼仪 12 条》,开展疫情防控志愿者文明礼仪、文明用语、防护措施等岗前培训。

2020 年 3 月 1 日 上海市杨浦区疫情防控志愿服务立项 320 项,参与志愿者人数 15 389 人次,志愿服务总时间 474 199 小时。

2020 年 3 月 3 日 上海市各级志愿服务组织在"上海志愿者网"发布 6 786 个"疫情防控"志愿服务项目,招募上岗志愿者 206 907 人,人均服务 40.48 小时。据不完全统计,上海 20 余万名疫情防控志愿者中,35 岁至 60 岁的志愿者占总数的 45% 左右,60 岁以上的志愿者占总数的 38% 左右,35 岁以下的志愿者占总数的 16% 左右。防疫宣传、平安守护、医疗卫生、文明劝导、应急救援成为志愿者重点参与的服务项目。

同日 上海市志愿服务公益基金会已筹措捐款资金 385.15 万元人民币,募集和采购防护口罩 80.35 万只、乳胶手套 66.12 万只、一次性雨衣 4.95 万件、消毒液 1.69 万桶以及防护服、护目镜、体温计、面罩等物资。

同日 上海市政府向韩国釜山市捐赠普通口罩 4.6 万只,医用口罩 2.4 万只。

2020 年 3 月 4 日 上海市已有 102 万多名党员自愿捐款,共捐款 1.69 亿元。

2020 年 3 月 5 日 共青团上海市委向全市各级团组织、团干部、团员青年发出"致青年书",定向招募道口监测、社区排查等 10 类岗位。截至第一季度,组织发动 9.8 万名志愿者在交通道口、基层社区等重点领域服务,并组建青年突击队 1 618 支、突击队员近 4.2 万人;协助市级机关选派五批共计 4 068 名党员干部,下沉到社区、道口、机场口岸、地铁站点等防控一线顶岗;协调市卫生健康委发动近 2 万名医疗卫生志愿者参与线上咨询问诊、入院预检等 457 项服务,其中 70 多名专业心理疏导志愿者 24 小时接听市心理援助热线,汇聚社会各界参与疫情防控志愿服务的合力。

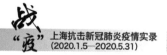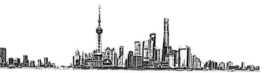
同日 截至当日 12 时,上海市各级志愿服务组织在"上海志愿者网"发布"疫情防控"志愿服务项目 7 103 个,招募上岗志愿者 216 470 人,累计服务 9 390 879.5 小时,人均服务 43.38 小时。

同日 上海市市级医疗机构通过线上方式开展健康讲座、健康咨询等,共计 104 项志愿服务项目。

2020 年 3 月 6 日 2 月 21 日至今,上海 26 家市级医院的 798 名医护人员自愿无偿献血,以实际行动传递医者仁心。

同日 上海在抗疫一线已收到入党申请书 4 080 份、发展党员 96 人。

2020 年 3 月 9 日 上海市共 1 700 余户企业通过各类公益性社会组织等捐赠金额 16.5 亿元;230 余户企业直接向承担疫情防治任务的医院捐赠物品,价值达 1.5 亿元。

同日 2019 年底上海有持证的残障人士 57.8 万人,其中听障人士 7.6 万人。上海通过配备手语翻译、推送防疫知识手语视频等方式,帮助听障人士更加了解和懂得新冠肺炎的相关防控方法。

2020 年 3 月 11 日 上海市民政局会同市审计局、相关慈善组织、市红十字会等,专门建立"抗疫慈善捐赠统筹机制",首批设计的六个项目,已全部被全市各慈善组织认捐实施,包括"社区防疫应急箱项目""社区医疗机构防控物资项目""发热门诊配置 CT 项目""老年助餐支持服务项目""养老服务机构疫控紧缺物资支持项目"及"小区物业夜班安保人员关爱项目"等。

同日 截至当日 12 时,上海市各级志愿服务组织在"上海志愿者网"发布 7 855 个"疫情防控"志愿服务项目,招募上岗志愿者 242 723 人,累计服务 11 824 438.5 小时,人均服务 48.72 小时。

2020 年 3 月 12 日 上海微创医疗器械有限公司、上海联影医疗科技有限公司两家上海企业全力参与武汉"智慧方舱"建设,通过自主研发的可穿戴式远程单导联心电监测设备、方舱 CT"应急放射科",为抗疫贡献科技力量。

2020 年 3 月 15 日 上海之江生物科技股份有限公司研发的病毒检测试剂盒(荧光 PCR 法)获得欧盟 CE 认证,已出口到意大利、法国、德国、日本、韩国等 30 多个国家。

同日　上海已经累计向全国 25 个省提供 486 台各类影像检测设备,向 9 个国家出口 19 台各类影像检测设备,并配套提供 AI 运用,研发了方舱 CT、远程分级诊疗等体系化方案。红外温度传感器芯片出货量达 400 余万颗,订单超 3 000 万颗。

同日　上海诊断试剂已出口德国、日本、韩国、沙特等 22 个国家,数量超过 8 万人份。

2020 年 3 月 16 日　上海公布《上海市"2019 新冠病毒病"综合救治专家共识》(以下简称"上海方案"),取得了临床思维、治疗方法、标本兼治等三方面突破。

同日　华东理工大学药学院、上海市新药设计重点实验室李洪林团队和武汉大学病毒学国家重点实验室徐可团队合作,在生物预印本网站 bioRxiv 上发表文章,报道了一类抗新冠病毒肺炎候选药物和老药品种。

同日　"老药新用"研究有序展开,羟氯喹治疗新冠肺炎研究列入国家应急科技攻关专项。截至 3 月 15 日,羟氯喹治疗新冠肺炎的临床研究,累计入组 184 例,参与医院 21 家。

2020 年 3 月 17 日　上海市闵行区全区累计 3.5 万余名志愿者,服务总时长超过 947 178 小时。其中,297 班次、7 400 余人次支援虹桥枢纽防控任务,60 余名双语志愿为到达虹桥高铁站的外籍旅客提供服务;100 余人落实对虹桥、浦东机场入境闵行人员的闭环防控工作;40 余名日、韩语志愿者深入社区协助开展外籍人士居家隔离等服务;街镇(工业区)层面以下的志愿服务组织和志愿者 2.9 万余人;50 余名志愿者 24 小时待命,建立志愿者物资保障行动分队。

同日　上海首家互联网医院——上海商赢互联网医院发起成立的国际版"新冠工作室"——"全球抗冠平台"上线,汇聚上海多家三级医院的优质医生、医疗资源,向全球华人和国际友人推出新冠肺炎实时线上问诊和救助服务,并普及防护知识,共享中国防疫成果与经验。

2020 年 3 月 19 日　上海市唯一的儿童传染病定点收治单位——复旦大学附属儿科医院感染传染科新发传染病医疗组在国际权威感染病杂志 *Clinical Infectious Diseases* 在线发表"我国儿童新型冠状病毒感染的病例系列报道",总

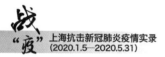
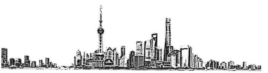
结新型冠状病毒开始在中国流行初期和高峰期武汉地区以外的新冠肺炎儿童患者的临床和流行病学特征。研究发现,儿童发病平均潜伏期长于成人,非重症病例无需抗病毒和经验抗生素治疗。

同日 葛均波院士团队利用已公开的新型冠状病毒核酸序列,针对新型冠状病毒基因研发了基于数字 PCR 技术平台的核酸定量检测试剂盒,可以有效解决前期核酸检测中存在的不足。

2020 年 3 月 22 日 上海将在 117 家发热门诊的基础上,增设 182 家社区卫生服务中心发热哨点诊室,进一步加强发热门诊筛查工作。

2020 年 3 月 23 日 上海市杨浦区社工志愿团以"线上支援 + 线下服务"的模式正式开展志愿服务。线上开通咨询热线及咨询微信群,线下在机场防疫工作人员入住的宾馆设立杨浦社工支持服务点,为有需求的防疫人员提供专业的社工咨询服务。

2020 年 3 月 24 日 上海研制的"新冠病毒体外转录 RNA 标准物质"已被批准为国家级标准物质,能有效评价新冠病毒核酸检测试剂盒的准确性。这是关于新冠病毒首个由地方研制成功并获国家批准的体外转录 RNA 标准物质,将为核酸检测试剂盒生产行业提供"标准量具",研制及审批时间从 1 年以上缩短至 2 个月。

2020 年 3 月 25 日 截至当日 12 时,上海市各级志愿服务组织在"上海志愿者网"发布 8 757 个"疫情防控"志愿服务项目,招募上岗志愿者 28 万人,累计服务 1 630 万小时,人均服务 58.2 小时。

2020 年 3 月 28 日 国家药监局再次应急批准 1 个新冠病毒核酸快速检测产品。该产品系上海仁度生物科技有限公司开发的新冠病毒 2019 – nCoV 核酸检测试剂,90 分钟可出结果,并可实现连续并行检测,提升检测效率。在已获批准的 23 款新型冠状病毒检测试剂中,有 5 款上海企业推出的产品。

2020 年 3 月 30 日 上海市健康医学院的 45 名新冠肺炎防控流调追踪志愿者经专业培训后上岗,协助专业人员开展密切接触者的追踪排摸、信息核实和医学观察等志愿服务。截至当日,已追踪确诊或疑似病例的密切接触者 2.4 万余人。

同日　截至当日 12 时,上海市各级志愿服务组织在"上海志愿者网"发布 9 443 个"疫情防控"志愿服务项目,招募上岗志愿者 30.4 万人,累计服务 1 820.3万小时,人均服务 59.8 小时。

2020 年 3 月 31 日　上海海关共计办理政策项下用于疫情防控的进口捐赠货物货值 6 232.86 万美元,减免进口关税 3 130.05 万元人民币,减免进口增值税 5 996.42 万元人民币。卫生健康主管部门组织进口的直接用于防控疫情且已免征关税的物资货值 1 184.78 万美元,减免进口关税额 656.46 万元人民币,累计减免税金额超过 1 亿元。

2020 年 4 月 8 日　上海出台《关于完善重大疫情防控体制机制健全公共卫生应急管理体系的若干意见》。到 2025 年,形成统一高效、响应迅速、科学精准、联防联控、多元参与的公共卫生应急管理体系,推动重大疫情和突发公共卫生事件的应对能力达到国际一流水准,使上海成为全球公共卫生最安全的城市之一。

同日　锦江集团已先后将 4 批 20 种特色菜肴合计 28 900 份,以及其他慰问食品、物资送抵武汉。

2020 年 4 月 9 日　上海科技大学饶子和、杨海涛团队与合作者组成的"抗新冠病毒攻关联盟"在国际顶尖学术期刊《自然》上发文,率先在国际上成功解析新型冠状病毒关键药物靶点——主蛋白酶(Mpro)的高分辨率三维空间结构,并综合利用三种不同的药物发现策略,找到针对新冠病毒的潜在药物。

同日　上海共收到印尼金光集团、泰国正大集团、新加坡益海嘉里等 294 家外资企业捐款超过 7.1 亿元人民币,药品、医疗物资、防护用品、诊断设备试剂及食品、饮用水等各类捐赠超过 4.6 亿元人民币。

2020 年 4 月 10 日　上海市志愿服务公益基金会、市志愿者协会联合建设银行上海分行,对上海市 100 个社区基层社区工作者和抗疫志愿者开展慰问活动。

同日　作为上海市科委应急科技攻关项目,上海芯超生物科技有限公司研制的新型冠状病毒(2019 - nCoV)抗体检测试剂盒(胶体金法),获国家药监局应急医疗器械审批批准。芯超生物成为上海市第一家新型冠状病毒抗体检测试剂盒国家注册证获得者。

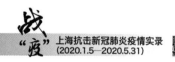 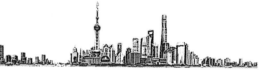
同日 瑞金医院与体素科技公司联合开展"基于人工智能的肺炎 CT 影像诊断和分诊"项目。经测试发现,人工智能识别敏感度达 95% 以上,有典型肺炎征象的新冠病毒感染者 CT 影像基本都被这个系统快速"揪出"。

2020 年 4 月 15 日 上海市静安区 14 个街镇,每天发动 2 500 名以上社区疫情防控志愿者,在家门口防护、值守,做好口罩预约登记、防疫宣传、上门排查、健康监测、日常巡逻、药房秩序维护、环境整治、卫生消毒等志愿服务。

2020 年 4 月 27 日 爱建信托——爱心慈善系列·抗击新型冠状病毒肺炎疫情 2 号慈善信托通过备案成立。该慈善信托聚焦上海社区疫情防控工作,由上海爱建信托有限责任公司作为受托人,信托总财产 70.31 万元,其财产和收益全部用于向社区疫情防控一线工作人员捐赠防疫物资。

2020 年 4 月 29 日 上海市长宁区派驻浦东机场志愿者累计 191 人,共安置旅客近 3 800 人,涉及 40 余个国家和地区。

同日 上海发热门诊共接诊接近 28 万人次,留观隔离 17 500 例左右。

2020 年 5 月 4 日 上海市各级志愿服务组织在"上海志愿者网"累计发布 20 类 11 448 个与疫情防控相关的志愿服务项目,招募疫情防控志愿者 395 001 人,累计服务 27 752 003 小时,人均服务 70.26 小时;累计新增与疫情防控相关的注册志愿者 283 912 人。

2020 年 5 月 8 日 由上海市精神文明办、上海社科院指导,上海市志愿者协会、市志愿服务公益基金会、市志愿服务研究中心共同举办的"疫情防控与志愿服务"专家研讨会举行。

2020 年 5 月 9 日 上海市退役军人事务系统已组建近 20 支疫情抗击队伍,1 000 多名干部职工投身一线。全市共有 2 万多名退役军人奋战在医护救治、社区防控、道口防控等抗疫前线。上海市拥军优属基金会与上海高新产业融创服务战略联盟联合向全市退役军人和退役军人企业发出募捐号召。截至当日,退役军人已捐款 2 600 多万元,捐赠实物价值 500 多万元。

2020 年 5 月 12 日 在上海志愿者网实名认证注册的志愿者有 4 709 344 人,占常住人口的比例超过 18%,发布志愿服务项目 322 645 个,项目总时长 405 394 355.6 小时,人均服务 86.08 小时,志愿团体 25 060 个。其中,疫情防控志愿服务项目 11 693 个,招募上岗志愿者 408 951 人,累计服务 29 085 923.5 小时,人均服务 71.12 小时。

2020 年 5 月 15 日 上海交通大学、复旦大学等机构的联合科研团队设计一款 mRNA 新冠疫苗,名为 ShaCoVacc。该疫苗通过模拟冠状病毒表面蛋白和内部核酸,从而结合了灭活疫苗和 mRNA 疫苗的功能,这为全球抗疫提供了一个全新的疫苗平台。

2020 年 5 月 22 日 上海市欧美同学会和上海德宝医疗器械有限公司在巴基斯坦驻沪总领事馆举行口罩捐赠仪式,向巴基斯坦捐赠 10 万只非医用一次性防护口罩。

2020 年 5 月 25 日 上海市疫情防控社会捐赠收入为 17.56 亿元(含国外捐赠 7 577.76 万元),捐赠支出为 16.52 亿元,累计结余 1.04 亿元,在资金结余 0.96 亿元中,定向捐赠 0.91 亿元,非定向捐赠 0.05 亿元。其中,上海市红十字会捐赠收入累计 2.79 亿元,捐赠支出累计 2.65 亿元;上海市慈善基金会捐赠收入累计 6.64 亿元,捐赠支出累计 5.92 亿元;上海市青少年发展基金会、上海市拥军优属基金会、上海市华侨事业基金会、上海市儿童基金会、上海市志愿服务公益基金会 5 家开展公开募捐的基金会,捐赠收入累计 1.57 亿元,捐赠支出累计 1.48 亿元;其他 131 家基金会捐赠收入累计 6.47 亿元,捐赠支出累计 6.38 亿元。

2020 年 5 月 26 日 国际顶级科技杂志《自然》在线发布我国科研团队自主研发的新冠病毒中和抗体成果。参与这项研究的上海君实生物医药科技股份有限公司将与海外合作方一同向中、美两国药监部门递交新药临床研究申请,开发具有潜在预防新冠病毒感染、治疗新冠肺炎"双重效果"的抗体药物。

2020 年 5 月 28 日 上海之江生物科技股份有限公司经过半个多月高强度攻关,取得了重要突破——将核酸检测时间从原来的 2 小时左右缩短到 1 小时左右。这家企业还储备了 8 份样本混合检测技术,有望使上海等地未来的核酸筛查提速 6—7 倍。

2020 年 5 月 31 日 上海市社区基金会疫情防控社会捐赠收入总计 1 691 万元,加上历年结余资金,资助支出已达 2 573 万元。

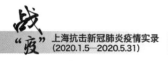
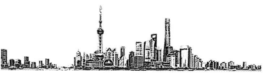
（九）复工复产

2020 年 2 月 3 日 上海发布企业减负政策,包括:实施失业保险稳岗返还政策;从 2020 年起将本市职工社会保险缴费年度(含职工医保年度)的起止日期调整为当年 7 月 1 日至次年 6 月 30 日,推迟 3 个月;延长社会保险缴费期;实施培训费补贴政策等。

2020 年 2 月 5 日 上海市黄浦区发布支持中小微企业平稳健康发展的 10 条意见,包括:贯彻失业保险稳岗返还政策、推迟社会保险费缴纳和基数调整等。

同日 上海市静安区发布为中小微企业减负、共抗疫情政策。其中包括:确保政策性担保贷款额度不降、持续"加码"降低融资成本等。

2020 年 2 月 6 日 上海市长宁区发布帮扶企业 15 条政策,包括:金融帮扶、税费减缓和产业扶持、援企稳岗、加强企业运营支持以及优化营商环境等。

2020 年 2 月 7 日 上海市发布《上海市全力防控疫情支持服务企业平稳健康发展的若干政策措施》,提出 28 条综合政策举措,包括:加大对防疫重点企业财税支持力度、减免企业房屋租金、对相关企业和个人给予税收优惠、免除定期定额个体工商户税收负担、适当下调职工医保费率等。市各委办局及各区纷纷出台相关落实政策和实施细则。

2020 年 2 月 8 日 上海市浦东新区发布支持服务企业平稳健康发展的 18 条措施,其中包括:提高企业融资便利、降低企业融资成本、鼓励银行发放贷款等。

2020 年 2 月 9 日 上海市经济信息化委发布《关于做好企业复工复产工作的通知》,要求对涉及疫情防控、事关国计民生、保障城市运行和群众生活必需、经济贡献度高、市场订单足、防控措施实的企业以及核心管理人员、一线熟练操作工人等优先保障复工。

同日　上海市普陀区发布《关于支持中小企业共抗疫情共渡难关的十二条措施》,包括:对于中小企业承租区属国有企业自有经营性房产从事生产经营活动的,提供减免房租;鼓励国有企业在协商情况下通过减免缓交等方式尽可能多让利给中小企业等。

2020 年 2 月 10 日　上海市徐汇区发布《徐汇区全力防控疫情支持服务企业平稳健康发展的实施办法》,提出 18 条综合政策举措,包括:安排专项资金支持、减免企业房屋租金、实施援企稳岗政策、鼓励楼宇园区加大支持、加强企业用工保障、加快产业扶持政策兑现、加强金融信贷支持、降低企业融资成本、强化联系服务企业等。

2020 年 2 月 11 日　上海银保监局推出 18 条举措,包括:保障信贷投放,降低融资成本;单列信贷计划,确保满足防控疫情企业的资金需求;不抽贷、断贷、压贷,做到应续尽续;鼓励银行减免利息等。

同日　上海市科委发布《关于全力支持科技企业抗疫情稳发展的通知》,提出 7 项 16 条举措,包括:支持本市创新创业载体落实"减免企业房屋租金"、加大科技创新券支持力度、加强科技金融服务等。

2020 年 2 月 14 日　上海市规划和国土资源管理局出台《关于全力应对疫情支持服务企业发展的若干土地利用政策》,提出若干土地利用支持政策,包括:保持土地市场交易平稳有序、调整土地价款缴付方式和期限、顺延开竣工和投达产履约时间、免除疫情期间的用地费用等。

2020 年 2 月 18 日　临港新片区复工企业达 834 家,复工人数达 37 556 人。产值 5 亿元以上的企业全部复工,产值 1 亿元以上的企业复工比例达 98.7%。

2020 年 2 月 19 日　《上海市全面深化国际一流营商环境建设实施方案》发布,明确将全面打响"一网通办"政务服务品牌;全面推进开办企业"一表申请、一窗发放";进一步推进纳税便利降低企业负担;推进"证照分离"改革全覆盖等 36 条措施。

同日　两港大道(新四平公路—S2)快速化改造项目已经正式复工。

2020 年 2 月 20 日　在确保返沪员工身体健康可控条件下,企业可采取省际包车方式组织员工返沪。

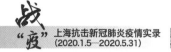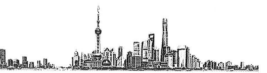

2020 年 2 月 21 日 上海市公安局将从严厉打击涉疫涉企违法犯罪、提供物资运输安全保障、做好来沪人员管理服务、优化政务服务事项办理、营造良好生产运营环境等 5 方面入手,实施共 20 条相关措施。

2020 年 2 月 22 日 上海首批通过省际定点包车接运的在建工程务工人员顺利返沪。

同日 中国(上海)网络视听产业基地出台租金补贴和租金减免;利息补贴、经评估后可以采用临时免息借款周转的方式为企业提供资金支持等三项政策,帮扶视听企业复工复产。

2020 年 2 月 23 日 长三角九城市联手"云抗疫",助力企业复工复产;改"面对面"为"屏对屏","云签约"175 亿元;招聘上线"云求职",简化流程送"春风"。

2020 年 2 月 29 日 为加大金融支持有序复工复产力度,中国人民银行决定增加再贷款专用额度,专门用于普惠小微企业贷款和涉农贷款发放。

同日 上海市商务委发布《关于推动居民生活服务业复工复产的通知》。明确复工复产必须满足的条件及疫情期间营业要求。

同日 上海超市卖场累计开业率接近 100%;购物中心和百货企业 95% 左右正常营业;便利店企业开业率 91.4%。电商行业,主要企业全部复工。主副食品行业,农产品批发市场全部恢复经营,菜市场开业率 97.8%(图 4 - 12)。

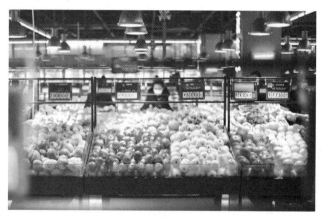

图 4 - 12 上海市各大超市商场,主副食品货源供应充足,品种丰富 (文汇报 袁婧 摄)

2020 年 3 月 1 日 国家税务总局发布《关于支持个体工商户复工复业等税收征收管理事项的公告》,明确了增值税小规模纳税人在享受税收减免时的发票开具、计算公式等细则。

同日 为有序推进复工复产,上海市商务委指导餐饮、家政、美发美容行业协会分别制订了复工复产新冠肺炎疫情防控工作指引,明确了复工复产必须满足的条件及疫情期间的营业要求,对符合"工作指引"的相关企业积极推动复工复产。

2020 年 3 月 2 日 上海市经济信息化委发布上海市企业复工复产基本情况:2 月 29 日,全市规上工业企业复工率 94.5%、人员到岗率 64.6%、复产率 66%;大集团复工率 97.4%、人员到岗率 63.8%、复产率 58%;中小企业复工率 53%、人员到岗率 45%。2 月 28 日,全市工商业用户用电量恢复率达到 83.6%,其中大工业用电量恢复率为 80.3%,一般工商业为 86.9%。

同日 上海市 143.5 万名中小学生开始在线学习。

2020 年 3 月 3 日 上海市公积金管理中心发布《关于本市妥善应对新冠肺炎疫情实施住房公积金阶段性支持政策的通知》及相关实施细则。

同日 由上海农商行牵头设立 30 亿元优惠利率融资额度,开辟绿色通道全力帮助企业渡过难关。

2020 年 3 月 5 日 上海市经济信息化委发布上海企业复工最新版指南,有序推进全市各行业企业复工复产复市。一般行业通过上海"一网通办"平台,填报企业相关信息备案即可复工。美容、健身等特定行业需向行业主管部门备案确认后予以复工。旅行社、剧场、线下教育培训活动等行业暂时不复工。

同日 格科微电子(香港)有限公司与上海自贸区临港新片区管委会签订合作协议,拟在新片区投资 22 亿美元建设"12 英寸 CIS 集成电路特色工艺研发与产业化项目"。

2020 年 3 月 6 日 上海市科创办与建设银行上海市分行合作,设立 100 亿元专项额度"科创抗疫贷"集群信贷产品。

2020 年 3 月 8 日 上海市规模以上工业企业复工率 97%,超市卖场复工

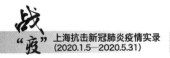
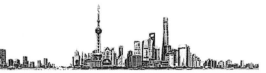
率 98.8%,电商行业、大宗商品、农产品批发市场复工率 100%,菜市场 98%,餐饮服务复工率 62.6%。

2020 年 3 月 9 日 上海市金融工作局汇总相关金融服务举措,包括落实人民银行再贷款政策、加大信贷资金投放、降低企业融资成本、优化企业融资支持、实施灵活信贷政策、改进融资服务方式、加大融资担保支持、完善企业信用修复机制、充分发挥保险保障功能 9 个方面 26 条,支持中小微企业复工复产复市。

同日 上海博物馆东馆项目复工。

同日 上海电影集团推出全国首只"影院抗疫纾困基金",总额达 10 亿元,拉动影院行业复苏。

2020 年 3 月 10 日 上海市从 2020 年 2 月起,阶段性减免企业三项社会保险的单位缴费部分;阶段性降低失业保险和工伤保险费率的政策实施期限将延长至 2021 年 4 月 30 日;将继续实施社保减负等政策。2020 年 2—6 月,按国家规定的最长减征时限,对上海市企业实行职工基本医疗保险费减半征收;7—12 月继续执行上海市阶段性降低职工医疗保险单位缴费费率 0.5 个百分点等政策,不影响参保职工医保待遇。

2020 年 3 月 11 日 在上海市嘉定区重点产业项目视频签约仪式上,来自海内外的客商通过视频连线的方式,完成了 105 个项目在线签约,总投资 276.2 亿元。

2020 年 3 月 12 日 上海市科委制定工作指南,全市科普基地有序复工、恢复开放。

2020 年 3 月 13 日 上海城市公园逐步有序开放,执行限时开园、限流入园、体温监测、佩戴口罩等管理措施。

2020 年 3 月 14 日 上海市民政局和中国银行上海市分行合作推出一项专属金融服务方案,将通过"设立首期 30 亿元专项信贷资金""降低授信准入条件"等措施,全力支持上海养老服务行业复工复产。

同日 上海市重大工程续建项目共有 110 项复工,项目复工率 85.9%;另外,新开工项目已开工 4 项,预备项目实现开工 3 项。其余 18 项续建项目正抓紧复工准备,按照分期、分批、有计划复工的原则,大部分项目计划于 3 月中下旬全面开复工。

2020 年 3 月 15 日　上海市决定阶段性降低企业用电、用气成本,进一步支持全市企业复工复产复市。

2020 年 3 月 16 日　上海市商务委发布《关于应对新冠肺炎疫情支持外贸企业稳定发展的政策措施》,推出优化重点防控物资进口采购机制、支持企业妥善安排复工运营、加大对外贸企业的融资支持、优化通关监管服务等 11 项政策措施。

同日　上海市发布《关于调整本市企业复工复产复市备案工作的通知》,除需要备案确认行业和等待国家相关部门通知再复工的经营活动外,全市工商业企业和个体工商户复工复产复市取消备案,可以直接复工。目前全市规模以上工业企业复工率 99.5%;与市民群众生活密切相关的购物中心和物流行业复工率 100%,超市卖场复工率 99.1%,菜市场复工率 98%,餐饮服务业复工率 65.1%,美容美发复工率 43.1%,家政服务复工率 41.2%。

2020 年 3 月 18 日　上海市体育局发布体育场所复工工作指引 2.0 版。

2020 年 3 月 19 日　上海市印发《关于做好 2020 年上海高校毕业生就业工作的若干意见》,从 9 方面推出支持高校毕业生就业的政策福利。

同日　1 957 家重点监测的超市卖场网点复工率达 99.1%;85 家购物中心复工率达 100%;5 731 家便利店复工率达 93.4%;餐饮行业加速复工,复工率达到 70%;农产品批发市场、菜市场复工率达 100%。

2020 年 3 月 20 日　上海市对春节期间支持疫情防控工作的重点企业和受疫情影响较大的困难行业中的企业给予一次性补贴扶持。

同日　电影发行放映行业协会公布《电影院(城)复业防疫技术指南》,建议影院复业期内对员工和观众测量体温、影片排片间隔不少于 20 分钟、宜采用交叉或隔排方式售票等。

同日　上海市内"跟团游"重启,84 家 A 级景区恢复开放。

2020 年 3 月 21 日　上海各区的网上"校园开放日"活动陆续开展。

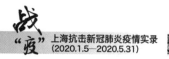 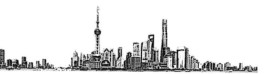

同日　上海轨交所有在建工程142个标段全面复工。

同日　上海市商务委下发全面推动商贸流通、生活服务业复工复产复市的通知，废除3月初上海商业领域17个行业复工指引，只要求各相关企业应当落实好疫情防控主体责任，注意防范。

2020年3月23日　上海中小企业复工率89%，人员到岗率79%。其中规模以上工业企业、限额以上商贸企业、"专精特新"等重点企业已基本全面复工，人员到岗率、复产率稳步提升，服务型小型企业复工率超过半数。

2020年3月24日　快递员、外卖员等人员出示绿色健康码可以进入小区，家政员、护理员等经服务对象同意，也可以进入小区。

2020年3月25日　上海市发布《关于继续调整本市企业复工复产复市备案工作的通知》，明确原需备案确认复工的书场演出活动，棋牌室、室内游泳池经营活动从即日起取消备案，直接复工；剧场演出活动、电影院以及利用地下空间的密闭体育场所的经营活动仍需备案确认复工。

2020年3月28日　为满足复工复产返程客流需求，当日起上海9趟列车可经停武汉。

2020年3月30日　上海市规模最大的网络招聘会上线，3 000家企业5万个岗位面向毕业生。

同日　为缓解企业经营压力，保障疫情防控期间城市运行需要，积极推进企业复产复工复市，上海市推迟2个月启动外环限行国三标准柴油货运机动车政策。

2020年3月31日　2020年上海市重大产业项目集中签约暨特色产业园区推介活动举行，总投资约4 418亿元的152个重大产业项目集中签约，26个特色产业园区和60平方公里产业新空间正式发布。

2020年4月3日　上海市发展改革委制定《关于做好疫情防控期间信用管理和服务工作的通知》，明确4个方面14条具体举措和责任单位，发挥社会信用体系建设作用，支持企业有序进行复工复产。

2020年4月5日　上海港自动化码头全程无人化、智能化装卸、水水中转打通集装箱中转堵点助力复工复产，洋山边检等口岸查验单位大力推行"网上办""一次办"等,为口岸各企业复工复产复运提供坚强保障。

2020年4月7日 上海市公共卫生建设大会召开,努力建成全球公卫体系最健全城市之一(图4–13)。

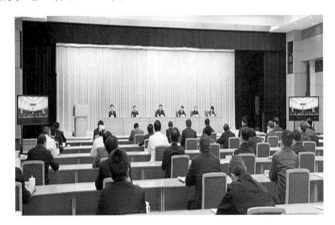

图4–13 上海市公共卫生建设大会召开

(澎湃新闻 供)

2020年4月9日 上海市确定高三年级、初三年级于4月27日返校开学,各高校及中等职业学校从4月27日起开始安排毕业年级学生返校。

同日 上海市人民检察院制定《上海市检察机关服务保障全面深化国际一流营商环境建设2020年行动方案》,出台15个方面37项具体举措,强调要对接国际规则体系,积极探索营商环境领域公益保护,推动营造合规经营文化等措施。

同日 上海市大数据中心制作"云走访"企业系列调查问卷在"一网通办"上线,广泛收集企业困难和诉求,助力企业发展。

同日 上海鼓励和支持企事业单位,根据复工复产需要,对来自部分地区新到岗(返岗)员工进行新冠病毒核酸检测。为更好服务企事业单位安全复工复产,市卫生健康委公布各区新冠病毒核酸检测信息一览表。有需要的企事业单位可按照自愿自费的原则,通过预约,由各区卫生健康委指定医疗机构负责新冠病毒采样并委托具有资质的检测机构进行核酸检测。

2020年4月10日 《上海市优化营商环境条例》经市十五届人大常委会

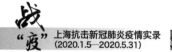
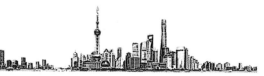
第二十次会议表决通过。该条例结合上海市实际,明确了优化营商环境的原则和要求,"主要围绕市场主体可能遇到的痛点、难点、堵点问题提出破解之道","在做好政务服务之外,积极协调、推动公用事业、公共法律服务、金融等单位为市场主体提供全方位服务"等。

同日 上海正式出台并实施《本市贯彻〈国务院关于进一步做好利用外资工作的意见〉若干措施》,围绕为外商来沪投资兴业提供更加开放、便利的环境,推出 24 条稳外资举措。

2020 年 4 月 11 日 第一季度上海实到外资 46.69 亿美元,比 2019 年同期增长 4.5%;新增外资跨国公司地区总部 10 家、外资研发中心 5 家。

2020 年 4 月 12 日 上海市各区企业积极组织申请核酸检测,预约高效采样,快速保障企业复工复产。

2020 年 4 月 13 日 上海市经济信息化委发布《上海市促进在线新经济发展行动方案(2020—2022 年)》,聚焦 12 大发展重点、6 项专项行动、5 条保障措施。

2020 年 4 月 17 日 上海市商务委表示,2020 年全市商品类网络购物逆势增长,第一季度交易额达 1343 亿元,同比增长 19.1%,重点打造上海新零售创新高地,促进形成在线消费新增长点,推进数字商务创新发展,推动电子商务与物流快递协同发展。

2020 年 4 月 20 日 上海市确定非毕业年级 5 月 6 日起分批次返校安排。

同日 上海统计局公布,第一季度上海市地区生产总值为 7 856.62 亿元,比 2019 年同期下降 6.7%,其中,第二产业增加值下降 18.1%;第三产业增加值下降 2.7%。但 3 月以来,全市复工复产复市有序推进,经济运行在冲击中体现韧性,第一季度全市多数经济指标比 1—2 月有所改善。

2020 年 4 月 21 日 上海发布《上海市推进科技创新中心建设条例》,共 9 章 59 条,并将于 2020 年 5 月 1 日起正式实施。

同日 第三届进博会共设医疗器械及医药保健展区等六大展区,首次设置"公共卫生防疫专区",新冠肺炎疫情防控重点保障的物资,预防、监控和治疗等公共卫生体系建设的相关产品,都将被纳入专区集中展示。

2020 年 4 月 22 日　上海市高三年级、初三年级将于 4 月 27 日返校开学。

2020 年 4 月 23 日　上海市出台《关于提振消费信心强力释放消费需求的若干措施》,从"一大节庆""五大消费""四个经济""一个环境"等四个方面,着力提振消费信心,并将举办"五五购物节"。

同日　上海重点围绕 6 个方面研究制定促进全市汽车消费若干政策:增加牌照供给;对燃油车"以旧换新"给予补贴;对购买新能源汽车的消费者给予"充电补助";扩大新能源汽车应用规模;完善充(换)电基础设施配套;营造智能汽车消费环境。

2020 年 4 月 24 日　上海市各区目前已有 272 家游泳场所恢复开放。前去游泳的市民必须办好电子泳客健康承诺卡。

2020 年 4 月 25 日　上海宝山区检察院出台优化营商环境行动方案,提出 10 条措施。

2020 年 4 月 26 日　百联集团举行"五五购物节·百联千店 i 购季"主题营销活动启动仪式。

2020 年 4 月 27 日　2020 年第一季度,国家知识产权局专利局上海代办处共受理登记知识产权质押融资金额 35.82 亿元人民币,缓解了许多中小企业面临的资金困难,为复工复产注入了强劲动能。

2020 年 4 月 28 日　据不完全统计,2020 年上海市第一季度,已有近 1 600 家企业及创新团队申领科技创新券,申领量超过 2019 年全年。科技创新券是上海市政府推出的一项用于支持科技企业、创新创业团队的普惠性创新政策。企业向服务机构购买创新专业服务,政府最高补贴 50 万元。

2020 年 4 月 29 日　"2020 首届中国(上海)工业品在线交易节"正式开幕。在为期两个月的交易节中,主办方将通过在线交易形式,实现集中采购交易金额超过 100 亿元的目标。截至目前,已有 5 000 多家企业报名参与交易节活动。

2020 年 4 月 30 日　上海海关结合境内外疫情和国际经贸最新发展态势,在出台支持企业复工复产的 13 条措施基础上,进一步出台 10 条措施,支持企业复工复产和产业链供应链稳链补链,助力企业扩大进出口、拓展新市场、培

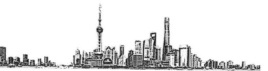
育新动能。

2020 年 5 月 1 日 根据国家人社部和上海市相关通知要求,上海市继续实施失业保险稳岗返还政策,对符合条件的用人单位返还单位及其职工上年度实际缴纳失业保险费总额的 50%,拟于 2020 年 5 月向 15 480 家符合条件的申请单位发放稳岗返还,5 月 4 日前公示。

2020 年 5 月 4 日 上海国际消费城市全球推介大会暨"五五购物节"启动仪式举行。上海市委书记李强出席并与企业代表共同启动"五五购物节",市委副书记、代市长龚正作主旨推介。

同日 据央视网消息,上海市第一季度吸引外资实到 46.69 亿美元,同比增长 4.5%。其中,3 月实到外资 18.72 亿美元,同比增长 20.8%。第一季度新增跨国公司地区总部 10 家、外资研发中心 5 家。

2020 年 5 月 5 日 中国银联联合支付宝、财付通为本次"五五购物节"提供的实时数据显示:自 5 月 4 日 20 时购物节启动至 5 月 5 日 14 时 12 分,上海地区消费支付总额已超 100 亿元。

2020 年 5 月 6 日 上海 15.2 万名高二、初二学生返校开学(图 4 – 14)。

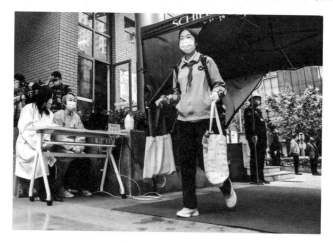

图 4 – 14　2020 年 5 月 6 日,上海市各中学高二、初二学生返校复学　　　　　　　　　　(文汇报　袁婧 摄)

2020年5月7日 阿里巴巴集团与上海市国际贸易促进委员会日前合作成立云上会展有限公司,并在上海展览中心启动云上会展平台首展2020新车"云发布",率先探索线上线下融合的云上会展新业态,助力"五五购物节"。

2020年5月8日 自5月6日零时起,S2高速公路客车实现全面免费通行。此次调整将S2高速公路客车免费通行优惠对象从临港收费站进出的客车扩展至全线所有出入口进出客车。

2020年5月10日 云上2020年中国品牌日活动拉开帷幕。中共中央政治局常委、国务院总理李克强对活动作出重要批示。中共中央政治局常委、国务院副总理韩正出席有关活动并宣布开幕。中共中央政治局委员、上海市委书记李强在上海主会场,通过互联网平台共同出席活动启动仪式。

2020年5月11日 上海迪士尼重新开放,是全球目前唯一运营中的迪士尼乐园。

同日 上海市商务委下发《关于统筹做好举办会展活动和疫情防控工作的通知》,并发布《上海市会展行业新冠肺炎疫情防控指南》,具体包括严格落实防控主体责任、充分做好展前准备、坚持合理控制人流、坚决确保场馆卫生、严密防范各类风险等五个方面。

2020年5月12日 洋山特殊综合保税区(一期)通过海关总署等国家八部委组成的国务院联合验收组的验收,正式揭牌。

同日 上海多家文旅场馆恢复对外开放,还有部分场所全新亮相,包括观复博物馆、喜玛拉雅美术馆、上海国际赛车场、多伦现代美术馆等。

2020年5月14日 上海启动2020上海高校毕业生"闯上海 创未来"系列活动,并发布了促进上海高校毕业生就业创业九大行动,包括:支持事业单位加大纳才力度,录用高校毕业生比例不低于招聘总量的70%;用人单位招聘高校毕业生并签订1年以上劳动合同,将按规定给予用人单位一次性吸纳就业补贴;2020年全市将新增公共租赁房10 000套等。

2020年5月15日 上海小学一、二、三年级于6月2日返校开学,在线教育延续至本学期末。6月2日,全市公办托幼机构开园。

同日 上海市面向18周岁以上成年人开展的各类线下培训服务(密闭空

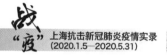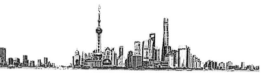
间除外),在室外场所面向未成年人开展的各类培训服务,可于5月18日起恢复线下服务。

2020年5月17日 上海信息消费云峰汇拉开帷幕,活动将历时一个月。上海市委副书记、代市长龚正宣布云峰汇开幕。

2020年5月18日 上海市未成年人室内培训、托育、婴幼儿早期发展指导服务等(密闭空间除外),于6月2日起恢复线下培训服务。

同日 教育部发布全国高校与湖北高校就业创业"一帮一"结对第二批76对名单。其中,上海大学、上海体育学院、上海旅游高等专科学校将分别与武汉晴川学院、武汉体育学院体育科技学院、武汉铁路职业技术学院结对。

2020年5月19日 上海市发布《关于促进本市养老产业加快发展的若干意见》,提出了20条政策举措,包括支持与鼓励相关产业发展、激发市场活力、加大金融支持、优化制度环境等。

2020年5月20日 上海公布复工复产复市指南6.0版,根据上海市重大突发公共卫生事件三级应急响应防控要求,进一步做好新冠肺炎疫情常态化防控下的复工复产复市工作,提高常态化防控精准性、巩固疫情防控成果、坚决防止反弹。上海将进一步开放相关文化和旅游场所复市,分批恢复线下培训服务,部分经营活动需等待国家相关部门通知再复工。

2020年5月21日 上海市16个区的312座城市公园将不同程度延长开放时间。

2020年5月27日 上海市宝山区高校毕业生"百日千万"网络招聘服务季专项活动正式启动。

2020年5月30日 上海市委宣传部、市文化旅游局等单位联合主办"五五购物节·品质生活直播周"系列活动开启,活动至6月5日结束。

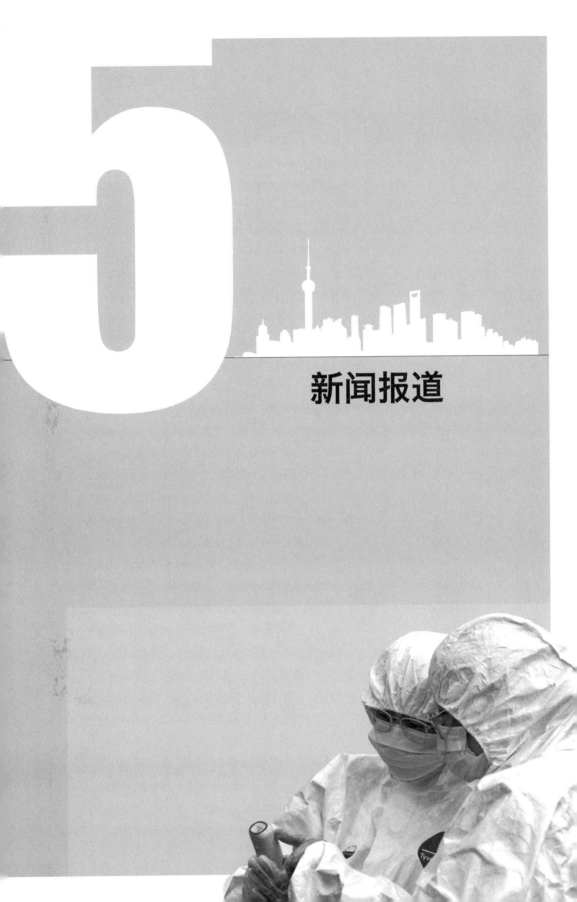

新闻报道

（一）上海抗疫

坚守城市公共卫生最前沿"堡垒"

1月23日,位于金山的上海市公共卫生临床中心A3楼外,救护车及医护人员在待命。

1月25日是庚子年大年初一,上海市公共卫生临床中心位于金山的应急隔离病房已正式运行五天五夜。这里是上海市收治新型冠状病毒肺炎患者的定点医院。确诊首例病人后,重症医学科副主任李锋心里就有了底:"如果需要进去一名医生,那肯定是我!"

一个"班头"早已浑身湿透

作为经验丰富的公共卫生专家,李锋曾参与非典、人感染禽流感等多场公共卫生"硬仗"。"我是做呼吸危重症抢救的,可以说学科最对口。这时候我不上,更待何时?!"

李锋第一时间进入应急隔离病房"坐镇",这里正进行着一场"看不见硝烟的战役"。穿好防护服、戴好护目镜、口罩和负压头套,不到半小时防护服里就会成为一个"大蒸笼"。人体会自觉压力,医护人员脱下头套时,面部压痕鲜明可见。

如此全副武装,一坚持就是4~6小时,身体压力可想而知。由于更换衣服整个过程需要20分钟,为增加有效工作时间,医护人员纷纷选择减少进出更换衣服的次数。常常一个"班头"出来,浑身上下、从头到脚早已湿透。

隔离区域内26名医务人员分为两组,医生12个小时一班,护士6小时一班,晚上视具体情况作调整。李锋介绍:"我们要照顾好病人,更要保证休息做长期应对准备。"

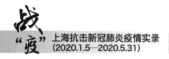 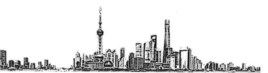
年夜饭扒两三口赶紧干活

除夕夜,上海市公共卫生临床中心专门为应急隔离病房医务人员备丰盛的年夜饭:四荤两素一个汤,还有中国人过年少不了的饺子。不过,大家吃得都很快,三口两口扒完赶紧去干活了。

在一线医务人员中,除却几位男医生,还有很多年轻护士。"我们在病区内不能带手机,快过年了,这群孩子不容易,我让他们给家里人打个电话拜个年、报个平安。"李锋说,"看到小姑娘一边跟家里人通话,一边流着眼泪,我心里真不是滋味啊!"

他自己又何尝不是呢?面对八旬父母,李锋在电话这头"佯装轻松","我没事的,春节我经常要到这里来值班的,冬春本来就是呼吸道传染病高发季节"。只有他自己知道,这次是一场需要克服重重难关的"硬仗"。

护士长奚春妹 21 日收到被派进应急隔离病房的通知时,她正在为儿子过生日。直至进入病房工作几日后,她才在无意中透露了这一信息。"工作为大、国家为重,我相信我们做的是真正有意义的事!"好消息是病区里来了两个全新的机器人,装备测试完成后,机器人已可承担很多问诊给药工作,大幅减少了护士的工作强度。

作为坚守城市公共卫生最前沿"堡垒"的战士,李锋昨天通过微信告诉记者,应急隔离病房内医务人员的最大心愿是"祝愿大家新年健康平安"。

作者　顾泳

《解放日报·上观新闻》2020 年 1 月 26 日

防疫时间差:一只口罩背后的"上海效率"

口罩口罩,已成家家户户的最盼最"俏"。上海市委书记李强近日专程到口罩生产企业实地检查调研,要求多措并举加强防控物资供应保障,进一步稳定市场、稳定预期。市政府也出台了《关于加强对零售药店口罩投放供应监管工作的通知》。

很快,上海排队买口罩的视频就刷了屏,且听大江东工作室细说上海的"口罩故事"。

2月2日,居委会预约登记首日,"上海人买口罩"成了段子

2月2日一大早,为疫情忙碌的上海各个社区居委会又多了一桩事:为居民们预约购买口罩。

在下辖两个小区852户人家的静安区天目西路街道和泰花园居委会口罩预约点,居委会工作人员7:30就已到岗。8点刚过,就有居民来咨询:"户口不在此地,有房产证,能来预约口罩吗?""带上身份证和房产证就可以"的回答,让咨询的居民放了心,他随即说自己家里还有口罩"囤货",暂不预约。

拿着居民户簿和身份证来的居民吴阿姨成功预约,她告诉东姐,平时在家带小孩,没时间去药房排队买口罩,到居委会预约方便。80岁的高老先生也说,居委会预约制便捷,人少、不排队。他每天出门一次,骑车买菜,消耗口罩一个,现在家里还有6个,预约购买5个,他和老伴两人够用好几天了,"政府不断改进措施,相信会越来越好!"

进入这个口罩预约点的居民,都要检测体温。每位停留不超过5分钟,未出现拥挤排队。每隔三个半小时,场所会消毒一次。居委会主任陈蕴琛说,预约发号发到下午4点,中午不休息。居民凭房产证加身份证或居民户口簿加身份证预约,租户凭身份证或居住证加房产证复印件及房东授权书预约,每户限5个口罩。成功预约的居民等电话通知,然后到附近药房购买。

2月2日下午3点,总共2430户人家的杨浦区长白新村街道图们居委会,已有近一半人家完成口罩预约登记:线上预约610户,线下430户。居委会预约登记点人流不断,却并未出现人员聚集、排长队,居委会干部长舒了一口气。

图们居民区党总支书记李芳对东姐说,为了不排队,她们动足脑筋,可以电话预约、委托楼组长预约,还用上了微信里的报名接龙小程序。工作人员在小区81个楼栋张贴了带有报名小程序的口罩预约通知。居民不出家门就能手机预约,填上姓名、电话、地址、身份证号码,程序会自动生成编号。

李芳和工作人员当晚加班,商量线上线下登记购买的比例顺序,以便让第一轮预约的居民能尽快拿到预约券,在附近药店买到口罩。在小区平面图上,为每个预约成功的家庭做了标记,谁买谁未买,一目了然。每个居民区会有去药店购买的建议时段,以便尽量错开人流、减少排队。

"工作量大一点,但只要能圆满完成市政府交给基层的任务,居民反响也好,就值了。第一轮每家限购5只,是为了保证更多居民能买到,先应个急。"喉咙有点哑了的李芳说。

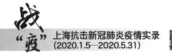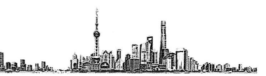
1月31日下午，上海市政府新闻发言人在疫情防控例行新闻发布会上宣布，上海调整口罩供应方式，居民在居委会预约登记，然后凭预约购买凭证、按电话通知或公告到指定药店购买。从通知到实施不过两天，各街道社区八仙过海，开发出短信、微信、小程序等多种线上预约方式；线下工作也采用从拉开距离排队、简化登记流程到怎样鉴别房产证、避免共用签字笔而产生交叉感染等各种措施，周到又细致。

这一天，"因为爱你，离你一米"排队预约口罩的场景，上海人逗笑了世界。

这些天里，上海为了这只口罩，动了多少脑筋

上海市政府新闻发布会，这个话题几乎每次都有媒体盯问：口罩难买，有什么措施？

疫情初起就持续采写抗疫新闻的东姐，太知道为了这只小口罩，上海怎样殚精竭虑。上海市政府官微"上海发布"，"口罩"总是主角。

1月20日，上海发现首例新冠肺炎确诊病例。当时，武汉疫情尚未引爆，敏感的上海人已闻风而动，多家药店口罩一夜脱销，电商平台数据显示，上海人是最早抢购口罩的"主力"，占了总购买人数的四分之一，全国称冠，被网友戏称"怕死第一名"。

其实，千方百计抢购口罩的，还有未雨绸缪的沪上各大医院。"什么都抢，口罩、防护服、护目镜、试剂……我们要保证救治，保护医务人员，争取零感染，当时疫情发展情况不明，囤足物资，才不会心慌。"不止一位医院管理者这样说。

上海市政府也多方统筹货源，保障医生等一线人员工作需要，积极投放市场。据上海市商务委介绍，1月22～26日，上海组织主要医药零售连锁企业紧急调货，向各个零售端额外投放口罩超过400万只。上实集团下属上药控股首批向全国投放口罩60万只；东方国际集团紧急为地铁、航空、公交车、出租车、"菜篮子"等民生相关一线人员贡献近60万只口罩，并从日本、韩国、荷兰等地进口医用防护口罩、普通防护口罩约180万只作为储备。市场监管部门严令严查各零售企业，不得抬高价格销售口罩。

1月26日新闻发布会，上海市商务委副主任刘敏强调，上海将持续做好口罩等重要商品的动态市场监测，"确保市场不断销、不断档"。

1月27日，上海宣布紧急协调落实2500万只库存口罩投放市场。

1月28日起，上海各区近千个定点药房销售统一配给的医用一次性口罩，每家门店每天配额 2000～3000 只,每人限购 5～10 只,每只 0.46 元。

1 月 30 日,杨浦区市场监管局、杨浦区公安分局经侦支队联合行动,查获一批假冒伪劣口罩。市市场监管局副局长许瑾介绍,他们加强了有关防护用品和食品药品的价格监管,依法从严从快查处囤积居奇、哄抬物价。已查处哄抬口罩价格等违法行为 12 起。各区市场监管局还派人值守,开展投放口罩供应监管工作。

于是,宅家的这个春节,街上唯一可见排队的,就是买口罩。最初几天,排出上百米长队也不稀奇。定点投放、限购后,开门即"卖光"仍是常态。市民们吐槽:"想出门买菜,却没口罩了""早上 7 点多开始排队,轮到我却卖光了"……更令人担心的是,人流密集交叉感染的风险。

于是,便有了"居村委会预约登记指定药店购买"的口罩购买新模式,政府按各区各街镇社区户数占全上海总户数的比例配货,居民按登记顺序购买,更精准、更普惠、更高效。

据统计,上海 16 个区 215 个街镇 6077 个居村委会,2 月 2 日均如期启动预约登记。截至当天傍晚 5 时,已有 217.5 万户居民完成预约登记,占全市常住人口总户数 26.25%。按此速度,4 天内就能覆盖全部有需求的家庭。口罩供应的难题,终于初步破解。

记者 姜泓冰

《人民日报·中央厨房》2020 年 2 月 3 日

上海:防控一严到底,城市运行有序

随着节后大量人员返程、大批企业陆续复工,在有着 2400 多万人口的国际大都市上海,新冠肺炎疫情防控工作进入关键时期。

如何织密疫情防控网络、保障城市有序运行?上海市委、市政府紧密依靠广大党员干部和市民群众,利用信息化智能化手段,采取精细化人性化管理,以最大决心、最严举措、最大努力做好疫情防控,保持经济社会发展和市民生活稳定。

五个包干、一网统管——基层防控有保障

2 月 11 日一早,长宁区江苏路街道华山居民区党总支书记潘志歌就赶到

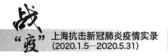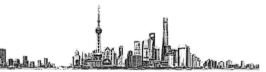
了她的包干区,把自己负责的3栋商务楼宇和8家沿街店铺走了个遍。"商务楼宇新开了1间商户,沿街店铺没有变化"——当天上午的排摸动态很快通过手机录入"政务微信",街道城运中心"一网统管"防疫专页的"办公楼宇今日排摸户数"随即更新。

依托"一网统管"平台,江苏路街道辖区内的24幢商务楼宇、1000余家企业、977家沿街商铺,所有与疫情防控有关的信息一目了然。街道办事处主任沈昕说:"利用智能化信息化手段,社区防控做到了全覆盖、无死角。"

既要依托技术手段,更要强化属地管理。疫情防控阻击战打响以来,上海市委主要领导多次强调实化细化"五个包干",在街区、楼宇、楼组、村组和市场等5个与市民群众最贴近的地方夯实责任、筑牢底线,做到守牢自己门、管好自己人,能纳入属地的全部纳入,属地能管的做到尽管,动员各方面力量织紧织密防控网络。

6000多个居(村)委会、1.3万多个居民小区迅速进入严密防控状态,通过成立社区守护队、不同人群分类管理等办法,发挥群众聪明才智,共同守护家园安全。全市16个区,每个区都有一名市级领导对口联系、下沉指导。市、区、街镇机关干部纷纷下到社区,有的当门卫,有的忙记录,充实基层防控力量。来自方方面面的志愿者走上了高速公路道口、火车站等防控一线……"各级干部下去了,基层就会感到踏实。"在普陀区石泉路街道,区委党校常务副校长李群负责值守一个小区的大门,对进入人员排查登记,一站就是一天。跟他一样,区机关10多名干部在街道参与排摸1.2万户居民,累计值守小区大门1000多个小时,为居家隔离观察人员买菜、送货50多次。

出台136项规范指南——依法防控有依据

"疫情防控越是到吃劲的时候,越是要坚持依法防控。"2月7日,上海市人大常委会召开会议,表决通过《关于全力做好当前新型冠状病毒肺炎疫情防控工作的决定》,授权市政府可在医疗卫生、防疫管理、隔离观察、道口管理等11个方面,采取临时性应急管理措施,制定政府规章或者发布决定、命令、通告等。

疫情当前,上海市有关部门和各行各业主动作为,先后出台136项针对性标准、规范和指南,涉及33个行业领域。"这些行业规范涵盖市民基本生活、公共事务办理、公共场所设施等各个方面。"上海市应急管理局局长马坚泓说,各类规范细化到每一个具体岗位、每一个基本单元,做到各类主体防控有据可依、员工自主防控有章可循。

在规范指导下,各项防控工作有条不紊。上海市交通行业疫情防控工作规范对每日几次消毒、如何开展消毒、如何做好通风等各个环节做了详尽规定。上海商贸行业协会出台指南,要求加强员工上岗前身体状况排查,采取限流措施防止顾客密集,公共场所每日消毒,暂停营销推广活动和食品试吃等服务。

上海市卫健委开发"来沪人员健康动态观察系统",在公路、铁路、机场、码头等交通口岸和道口全面应用,规范进沪人员身份信息和健康情况填报。自1月31日15时启用至2月12日,系统累计注册用户数达311.74万,已完成个人健康信息登记近290万人次。"重点人员信息通过系统直接推送到社区,健康观察工作效率大大提高。"上海市卫健委党组副书记说。

推出政策送温暖增信心——复工复产有秩序

2月10日,上海各类企业复工首日。在金山区山阳镇工业园区,上海艾录包装股份有限公司保洁员周彩华进入厂区时,除了接受体温检测和双手消毒,还领到了口罩、护目镜、塑胶手套和防护服。她满意地说:"公司考虑得这么周到,我们上班很安心。"

为有序引导企业复工复产,上海要求各区把这项工作摆上重要位置,了解企业需求和困难,增强企业信心和预期。上海开展对2000多家企业的问卷调查和电话访谈,发挥"一网通办""企业服务云"作用,开设疫情防控政策专栏,收集企业反映的问题诉求,推动各项政策措施惠及企业。市经信委印发关于做好企业复工复产工作的通知,提出17条有针对性的举措,帮助企业做到防控、生产两手抓、两不误。

2月8日,上海市政府发布全力防控疫情支持服务企业平稳健康发展的若干政策措施,从切实为企业减轻负担、加大金融助企纾困力度、做好援企稳岗工作等6个方面,出台28项措施,打出扶持企业的"组合拳",可为全市企业减负担、降成本300亿元以上。

上海各区、各部门纷纷为受到疫情影响的企业和市民送政策、送温暖。市国资委出台本市国有企业减免中小企业房屋租金的实施细则,同时要求对免除两个月租金后仍有较大困难的中小企业可进一步给予支持。交通银行上海分行为8家防疫物资生产企业快速授信近1亿元。杨浦区行政服务中心实施不见面审批,为企业申请办理各级各类扶持政策提供便捷服务通道。市农业

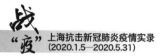
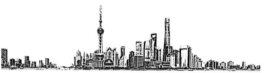

农村委千方百计抓稳产保供应,40万亩在田蔬菜长势良好,近期地产蔬菜日上市量均在3000吨左右,在满足市场需求的同时进一步平稳价格。

连日来,上海各类企业复工复产有序有力。其中,软件和信息服务业企业80%以上复工,许多员工采取轮流上岗、居家办公等方式。已复工企业正逐步恢复产能,抓生产、促发展,为打赢疫情防控人民战争出力尽责。

记者 刘士安 巨云鹏 季觉苏

《人民日报》2020年2月14日

看上海怎样做好"外防输入、内防反弹"

近期,一些归国人员相对集中从上海入境,并出现同一航班报告数十例境外输入性新冠肺炎确诊病例的情况。这引发了一些关注:面对新的国内外情况,上海的疫情防控形势如何?这座国际大都市如何做好"外防输入、内防反弹"这篇大文章?

必须时刻警惕,不必过分担心。事实证明,自启动疫情防控至今,上海的防控经验日渐丰富、防控举措有条不紊、防控态势从容良好,上海始终令人放心、值得托付。而这一切的背后,愈加凸显上海超大城市公共卫生治理的扎实基础和战略前瞻。

市、区两级流行病学调查队伍24小时轮班,做到24小时内快速查明感染来源;对"疑难病例"仔细排摸、逐一击破;组建"追踪办",在第一时间排摸密切接触者、搜寻发现确诊病例,有效避免这些病例成为新的传染源……

作为城市公共卫生安全的"哨兵",上海市区两级疾病预防控制中心全力以赴投入疫情防控,查明了所有确诊病例的感染来源和传播途径。复旦大学公共卫生学院院长何纳教授表示:"规范高效的疾控体系,守卫着防止疫情扩散的'大坝',助力上海成为公共卫生最安全的城市之一。"

上海确诊的本地病例中,在发热门诊首诊的约占6成。从发现首例疑似病例至今,发热门诊已经成为医疗机构呼吸道传染病患者筛查、诊治和阻断扩散的首道关口,在新冠肺炎疫情的防控中发挥了至关重要的核心作用。

在复旦大学附属中山医院,发热门诊24小时开诊,开辟专用检查通道,将符合重点地区流行病学史、确诊患者密切接触史等标准的患者引导至第一发热门诊,普通发热患者分流至第二发热门诊,避免交叉感染。

上海交通大学医学院附属瑞金医院扩容发热门诊留观病房,增添发热门诊专用 CT 等设备,发热病人进入诊区后,挂号、检验、检查、取药、治疗、留观"六不出门"。

目前,上海在全市常态化设置 117 家发热门诊基础上进一步扩容,同时,在社区卫生服务中心全面推进发热哨点诊室建设,两张筛查网络分层铺设、上下联动,提高传染病病例的发现与预警能力。

作为上海已经完成建设的 182 个发热哨点之一,普陀区长征镇社区卫生服务中心在门诊 1 楼单独设置了哨点诊室,配备专门的医生、护士。中心副主任华志佳主治医师说:"无论是预检查出还是自诉发热,患者都会被引导到哨点诊室,进入规范的发热筛查、甄别和转诊服务流程。"

正如上海市新冠肺炎医疗救治专家组组长、复旦大学附属华山医院感染科主任张文宏所说,通过发热门诊和哨点,新冠肺炎"传播查得出""患者瞒不住"。

闭环管理,环环相扣

一段时间以来,按照国务院应对疫情联防联控机制相关部署,上海及时研判境外疫情态势,动态调整防控措施:从 3 月 23 日起,对除集中隔离人员外的所有非重点国家和地区的入境来沪人员,进行 100% 新冠病毒核酸检测;从 3 月 28 日起,对所有入境来沪人员一律实施为期 14 天的集中隔离健康观察;从 3 月 31 日起,对所有入境来沪人员进行 100% 新冠病毒核酸检测。

海关是"国门卫士"。上海海关严格执行海关总署各项工作部署,持续提升海关在口岸的正面拦截能力,严格落实对来自重点防控国家(地区)的航班及入境人员的各项防控措施。同时,持续加大对其他国家(地区)的航班及入境人员的防控力度,保证在闭环管理和口岸有效管控的前提下,不断提高旅客通关效率,减少和避免因人员聚集带来的交叉感染风险,充分展现海关履职尽责、守卫国门的形象。

在进一步强化口岸检疫的同时,上海海关创新用好"120 模式"和"130 模式",实现对重点人员的闭环管理:对登临检疫、体温监测等环节查发的有发热等症状的入境人员,同步开展医学排查,并立即安排 120 车辆转运至指定医疗机构诊疗。对症状不明显但存在高风险的重点人员启动"130 模式",直接转运至指定隔离点迅速采样送检。待检测结果出具后,由地方联防联控机制落

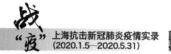
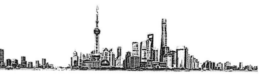
实后续处置。

同时,上海海关还全面加强数据和信息共享,健全海关与卫健委、公安、边检、航空公司等部门的信息交互机制,同步加强长三角信息互换,实现重点旅客精准布控、精准拦截。

上海市疾控系统派出40多位精兵强将支援口岸。连日来,上海市疾控中心危害监控所的宓铭副主任医师驻守在浦东机场T2航站楼,带领小组凭借着专业敏感仔细开展旅客信息的收集、复核、现场处置等工作。"我们和海关、边检、机场运营指挥中心等人员密切合作,在万千旅客中精准发现问题、及时管控。"

3月28日零时起,上海对所有入境来沪人员一律实施为期14天的集中隔离健康观察。隔离不隔心,隔离不隔爱,这是上海做好隔离工作的基本遵循原则。

在浦东新区一处集中隔离观察点,"照顾好刚回家的人"是工作人员的自我要求。来自周家渡社区卫生服务中心的全科医生潘红芬,用一沓已经裁剪好的纸,比照着名单把房间号用记号笔写在纸上,再用透明胶带粘在桌沿。"这张纸回头要粘在房门上方便识别人员身份,隔离人员也舟车劳顿了很久,我们提前把工作准备好能尽快让他们歇下来。"

一位从韩国回来的女士,因处于孕期情绪很不稳定,潘红芬特意送上一瓶免洗手消毒液,并告诉她:"若是感到焦虑,就涂一点消消毒,我姓潘,从今天起我就是你的专属医生,有需要就打我电话,我第一时间过来。"这位孕妈的焦虑在她的关怀下渐渐得到疏解。

从入沪通道、医疗救治到社区管控,如何构筑安全又温情的防护体系,作为特大型城市的上海不断探索更好的答案。

近日,居住在普陀区石泉路街道石一居民区的返沪人员刘先生一家还在自驾途中,手机上就收到了居民区发来的"温馨提示",上面明确了返沪后的注意事项,特别是回到小区后如何做好登记、需要哪些材料等,这打消了刘先生一家的原有顾虑。

在把提前准备好的当地健康码、上海随申码和核酸检测阴性报告等相关资料一并提交后,刘先生一家顺利返回家中。"你们想得周到,我一定配合你们,确保小区平安。"刘先生告诉社区工作人员。

据了解,除做好对外地人员返沪后的生活关心外,上海不少社区还邀请心理咨询师等,通过电话、微信等形式,向他们提供线上心理疏导和减压服务,为他们回归正常生活、顺利复工带去温暖和力量。

记者　杨金志　仇逸　吴振东　吴宇　王默玲

新华社 2020 月 4 月 15 日

应急响应降级、城市治理升级——看上海底气何在

5 月 8 日,官宣来了,市民们有了"终于等到你"的欣慰。经历了两个月的"一级响应",一个半月的"二级响应"之后,上海再度迎来一次"调级"。

"三级响应"的上海,多了另一番景象:宅家多日的人们,在空旷的路上摘下了口罩;商场地铁的美食街里,"吃货们"也纷纷出动,犒劳一下自己的味蕾。

降级是深思熟虑的结果,更是对形势精准判断后的一种底气——经过艰苦卓绝的努力,湖北保卫战、武汉保卫战取得决定性成果,全国疫情防控阻击战取得重大战略成果。自 3 月 3 日起,上海已连续 2 个多月没有新增本地确诊病例。

这意味着,曾经被迫按下"暂停键"的城市,正在全面复苏,这座城市变得更安全、更有活力、更具信心。距离"一级响应"100 多天后回望,上海交出了一份优异答卷:在这个数千万人口的特大型城市,不少人认为疫情可能会数以万计地洪水般涌来,但上海以精细化的治理,守好"入城口"、抓住"落脚点"、管好"流动中",把本地确诊病例控制在了 339 例,这个总账是非常清楚的。

与"降级"决定一并发布的,是上海出台的两个指引:口罩怎么戴? 空调怎么开? 看似"细枝末节",却和每个人的生活息息相关。经验其实都藏在一个个的细节里。

想得细致才能落子精准。在上海版救治方案出台的时候,有记者问这一专业方案是怎么出台的,当时权威网红张文宏就说,上海方案是"写在上海病人身上"的,几乎是量身施策。社区的管控也是这样,各显神通,无人机配上大喇叭,小程序配上二维码,一网统管配上闭环管理,"混搭"的背后是精细化的管控。

口罩的分配就是最好的例子:从线下排队,到线上预约,再到各个社区智慧创新,分好小口罩也是重要考题。

想得细致还需信息透明。高峰时一天两次发布会,场场都是干货。不少

201

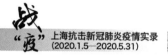
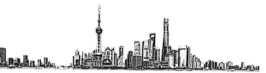

信息都是通过发布会传递给每个上海市民,形成了彼此信任的网络。经常是前一天网上最热的内容,第二天就有直面回答,很少绕弯子,解决了上海市民很多疑虑。

想得细致还要决策果断。即便是在国外疫情最紧张的时候,上海也没有一关了之、一封了之。压力不大吗?当然大,要知道,上海口岸出入境人数居全国首位,外防输入、内防反弹的责任非常重,但还是第一时间落实好中央的要求,作为"第一入境点"的上海承接了大量归国人员,腾出一切可以腾出的力量为他们进行集中隔离。

要做到全部集中隔离并非易事,需要提前排摸有多少符合条件的宾馆,还要进行紧急改造,从机场到集中隔离点更是需要无缝衔接。就这样慢慢形成了闭环管理,替大家恪尽职守守好国门。"上海多此一举,全国松一口气",这是为了大家把风险挡在口岸,为全国留下安全。

到复工复产阶段,"上海指南"一个多月改了四版,同时针对企业的疑惑还专门出了一个"百问百答",让企业可以根据自己的情况对号入座。市领导带队,对十数万企业进行了线上线下多种形式的走访,切近解决实际困难,支持企业抓好防疫工作和复工复产复市。有不少外企负责人说,"上海有着令人放心的力量"。

一季度的外资数据就是最好的例证。在疫情影响下,今年一季度上海实到外资46.69亿美元,同比增长4.5%,其中3月增长20.8%。外资金额的逆势增长,说明以上海为代表的部分国内地区,正成为跨国公司产业链布局中的重要选择地和国际资本的避风港之一。风险越大,越是要危中寻机,上海率先推出的"五五购物节""在线新经济",也都是为未来积蓄动能、向世界提振信心。一道道考题就是一个个针脚,织出了这座城市的吸引力。

手势紧还是松,哪里紧哪里松,其实都是随着疫情发展,随时调整,踏准步点。如今,"常态化"下的疫情防控还要继续。就在应急响应正式降为"三级"的第一天,上海市委书记李强就主持召开了新冠肺炎疫情防控专家座谈会,就全球疫情发展形势、常态化疫情防控措施以及科研攻关深入听取专家们的分析和建议。

结合上海实际,在常态化疫情防控条件下进一步提高平战结合能力,加快健全公共卫生应急管理体系,努力走出一条超大城市公共卫生安全治理之路。常态化应对下,上海会持续紧盯入城口、落脚点、流动中、就业岗、学校门、监测哨,做到发现更敏锐、追踪更快速、救治更高效、防护更自觉。

城市防控网织密扎牢的努力非但不会"降级",还会不断谋求"升级",这就是这座城市安全、有序的底气所在。

记者　陆文军　周琳

新华社上海分社 2020 年 5 月 8 日

疫情防控战促申城公共卫生体系大升级

一场新冠肺炎疫情防控战,促使城市公共卫生能级大提升。今年 4 月初,上海率先发布《关于完善重大疫情防控体制机制健全公共卫生应急管理体系的若干意见》,目标清晰明确:至 2025 年上海将建成全球公共卫生最安全的城市之一。

整座城市迅速行动起来:密织基层社区筛查"筑底",200 家发热哨点诊室第一时间启动;多所高校新设"公共卫生专业",为公卫人才培养提供"蓄水池";市区两级疾控赋能,多触点智能化设备贯穿纵向网络;向全市市民发布"健康公约",将群防群控中国特色抗疫经验进行到底。

200 家发热哨点火速"上岗"

时至今日,上海除了开设 117 家发热门诊,还建成 200 家社区卫生服务中心发热哨点诊室。从 3 月底启动建设,不到两个月,密布全市的发热哨点诊室悉数"上岗"。哨点诊室发挥着"前线岗"的作用,更形成闭环监管,对发热患者开展筛查、甄别、治疗和转诊,整个流程环环相扣。

浦锦社区卫生服务中心有着闵行区首家建成的发热哨点诊室,副主任李荣举例说,社区一位居民从湖北返沪,按要求居家隔离 14 天,隔离结束后次日,出现发热 38.9℃ 伴干咳。当他来到社区医院后,医务人员将他引导至诊室,测量体温后,详细询问流行病学史,安置到留观室,同时启动转诊流程。"整个救治过程中,不会与其他患者接触。患者最终排除感染新冠肺炎的可能,家庭医生随即主动与其取得联系,进行健康宣教和心理辅导。"在社区居民看来,家门口有了发热哨点诊室后,配合预检分诊、门诊转诊及家庭医生随访,发热监测功能得到了不断升级。浦锦发热哨点诊室运行至今,已筛查 17 例发热患者,转诊疑似感染患者 3 例至指定医疗机构发热门诊做进一步诊断。

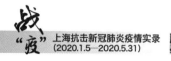
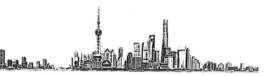

疫情期间，全市 117 家定点医疗机构犹如"哨兵"，发挥筛查发热患者的关键作用。深入社区的 200 家发热哨点诊室，成为上海市民公共卫生应急的"触角"。在浦锦社区卫生服务中心，3 月底收到建设需要后，以最快速度细化制订具体方案，仅用 7 天时间就完成哨点诊室建设。李荣说："尤其是诊室布局方面，我们仔细推敲了每一扇门、每一面墙、每一间房间，并进行多次流程模拟，原有房屋结构'面目全非'，最终形成符合三区三通道要求的诊室。"

市卫生健康委基层处负责人表示，未来，上海将进一步完善基于大数据的综合监测系统，开展症候群、疾病、危险因素、事件、媒体信息等综合监测，形成多点触发、动态灵敏的预警研判模式，提高对新发、不明原因疾病的早期发现和风险预警能力；同时基于监测大数据体系，加强时间、空间聚集性分析，开展高危地区、高危场所、高危人群的早期预警，实现早期精准防控，防患于未然。

高校建起公卫人才"蓄水池"

今年"国际护士节"后的第二天，来自上海健康医学院的 44 名学生志愿者，结束了在上海市疾病预防控制中心追踪办的志愿服务。同时，两家机构达成人才培养合作新共识：市疾控中心将成为健康医学院学生的重要实践基地。又一则好消息传来：上海健康医学院将组建"健康与公共卫生学院"，目前已开设公共卫生应急管理相关专业，今年秋季，学院将迎来首批新生。学校还同时申报了公共卫生与预防医学本科专业，或将于明年招收首批学生。

这是全国首个以"健康"命名的年轻医学院。此次上海支援武汉医疗队的 1041 名护士中，该校校友占比为 21.8%；除夕夜，还有一批医疗器械相关专业的校友义无反顾"逆行"——他们带着作为新冠肺炎重要辅助筛查手段的 CT 设备深入湖北。

疫情终将过去，如何打造一支真正能平战结合的可持续发展队伍？"要把学生真正投入到实战中，了解需方需求，这对高校培养公共卫生人才是非常重要的环节。"上海健康医学院负责人说。自诞生之初，学校使命就很明晰，"人才培养必须顺应时代需求"。据透露，相关专业的筹建并非始于疫情期间，两年前上海健康医学院就已开始计划酝酿，去年申报后今年正式通过。未来，这一专业将为新型公共卫生体系下的上海搭建"蓄水池"，填补本市市属高校应急管理专业人才培养的空白。

"虽然开设了新专业，但公卫人才培养绝不仅限于该专业，相关理念、能力和国际化视野，都将渗透对各级各类学生的教育实践。"上海健康医学院院长黄钢还透露,学校健康与公共卫生学院还将与法国巴黎大学密切合作,有效满足现代化国际大都市筑牢基层公共卫生网底的人才需求。迄今,健康医学院已组织相关专业40余人组成核心研究团队,投入相关应急专项攻关。

除了复旦大学上海医学院、上海交通大学医学院设有公共卫生学院外,5月23日,华东师范大学也宣布成立"医学与健康研究院"。这一研究院将设立基础医学中心、临床医学中心、转化医学中心和公共健康中心,包含若干研究所及附属医院集群。未来两至三年内,将做实做强医学及交叉学科;再两至三年后,以全科体系、高度共享为目标成立医学院,完善体系和附属联盟建设,培养一批医学与健康领域人才。

中国科学院院士、上海交通大学医学院院长陈国强认为:"公共卫生体系绝不是简单的医学问题,需要全社会的参与和支持。在公共卫生发展的历史转折点上,除了医生,还有法学、社会学、经济学、教育学乃至哲学等多领域专家的参与,高校将担负起让他们携手作战的重要使命。"

智能可视系统赋能纵向网络

公共卫生应急防控能力,是整个城市公共卫生安全应急管理中的重要组成部分。"如果说遍布全市的社区、定点医疗机构、科研机构是横向网络,贯穿市区两级的疾病预防控制机构,则是纵向网络。纵横交错的网络,呵护着上海市民的健康。"复旦大学上海医学院副院长吴凡说。

公共卫生防控的大网如何织牢织密?区级疾控中心扮演着不可或缺的重要角色。"找得到! 守得住! 防得牢!"步入长宁区疾控中心,映入眼帘的标语令人振奋。大屏幕上,重点人员排查进度、社区防疫人员工作轨迹、集中隔离者健康状况等信息一一显示出来。

4月初,这里"上线"了一套新系统——通过自主研发,基于"一网统管"的疾控智慧化系统让疫情防控工作全面可视化。未来,这套系统将协助完善疾控信息基础建设,为趋势分析、监测预警等提供更精细、及时的管理。长宁区疾控中心主任赵文穗直言,通过实战不难发现,公共卫生事件联防联控期间,各部门既有"数据壁垒",也存在信息重复提交,数据电子化的时效性也较难保障。"若要将闭环抓得更实,必须有便捷、及时的数据录入上报渠道。"

以长宁区江苏路街道为例,全市首个街镇"一网统管"的防疫系统已投入使用,辖区内数据分列明确:13个居委会、24处办公楼宇(园区)、10个建设工地、18条马路……"居家观察、例行消毒、返沪人员集中增加等全数据汇集至

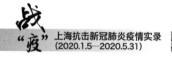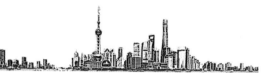

后台,系统将自动生成排摸、测温、消毒等提示,便于一线人员处置。"

在"智慧大脑"的帮助下,长宁也在全市率先公布新冠肺炎核酸检测相关流程,区疾控、同仁医院、兰卫检验形成联动,如在检测环节中发现阳性病例,立即触发公共卫生应急机制。赵文穗介绍,该系统下一步将升级为平战结合的2.0智慧拓展版,纳入公共卫生领域更多的大数据集成与实时可视分析。

群防群控成了防控"基本盘"

疫情防控下,群防群控是最大的社会公约数。本月初,为推进常态化疫情防控,市卫健委发布"上海市民健康公约",具体包括"八不""十提倡",分别为不随地吐痰、不乱扔垃圾、不随处抽烟、不过量饮酒、不重油重盐、不滥食野味、不沉溺网络、不透支健康;提倡咳嗽喷嚏遮口鼻、科学防护勤洗手、环境整洁常通风、宠物饲养讲文明、少喝饮料多喝水、心态乐观爱运动、社交距离须保持、公筷公勺分餐好、定期体检打疫苗、合理用药遵医嘱。

上海市卫健委健康促进处处长王彤表示,群防群控,是打赢疫情防控战的"基本盘",也是我国抗疫的独有特色。群防群控,需要每个人的积极参与,身体力行健康生活方式。5月中旬,全市近6000个小区和单位齐行动,15万市民群众同捋袖,一场全民参与的环境卫生大扫除在城市中进行。市爱卫会负责人介绍,当前疫情防控进入常态化阶段,夏秋季是肠道传染病、虫媒传染病易发时期,也是蚊虫等"四害"繁殖高峰期,上海广泛开展城乡环境整治、病媒生物防制、健康科普宣传,改善环境卫生面貌,增强卫生健康意识,完善疾病防控体系。

专业防制结合群众参与,上海群防群控共动员社区7056个,发动单位8540个,志愿者参与15万余人次,清理孳生环境8万余处;出动专业队伍3万人次,控制地下积水环境60余万处,突击控制重点场所近万余个,集中消杀面积2800万平方米。此外,各类场所防蚊灭蚊专项行动共出动专业人员近千余次,为99个春季高考考点、155个动拆迁基地进行保障,消杀控制面积近450万平方米……刚启动的新一季爱国卫生运动,将在全市1.3万个居住小区开展居住区卫生环境整治与卫生清洁。

疫情期间,广大市民对使用"公筷公勺"十分赞同。黄浦区首批100家餐饮企业全面使用公筷公勺,"有宣传、有标识、有提醒、有消毒、有创新、有推广"的"六有"做法陆续在全区推广,为全市公筷公勺"接力赛"跑出"第一棒"。

记者　顾泳　黄杨子

《解放日报》2020年5月29日

（二）基层防疫

社区基层党组织"织密"魔都防护网

这个春节，不少上海市民可能接到过居委的排摸电话，遇上过党员志愿者的悉心问候。

疫情面前，社区事务千头万绪。群防群治怎么做，居家隔离如何服务到位，居民疑虑怎样化解……这些既与城市安全密不可分，也深深影响着民众的满意度和幸福感。

不过，上海的基层党组织再次不负众望，用一个个精彩案例诠释了上海的精细化管理。社区里的党员干部群众们，用敲门敲肿了的手，日行万步的脚，还有温暖人心的"唠叨"，给居民们织密了防护网。

静安：社区党员干部日均两万步

在严峻的疫情防控形势下，很多人都自觉过上了"死宅生活"，微信步数不过百。

不过，1月30日，上海市静安区两位党员的微信步数都超过2万步，他们是江宁路街道社区干部韦炳臻、陈燕。

原来，在1月29日傍晚，陈燕和韦炳臻都收到通知："各位党员同志：为了全力以赴打赢疫情防控这场特殊战役，你被抽调到社区防控组来加强街道疫情防控力量。"

在原有的工作力量基础上，江宁路街道此次一共专门抽调了9名党员同志，成立4个社区防控组，以网格化形式，负责监督检查16个居民区、206个小区门岗的群防群治落实情况，包括检查门岗是否张贴公告、是否进行了体温测量、是否设立快递外送物品集中堆放处，以及是否进行了非本小区来访人员登记等。

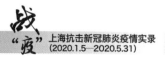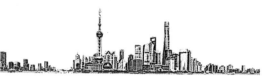

1月30日一早开完例会后,社区平安办的陈燕与搭档韦炳臻忙碌起来。他们分别来到三星坊、武定坊、北京、蒋家巷4个居民区,4个居民区总面积0.56平方公里,涉及35个住宅小区,即便不带工作任务,1圈走下来也要1个小时。

而陈燕和韦炳臻带着2张工作表格,检查了88个门岗,调试了18扇电子门禁。这一天,检查、步行一共花了7个小时,检查完了所有门岗的防控落实情况。

"工作的难点主要还是工作人员的工作意识和居民的配合意识。"一天走下来,小组成员普遍反映了门岗工作人员工作意识、门岗配备力量不足等问题。1月31日一早,江宁路街道专门召集物业公司召开了保安人员工作培训,强调工作纪律,确保人人尽责。

接下来,社区防控组的工作任务将随着疫情防控的需要不断更新,但日行两万步估计将成为一种工作常态。

普陀:每个党员认领自己居住的门栋

"亮身份、认楼层、做表率",一有号召,普陀区石泉路街道品尊国际居民区全体党员就积极投身于抗击疫情的工作中去。

居委会主任姚玲介绍:"每位党员认领自己居住的门洞,当好这层的管理员,负责提示大家尽量少出门,出门必须佩戴口罩;监督本楼层人员出入情况,有疫区回沪人员第一时间通知物业和居委会;督促本楼层居民实名加入楼宇微信群。"

当天一经发动,便有30多位党员在群内宣誓愿肩负起本楼层服务群众对抗疫情的职责。在居委会干部的带领下,在党员和志愿者协助排摸下,疫区返沪人员报备齐全,并自愿进行隔离。

居民区党总支书记沈馗介绍,品尊居民区第二党支部第一党小组组长陈晗积极响应,不仅把家里的100个口罩全部捐献给物业安保和保洁人员,还特地从温州老家把剩余的50个口罩运送过来进行捐赠。

在此次疫情中,品尊居民区党员向小区物业共捐献口罩150只、手套100副、手持式温度测量仪2只,消毒液2桶。大家同心协力,用爱助战这场"人民战争"。

虹口:基层党组织成为居民们的"情绪稳定剂"

"你放心,他们的生活垃圾都是由专业人员消毒后清运走的,还会送到专门处理的地方,而且小区和楼道公共区域也会定期消毒。"听说小区有居家隔离的人员,一位居民忧心忡忡地打来电话,经党总支书记一番耐心解释和安抚,这位居民安心地挂了电话。

面对疫情,部分居民出现恐慌情绪,而此时在这场防御战中,基层党组织和党员们就好似"稳定剂",既安抚居民情绪,又解决居民的实际困难。

对于居家隔离的人员,基层党组织除了给予生活上的照顾,对他们的心理健康也时刻关注。"今天出太阳了,可以到阳台晒晒太阳。""手机上可以免费看《囧妈》,你也看看,蛮好看的。"广中路街道某居民区内也有居家隔离的住户,但他们每天都会接到来自居民区党总支的电话和党员志愿者微信,与大家谈天说地。

居民区党总支书记魏娜介绍,党总支除了为隔离家庭提供日常的生活用品外,还通过邻里守望相助、暖心小组"连心桥"等渠道,从情感上支持家庭隔离对象,利用电话、微信等关注隔离对象的健康状况,提供心理援助关怀,为他们排除焦虑抑郁情绪。

"虽然隔离在家,但我们没有被大家忘记和排斥。我相信疫情一定可以控制住,也一定可以战胜。"正在居家隔离的居民向党员志愿者发送了这条微信。

杨浦:党建引领下"三驾马车"协同作战

党建引领下的居委会、业委会、物业公司"三驾马车"如何在本次疫情抗击战中发挥优势?杨浦区大桥街道富阳居民区党总支有话说。

春节前,大桥街道富阳居民区党总支关注到疫情,立即发动居委会和富阳居民区辖区内的物业公司,加入到开展重点地区车牌排摸、居民宣传等工作中来。

物业公司还发动公司资源,向小区居民捐出 1000 个口罩,大年初三就与富阳居委会共同在小区门口发放,同时对没有佩戴口罩的居民开展科学宣传,提高居民的自我防护意识。1000 个口罩发放完毕之后,物业公司发布通知,如果有需要还可以继续到物业公司去领取口罩。

提供小区物业管理人员、保洁人员的信息,加强出入口的管理,对小区外来人员开展信息排查登记反馈工作,积极购买消毒用品,每天 2 次对电梯轿厢、垃圾箱房、地下空间等公共区域开展消毒,物业公司的党员们积极发挥着模范作用,还小区居民们一个"消毒水味儿"的安心家园。

小区业委会也主动发挥党员带头作用,配合居委会张贴和发放宣传资料,

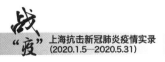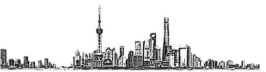

并带头开展科学防控、邻里互助,带领社区群众提高防范意识。

奉贤:社区组建三支党员队伍

1月30日一大早,奉贤南桥镇正阳二居在社区党员群内发出了征集令,不少党员纷纷报名,希望通过志愿服务,协助居委做好社区防疫工作。于是,社区迅速组建起三支强有力的党员队伍,分别是社区宣传员、社区消毒队以及应急人员,每日安排8人参与社区防疫工作。

穿上红马甲,戴上口罩和手套,拎上消毒水,带着小喇叭,在居委干部的带领下,社区党员们分组进入小区开展社区防疫工作。

而此时,光明村党总支副书记、村主任阮伟鸿也带着平安志愿者队伍,全身心投入到防疫管控工作中,抗疫期间正值她父亲"五七"暨落葬,她强忍悲伤,主动取消了父亲的"五七"和落葬仪式。

虽然亲友们有些怨言,但作为一个党员干部,她以大局为重,以实际行动得到了亲友和村民的理解和支持。取消了父亲的丧事,阮伟鸿心无旁骛地投入到防控疫情的志愿工作中,为居家隔离人员买菜、送菜,并送上慰问;与返家的重点地区人员——申请添加微信好友,保持沟通联系;深入村养老院,为村里的107名老人守住安全防线。

一个党组织就是一座堡垒,一名党员就是一面旗帜。堡垒无言,却能凝聚强大力量;旗帜无声,却能鼓舞磅礴斗志。

在当前新型冠状病毒肺炎疫情防控工作中,党员干部群众充分发挥先锋模范作用,紧紧依靠人民群众,凝聚起万众一心、众志成城的强大正能量,必能筑起"魔都结界",打赢这场疫情防控阻击战。

记者 朱奕奕 陈斯斯 栾晓娜 臧鸣

澎湃新闻 2020 年 2 月 1 日

重任之下上海基层战"疫"有"神器"

疫情防控阻击战中,基层干部责任大、任务重,不少人成了"八臂哪吒""千手观音"。前几天,一张"三头六臂"的基层干部图在社交媒体上热传,忍俊不禁之余,也心生触动。重任之下,上海不少街镇、村居干部和工作人员急中生智,既用上了高科技,也创造了很多灵机一动的"土"办法。"土"归"土",

但有效精准管用就行。

床板 + 门板

老城厢小区不封闭,怎么防控? 黄浦区老西门街道、谈家桥居民找来动迁区留下的门板、征集闲置的床板,在弄口筑起了临时封闭闸门。

红绿牌

在青浦区赵巷镇和睦村,对 1 月 26 日前未离沪的人员,村干部发绿牌,可自行出入;1 月 26 日后的返沪人员发红牌,须居家隔离 14 天。

小喇叭 + 无人机

在崇明、青浦、奉贤等地,许多村干部拿出压箱底的小喇叭。黄浦区瑞金二路街道用无人机在 13 号线淮海中路站出口播放宣传口号。

出入证

在徐汇区徐家汇街道虹二小区,居民、车辆离开小区时,每人领取一张"出入证",返回小区时,再主动向保安出示,然后将凭证放置在统一的回收箱内。

APP

松江区小昆山镇社区服务中心、奉贤区等都开发了网上系统,上报、登记、口罩预约等多种功能集于一"码"。

作战图

金山区山阳镇社区干部拿出《山阳镇应对新型冠状病毒肺炎工作流程图》,青浦徐泾镇探索出一套抗击新冠肺炎疫情"徐泾拳谱",绘制成思维导图。

记者 茅冠隽
《解放日报》2020 年 2 月 11 日

上海逾 20 万人次志愿战"疫"

当广大市民宅家战"疫"的时候,申城众多志愿者小分队支援一线,活跃在社区、道口、医院等重点领域。在社区巡查排摸、隔离安置、楼道消毒,在道口疏导车辆、登记信息、检测体温,在网络上科普宣传、课程辅导、心理疏导……

截至 3 月 3 日,全市各级志愿服务组织在"上海志愿者网"发布 6 786 个"疫情防控"志愿服务项目,招募上岗志愿者 206 907 人,人均服务 40.48 小时;近一个月来,"上海志愿者"网累计访问量近 303 万人次,日均 84 418 人次,累

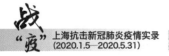 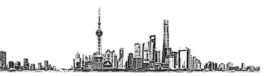

计新增注册志愿者 55 732 人——疫情防控阻击战打响以来,在市文明办、市志愿者协会统筹协调下,全市各级各类志愿服务组织及广大志愿者在线上线下迅速集结,围绕关键领域、时间节点、服务内容等充分整合力量,安全有序参与疫情防控志愿服务。团市委定向招募道口监测、社区排查等十类岗位,组织发动 3 万志愿者在交通道口、基层社区等重点领域服务,并组建青年突击队 1 618 支、突击队员近 4.2 万人;市级机关选派 1 121 名党员干部下沉社区、道口、地铁等防控一线"顶岗";市卫生健康委发动近 2 万名医疗卫生志愿者参与线上咨询问诊、入院预检等 457 项服务。

同时,"上海志愿者网"和微信公众号开辟"疫情防控志愿服务"招募通道,增加人工审核方式,确保志愿者随时随地注册、最短时间完成认证。针对道口值守等急需类项目及应急救援、外语翻译等专业类项目,协调有关部门和市级志愿服务总队、服务基地,加强条块联动,调配增援力量。

在社区参与体温测量、人员排摸、口罩登记购买、隔离安置、防疫宣传、楼道消毒等;在交通枢纽和重要道口参与车辆疏导、信息登记、体温检测、秩序维护、外语翻译等;在网络上参与防疫辟谣、科普宣传、课程辅导、心理疏导等——紧密结合基层实际需求,防疫一线涌现出一大批优秀志愿者和服务团队,比如有居家隔离期刚满就报名参与社区防疫工作的党员黄琼芳、"六亲不认"的"95 后"道口志愿者杨乐彦、一脱下警服就换上志愿者马甲的社区民警朱慧敏,还有甘当道口守护者的上海音速青年志愿服务中心、虹桥高铁站双语志愿服务分队,等等。

在线上,"一网多微"的宣传矩阵也迅速构建起来,成为网络抗疫的硬核力量。"上海志愿者网"及其微信、微博、抖音、百度账号共同构建的"一网多微"平台启动组合式联动宣传,推介长宁区"四要两不"社区疫情联防联控志愿服务工作指南、浦东防疫志愿者工作法等基层措施成效,讲述"神笔爷叔""爱心便当""爱心剪"等感人事迹,普及科学防护知识,并通过热线接听、网络互动,回应群众关切,加强正面引导。截至目前,这个矩阵共发布 1441 条疫情防控志愿服务信息,累计阅读量超过 167 万人次。除加强指导培训和物资保障外,市志愿者协会协同中国人寿为全市参加疫情防控的注册志愿者提供最高赔付 50 万元的"守护志愿者特定保险",同时对志愿者加强需求排摸和人文关怀。

下一步,将针对企业复工复产复市、城市运行回归常态的形势,进一步扩大公众参与和社会协同,加大志愿者动员储备和统筹调配力度,强化精准服务。加强与申通地铁合作,做好地铁志愿者招募、使用等工作;在充实社区防控力量的基础上,发挥党员先锋模范作用,倡导党员就近就便到社区报到;发挥企事业单位基层党组织的战斗堡垒作用和文明单位的引领作用,加强单位与属地联动。

记者 顾一琼

《文汇报》2020 年 3 月 4 日

常住外籍人士超三千,国际社区"三关"防控无缝衔接

凌晨,当得知从美国回来的居民理查德已在集中隔离点安顿好了,碧云一居党支部书记沈佳青才放下手中早已捏得发热的手机。这一天,他所在的社区连续接收了 10 名返沪的居民。

"通过前期排摸,我们提前两天就知道了理查德的航班信息。"第二天下午,沈佳青又穿上防护服,给理查德送去了手提电脑和数据线,还特意捎带上他喜欢的水果、绿茶,外加一张暖心的小纸条,"用一句简短的话鼓励他早日回归社区"。

为严防疫情输入,上海启动了入境人员落地后无缝衔接的"三大闭环"管理,而属地社区是其中的最后一个关卡。从返沪人员全面排摸的"前置关",到24 小时上门接收的"处置关",再到居家隔离专人包干的"后置关"——上海规模最大的综合性国际社区之一,常住外籍人士超 3000 人的浦东新区金桥镇碧云社区探索形成了一系列防控境外输入的隔离和服务标准化措施,让社区居民感受到安全和温暖。

截至 3 月 14 日,该社区来自境外重点地区需采取居家医学隔离措施的共有 86 人。

前置关——全面排摸,提前掌握信息

自从上海明确重点防控国家扩大至 8 个后,沈佳青和同事们就进入了 24小时连轴转的工作状态,"由于小区里从这些国家返沪的居民数量比较大,我们和物业加强了信息排摸,提前沟通返沪行程信息,提醒他们要做好集中或居家隔离的准备"。

这一"前置关"让社区战"疫"获得了宝贵的时间提前量。"有些居民很配

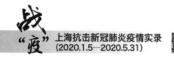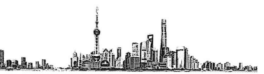
合,会主动告知我们具体的航班信息。"前两天,沈佳青就接到了居民打来的电话,这户家庭里,爸妈已在上海,两个小孩则准备从美国洛杉矶飞回来。

由于担任企业高管,夫妻俩担心如果全家必须一起居家隔离,会影响工作,通话时语气显得有些紧张。沈佳青马上把居家隔离的具体政策告知他们,还帮着一起出主意。最终,这对夫妻放下了焦虑,决定自己到附近租房,让孩子留在家里完成14天的隔离。

在金桥碧云阁服务公寓居住的外籍人士共有240多名,而春节前离开上海的超过一半。"我们通过微信、电子邮件等方式与外籍人士取得联系,了解他们这段时间去过哪些地方,以及准备回沪的具体日期。挨家挨户去了解,排摸清楚。"公寓客务部经理丁峰表示,租客们基本都配合,从日本东京转机回来的凯瑟琳,3月初就与社区取得联系,告知详细行程。为了隔离观察,凯瑟琳从自己租住的房子,换到了小区专门为医学隔离人员安排的房间内,"社区的防控措施很严格,这也让我更放心了",她说。

处置关——"一户一策",专人包干负责

这几天,碧云社区的"处置关"经过了多次"实战"。"从下飞机开始,一直到居民回到家关上门为止,整个流程都是紧密衔接的。"碧云社区党委书记李丹洁告诉记者,金桥镇防控办应急组与城运平台会即时通报境外重点地区人员抵达社区动态,由社区医生、公安民警和社区工作人员、外语志愿者组成的工作小组及时上门接收处置,形成白天工作组第一时间处置,晚间应急组提醒告知并预约上门时间的工作机制。

对于居家隔离的人员,碧云社区采取"一户一策"的专人包干制,安排一名社区医生、一名涉外社工(或外语志愿者)、一名物业专员组成三人小分队,对口负责一户隔离家庭。

"经过长途飞行,信息登记申报又要花上不少时间,等接回小区门口,他们肯定已经很累了,也难免会焦躁。"沈佳青最近正忙着接收从机场护送回来的居民,英语专业的他还时不时需要充当翻译,"我第一句话都会说'欢迎回到我们的小区',让这些长途跋涉回来的人们尽量能多感受到一些温暖。"

有的居民租住的公寓没有隔离条件,必须去集中隔离点,理查德就是这样的情况。他所乘坐的飞机一落地,沈佳青就让物业客服人员跟他对接,却发现他的手机欠费停机了,又赶忙帮着充值,确保能实时联系沟通。一安顿下来,他就发来了微信,想要在隔离点办公,沈佳青和同事借助手机视频通话,用"现场连线"的方式,从公寓房间里收拾好手提电脑等办公用品,打包后第一时间送到了理查德那里。

后置关——"三个一"服务,社区更有温度

为充分照顾外籍居民的合理关切,碧云社区为实施居家隔离的居民提供必要的服务和协助,服务内容主要包括这样"三个一"。

第一个"一"是赠送由碧云社区统一调配的一个"暖心服务包",里面除了口罩、消毒液、洗手液等防疫物资之外,还配有居家隔离注意事项和防疫友情提示卡。

第二个"一"是为每户居家隔离家庭建立一个微信群,提供健康监测、语言翻译、代买代办等个性化服务,帮助解决隔离家庭生活方面的实际困难。

第三个"一"是以每天一个"爱心电话"等方式给隔离家庭进行心理疏导、加油鼓劲,科普防疫注意事项、缓解焦虑情绪,体现社区温度。

"这是做好居家隔离家庭管理保障必不可少的'后置关',落实生活垃圾专人上门收运、快递外卖专人送至家门口、隔离楼层相关区域专人消杀等措施,业委会也会对业主加强心理关怀,邻里守望相助。"李丹洁告诉记者,"下一步,我们还会主动跨前,与区域内的国际学校、涉外商户、涉外企业加强沟通与联动,织密社区、校区、园区、街区'四区联动'的疫情联防联控网络。"

作者　唐玮婕

《文汇报》2020 年 3 月 16 日

在社区防疫战场上,有一件"硬核武器",
一上场就扭转了局面

居村是联防联控、群防群治的主战场。"居村自治"作为一种社区管理模式,在平常时候显得云淡风轻;但在疫情防控的特殊时期、关键时期,却发挥出强大力量,构建起一道道坚不可摧的防控屏障。在浦东新区书院镇,正是依靠"居村自治",疫情防控阻击战逐渐从"干部防疫战"变为"全民总动员",由"被动防控"变为"主动管控",由"独角戏"变为"大合唱"。

"头雁"引领,激发自治力量

"四时风貌赞塘北,一颗明珠耀浦东"这是写在全国文明村书院镇塘北村

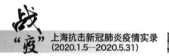
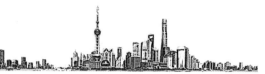

门头上的一副对联,大气文雅、朴实厚重,门头所在处,就是此次疫情期间,塘北村供村民们日常出入两个道口之一。塘北村党总支书记、村委会主任刘芹弟每天都要来这个道口,一站就是半天。一系列防疫优化方案、出入管理细则等都是直接出自这个道口上。据悉,塘北的两个道口分别由刘芹弟及村党总支副书记李琦包干负责。这段时间,想要找他们,去道口比去村委会更容易找到。来往村民看到后,纷纷找到村委会,主动要求加入"守家护院"防疫工作。

作为书院镇外来人口最多的村之一,除了守好村头的两个道口之外,对于中久村来说,返沪人员的底数排摸工作更是做好疫情防控的关键。为此,村两委工作人员分片包干,将村域范围按主干道、主要河道分成五个片区,每人负责一个片区。在挨家挨户的走访过程中,越来越多的普通党员、普通村民主动要求加入到防疫队伍中来。截至目前,中久村已有志愿者130名,其中最小的才16岁。

村居干部靠前指挥,普通党员和村居民更有了靠前的动力。"你们做的,村民都看在眼里,虽然我不是村干部,但是作为一名村民,守好自己的家就是我们的大事。"塘北村村民郭老伯坚定地说。于是一个个、一批批村民主动请缨,队伍在壮大,村居民自治的热情更在高涨,社区居民对社区的认同感和归属感变得愈发强烈。

织网布阵,自己的事情自己做

过去,一些村民认为很多事情是村里的事,是社区的事,是他们要做而不是我要做,仿佛跟自己没有关系。因为事情是"别人"的,所以"自治"就无从谈起。但这次防疫工作使大家认识到,"疫情防控没有局外人",是"每个人自己的事情",因为是"自己的事",所以大家都格外用心,不敢松懈。在他们眼里,此刻应该做的就是团结奋战、守望相助,用自己的力量守护家园。

村干部人手有限,怎么办?一支支由村民自发组建的队伍集结出发,充实到防疫一线,用行动诠释他们的那份执守。宣传队——抖音、视频做起来,小喇叭喊起来,电子屏亮起来,小册子发起来;调查队——分片包干,兜底排摸,数据飙清,房东告知,一并到位;督导队——专业找"茬",比如道口封闭位置是否合理,检查动作是否到位等;此外配送队、物资队、保障队、巡逻队……各式各样的自治团队,协助社区扎牢织密防疫网。

在黄华村就有这样一组"铁三角黄金搭档",三人虽非亲兄弟,但这段时间他们却形影不离。"村里巡逻的任务就交给我们老弟兄三个吧。请书记放心,绝对没有问题。"铿锵的语句,坚定的眼神,这便是铁三角的三位老爷叔:施引良、瞿六观、王国飞。这段时间,黄华村的村间小道上,村民们总会看到他们忙碌工作的身影,看到人员聚众主动劝散,看到封闭道口被进出人员破坏给予阻止,并进行修补维护。在他们眼里,巡逻的意义就是在守护自己的家,容不得丝毫马虎。

在战"疫"后方,有感于一线人员的辛苦,还有不少群众从家里拿出物资纷纷应援。有从家里取出停车棚做岗亭的,也有拆了自家花园亭做岗亭的;有买了取暖器送到值守点上的,还有从自己家中拖电线,供值班亭使用的;晚上做了点心、夜宵送过去的更是不计其数。

疫情防控工作涉及到个人安危,意识到这一点后,有序引领下的"自治"成为每个社区人自然而然的选择。扩大到"垃圾分类"等民生实事项目,只有个体充分意识到并认同每一项工作推进的背后与自身发展息息相关,社区自治才能有生根的土壤,社区人才会有发挥所长的自觉,自治管理水到渠成。

社区"闲事",能管的管起来

"哎,怎么没戴口罩就出门了,快把口罩戴起来!""大家都散了吧! 没什么要紧的事情尽量不要聚到一块儿闲聊。"在疫情防控期间,每个村居总会有那么几个爱管"闲事"的人,只要一看到有这类现象,便第一时间提醒,因为在他们眼里,这就是一份对自己更是对他人的责任。

与此同时,村里还有一群"哨兵","隔壁的某某一家回来了""侬去村委会报到过了哇?"村里一有动静,他们便能快速反应上报,让社区疫情防控多了一层保障。无形之中一个以居民为主体的群防群控体系稳步形成,强化了社区的精准防控。

除了主动管好人外,社区"能人"们也在此次战"疫"中发挥着作用,做额温枪套、做应急口罩……他们化作智囊团为社区防疫添砖加瓦。当疫情防控遇到寒潮,额温枪出现测温不准的情况,丽泽社区"丽家人"自治团队管家周玉芳阿姨利用缝纫机,给道口额温枪量身定制"外套",既方便更换,也容易清洗。在外灶村,妇女之家"媛创空间"自治团队的管家徐微琴带领姐妹们自制口罩,作为防疫物资紧缺时期的临时过渡举措。舒馨居委的管家小队们也全员参与战"疫",除了每天主动排班,轮流值守,巡查返沪人员等,更是发挥文艺特长,用本地话、快板等方式进行宣传,小区内的防疫黑板报也是出自志愿者之手。

这些看似"闲事",实则"大事"的背后,反映出的是村居民对此次防疫工作的认同,更体现了社区管理中"自治"力量的不可或缺,"自治"之花在社区

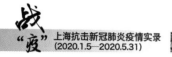
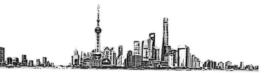
防疫战场上次第盛开。

只有所有人真正形成"社区是我家"的归属感和认同感,在社区带领下,发动广大群众,集中民智民力,自我管理、自我监督、自我服务为一体的自治管理才能在社区管理中占据更重要的一席之地,发挥更好的引领作用。

作者　王志彦

《解放日报·上观新闻》2020 年 3 月 23 日

最后一张网的织补——上海战"疫"纪实·社区的故事

转眼间,已经 100 多天了。从没想过需要坚持这么久,也没想过能坚持这么久。"五一"放假前最后一个工作日,一位在上海基层工作了将近 20 年的居民区书记记下"值班日记":越来越多的居民主动出来当志愿者,退休党员、在校大学生、企业职工,还有附近菜场的摊主。大家一边消毒一边捡垃圾,一边欣赏小区里怒放的春花……社区氛围从来没有像现在这样好。

但故事的开头并不是这样。突如其来的疫情,让整个城市神经紧绷。从小区封门、排队买口罩,到复工复产人员返沪,再到境外人员回流……疫情防控节点上每个想得到或想不到的新情况,都令处于神经末梢的基层社区"紧绷"。各种情绪急剧压缩、一触即发,基层工作者们几乎"每天都在吵架和感动中度过"。

在抗击疫情的两个阵地上,社区防控阵地并不比医院救死扶伤阵地轻松多少。基层工作者们都清楚:这是最后一张网——基层失守,意味着疫情失控。

3 个多月过去,这座超大城市的居民生活渐回常态,社区未出现一例交叉感染病例。"网红"医生张文宏在一次公开场合这样评价:"整个上海的防控是一盘大棋,可以打'优秀'。"

社区防控这张网是如何织起来的?基层治理发挥了什么样的作用?从发生在社区里一个个"吵架"和"感动"的故事中,记者尝试整理出一张上海社区治理的脉络图。

张与弛

1 月 24 日,上海启动重大突发公共卫生事件一级响应,进入应急状态。

"我接到的第一个指令是人员排摸。"杨浦区控江路街道凤联居民区党总支书记祁沪军,和大部分社区干部一样,从这一天起进入连续作战状态。"命令来得急迫,手势却是模糊的,情况我们也不清楚。"祁沪军今年刚过 60 岁,原本打算春节前离任。"大家都有点无所适从,我的经验总归多一些。"他决定,等到"摘口罩"再退下来。

祁沪军所在的居委会一共有社区干部 10 人,对应 2186 户居民约 5600 人。"排查外来人口"的命令,在几天里下达了多次,且排查范围不断扩大,紧迫性不断增强,压力很快就传导到基层干部身上。一位经历过 1988 年上海甲肝暴发,也经历过 2003 年非典肆虐的居民区老书记,直言道:"这是我社区干部生涯中最难的一次,工作量超乎想象。更难的是,我们的防护用品远远不够。"

为了完成指令,许多社区第一时间选择了"人海战术"。在上海南部,奉贤西渡街道浦江居委会里,社区干部在两天内,进行了一场 8∶1797(社区干部与居民户数比例)的全覆盖走访排摸后,终于锁定了社区里 126 名湖北籍业主或租户。而在那两天里,居委办公室的灯,没有在夜里 12 时前熄灭过。

虹桥街道长虹居民区书记陆卫是年初二把"行军床"搬到居委办公室的。这个居民区实有户数 1245 户,同样是 8 名社区干部。"基层防控任务重、压力大,居委需要有人值夜班,应对可能出现的各种突发求助。"陆卫说,这样做也是怕跑来跑去影响到家里人。

没有人知道,这样的状态要持续多久。两周后的统计数据显示,上海 6077 个居村社区,都建立起以居村党组织为核心,以居村委会为主导,业委会、物业公司、社区民警、志愿者等共同参与的疫情防控网络体系。上海逾 1.3 万个居民住宅小区中,绝大部分实现了"准封闭式管理":询问、登记、测温。在市郊农村,一座座"帐篷"搭了起来,出入和道口都有人"把守"。

2 月 2 日,上海启动社区口罩预约工作,让"这张网"的紧张程度绷到了极致。一些社区干部不理解:社区已经忙得飞起来了,为何还要将预约口罩工作放在社区?一些居民也不理解:买口罩为何要二次出门,社区干部直接送上门不好吗?

这其中暗含着口罩产能缺口问题,鉴于当时的态势,并未声张。但指令传达到基层社区最后一张网,已没有退路。

第一轮口罩预约当天,上海许多社区出现了"北欧式排队",背后是社区干部连夜在地上贴了"一米"间隔的提示纸。

在静安区和泰花园社区,社区干部想了个主意——居民领号后先到充分

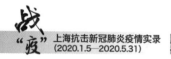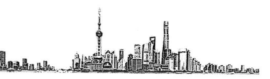
通风的阳光房"等候区",等叫号进入"办理区"登记信息、拿预约凭证。慧芝湖小区则通过摇号,抽签决定购买口罩顺序。宝山淞南镇微盟企业程序员争分夺秒开发小程序,帮助居民不出家门、直接预约……没有完美的决策,但可以有完美的执行。上海基层的活力在这当口被激发了出来,以"口罩预约"为切口,诸多基层社区接招拆招,脑洞大开。

在许多社区干部印象里,2月中旬之后,这张网逐渐"张弛有度"起来——因为"人"来了。

返沪人员增加,形成了又一波排查工作高峰,但能帮上忙的居民志愿者也多了起来。从小区、片区、楼组,到每一户家庭,借助以往的社区治理网格,疫情防控网更加密实。同时,街镇统筹辖区内的社区卫生、公安、市场监管、城管、房屋管理等力量,下沉一线,联勤联动,支持居村工作。

合理的动员机制运转起来了,新的资源也下沉了。市级机关工作党委建立了机关党员干部下沉顶岗工作机制,先后选派三批次55家单位、3100余名机关党员骨干,深入街镇居村、高速道口、火车站地铁站和机场等一线,顶岗开展社区防控、商铺巡查、道口管控、人员疏导等一线任务。与此同时,上海各区共组织2万余名机关、事业单位干部下沉社区,"让社区工作者歇歇脚、喘口气"。

进入3月后,本地新增病例持续为零,基层工作人员原本以为可以松一口气。不料境外疫情突起,他们又配合承担起入境人员的居家隔离任务。"很忙很累,但是规则清楚了,事情就好办。"一名社区干部告诉记者。

基层这张网从突然绷紧,继而在不同尺度间的持续拉扯,再到后来张弛有度,逐步形成新的弹性"张力",背后是社区治理能力在应急处置中的成长。

上与下

"上面千根线,下面一根针",是以前对基层社区的形象比喻。将"针"变成"网",正是上海多年来加强基层建设的努力方向。

2014年,上海出台创新社会治理、加强基层建设"1+6"文件。市、区、街镇、居村四级纵向贯通、部门横向协同,政社互联互动的社会治理格局逐步形成。城管执法、房管、绿化市容等力量下放街道,增强了街道统筹人、财、物能力,让基层干部能够"叫得到人""叫得动人"。

"重心下移,资源下沉,权力下放"所取得的成效,在这次疫情防控中有目共睹。

在闵行,华漕镇通过镇防控办统一协调指挥,一名正科级干部担任协调组组长,落实居村属地责任的同时,又加上了公安、综治、人口、城管等部门的联防联控力量。原本难管的老集镇被"管"了起来,政府的决心让群众信心满满。

在松江,各社区居家隔离观察户的垃圾,由街镇绿化市容部门调配专人专车收运。这些垃圾与其他一般生活垃圾分开收运,直接运送至生活垃圾焚烧厂处置,不经过中转站。焚烧厂专门设置了定点医疗机构和隔离点的卸料口,卸掉垃圾后,垃圾车辆也会进行消毒。通过条线部门的专业化力量,那些来自社区里的"有害垃圾"得到安全有效的处置。

理顺条块关系,是基层治理的"永恒主题"。条块联动,减少了专业部门与属地管理部门的沟通成本。但调查中,也有个别街镇反映,城管执法、房管、绿化市容等力量下放街道后,与其上级部门关系"若即若离",有些甚至明显"脱钩",相关数据信息也不再共享。这在一定程度上,违背了条线下沉的初衷。街道工作人员说:"赋权后,如不能持续'赋能',长此以往专业能力会大打折扣。"

在居村层面,上和下的关系亦在不断调适。

2014 年后,上海的居民区治理架构变为以居民区党组织为领导核心,居委会为主导,居民为主体,由业委会、物业公司、驻区单位、群众团体、社会组织、群众活动团队等共同参与,社区动员能力不断增强。

在居村,绕不过去的是行政和自治的关系。毋庸讳言,社区干部仍在承担很多行政工作。在这场疫情防控中,与其说,基层干部在"承上"做行政工作,不如说,行政指令以治理的方式"启下",更好地在社区实现。

疫情期间下沉社区的机关干部,他们直接接受居村党组织分派任务,协助做好防控工作。不少社区里出现了上级部门来的"书记接电话""部长出黑板报""处长测体温"这样的场景。更多的居民区里,居委干部、业委会成员、社区保洁员、物业工作人员统一服从居民区党组织调配,共同组成强有力的抗疫队伍。"三驾马车"各显所长,有钱出钱,有力出力。

在沪上最大小区、拥有 4 万多居民的上海康城里,南、北、西三个出入口,分别都安排了保安和志愿者值班,24 小时对每辆进入的车子进行询问登记。要是光靠保安和社区工作者根本忙不过来,所幸小区所在的闵行区莘庄镇号召机关事业单位工作人员做社区志愿者,康城一个西门岗就有了 20 多名志愿者等候"排班"。志愿者多时,甚至需要"劝退"。

"小区的决定,是出于大多数人的立场在考虑诉求,但每一个改变,总会有利益受损者。碰到不愿配合的居民,我会忍不住以业主的名义去说句公道

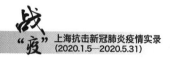
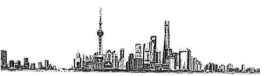
话。"静安区达安花园小区业委会主任陈振宇回顾小区封门一波三折的经历，深刻体会到社区干部的不易，"居委会、业委会、物业有了密集互动，'三驾马车'跑得顺，防控措施才能做得实"。

不过，也有社区干部向记者感叹："这次疫情虽然是突发事件，却多少暴露了平时'三驾马车'运转不力的短板。"一些小区反映居委和物业顶在前面，业委会此时却销声匿迹。但也有个别小区反映，业委会承担了很多工作，居委干部反倒出现较少。

当然，还有一些小区以此为契机，大家齐心协力，修补好了原来并不太和谐的"三驾马车"关系，社区治理前所未有地顺畅。

新与旧

2月9日发酵出的那一场因确诊病例引起的风波，让闻喜路935弄居委会主任陈秋红不断感慨："人人都有麦克风，对社区工作的挑战太大了！"

因一起确诊病例的出现，小区炸开了锅。通过社交媒体，居民们在群里各种质疑、猜测不断。"封楼""不戴口罩与志愿者聊天"等谣言满天飞。陈秋红安排社区干部接听电话，回应居民提出的疑问和建议，并通过多种渠道及时辟谣。居民疑虑渐消，小区也慢慢恢复了平静。

这是一个信息爆炸的时代。但陈秋红们的苦闷在于：在出现苗头时，他们掌握的信息并不比其他居民多。而究竟在社区范围内该公开多少信息，又是一个让居民相互撕扯的话题。

相比过去，现在的社区工作者几乎都能熟练运用信息化工具。2015年居村换届选举中，新当选的"小巷总理"出现了3名博士，本科及以上学历超过两成。2018年居村换届时，居村委员会成员中，大专以上学历占比69.3%。

给社区治理赋予智能化"武器"势在必行。去年开始，上海在着力建设政务服务"一网通办"的同时，也在探索城市运行"一网统管"，走出一条中国特色超大城市管理的新路。

中山西路1788弄长春小区，大门口出现了一台门禁卡识别器，居民无需出示任何纸质凭证或是手机二维码，刷一下现成的门禁卡就能快速进出。长春居民区书记苏嵘说，这两年徐汇区田林街道智慧社区建设，在关键时刻发挥了作用，"居委会及时掌握相关数据，社区防控才能做到心中有数"。

在江苏路街道，2月上旬上线了上海首个"一网统管"防疫专页，涵盖街道内所有防疫相关的数据资源，相当于防疫专用版的"智慧社区平台"。街道办事处主任沈昕告诉记者,这个专页汇集了十大类200余项数据要素,社区疫情和资源分布、工作进度等一目了然,同时避免了社区干部重复填报表格,为基层减负。

但这些街镇、社区平台也遇到了难题:缺乏更大范围的数据,人员追溯容易"断线"。显然,这需要更高层级、更多条线的支撑。

与这些智能化"试水"共存的,还有许多有用的"土方子",第一时间被社区干部拿了出来。在黄浦区、虹口区等地的老式里弄,为了便于封闭式管理,社区干部到动迁区域找动迁居民扔下的柜子、门板,拉来阻隔通道当"门";在崇明、青浦、奉贤等地,许多村干部手持小喇叭一路播放:"如有 na 地(外地)回来的、从 na 地(外地)回来的,请到村里厢报备……"社区干部说,"土"不要紧,适合的就是最好的。

相较于疫情防控的任务"管住人",社区治理要关心的问题更多,也更复杂。

"如果不是小区封闭了,我都不知道小区会有那么多快递和外卖。"一名街道社区自治办工作人员告诉记者,信息化、网络化已经改变了我们的社会结构,平时大家体会不深,在这次疫情中就完全暴露出来了。

"快递围城"成为疫情期间一大"奇观"。在普陀区真如镇街道一些社区,最初设置的"无接触"配送置物架,因为不够用又影响交通,后来改进为"快递驿站"。但是居民还是有怨气,因为取快递、外卖"要走 10 分钟以上"。街道想办法,利用小区内原有代收点,或将置物架移入小区内空旷区域,同时严查快递、外卖、邮政等人员身份,包括工作证、"随申码"绿码,经测温登记后,才能进入小区。

新与旧,不光是超大城市的社会形态,也是空间状态。

黄浦区龙泉居民区,辖区内全部是老旧小区与老式里弄小区,外来人口占一半,老年人口占一半。防疫期间,社区干部同时要做好社区老年居民的服务。长宁区荣华居民区,2 平方公里内有 42 个自然小区、3 万余常住居民,其中一半来自境外。社区干部必须下发中、英、日、韩四种语言的通知,且如何用词才能既传达准确,又不引发焦虑恐慌,颇费斟酌。

一名社区工作人员告诉记者,春节假期过后,有外地人员返沪,被告知在上海租房的可以回到小区隔离,到了小区却进不了门,因为租户住在阁楼,与他人共用一套厨卫,起不到隔离的效果。"政策不可能细致到涵盖每个小区的情况,但是社区工作者必须守好这道门。"

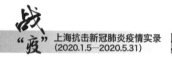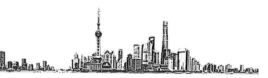

社区形态千差万别,自上而下的一纸政令,不经因地制宜地转化,甚至无法实际操作。这也正是社区治理的独特所在。

治与制

浦东新区塘桥街道辖区,有两家三甲医院,小宾馆多达50余个,宾馆入住人员管控一旦失真、失控,会带来远远高于住宅小区的集聚性传播风险。

社会面防控需要时刻保持警觉,需要根据要求深入细化,力求周严,查缺补漏。街道经过与派出所紧急磋商,决定制定宾旅馆专项工作方案,由派出所负责,建立辖区宾旅馆工作群,要求辖区所有宾馆,所有入住旅客均须填写"健康申报告知书",做到"凡入住,必申报"。对拒绝填写的,不予入住,并对前期已经入住宾馆的旅客进行补申报,要求其报告过去14天的旅居史,并在工作群内每日报告申报情况。

当晚,就查出一位持上海身份证的申报者,他家就住在距离宾馆两个路口的隔壁街道。

这位上海人,之前去武汉出差,回来后害怕回家,便悄悄来到塘桥街道这边的快捷酒店。要求补填健康申报表时,他一开始不愿承认去过武汉,也不愿在申报告知书上签字。告知"瞒报要承担责任""不签字申报,不能继续入住"后,才使这位游离在管理盲区的重点地区返沪人员浮出水面。

疫情突如其来。缝隙中,社区工作者"闻风而动",密织"兜底"。

城市治理是个有机体。社区是个生命体。"治理的边缘"平时就有,突发应急状态下更是备受考验。这时,如何让自上而下的机制之网,与社区自下而上的内生活力优质融合,用"边缘的精致"达成"治理的品质",避免漏洞缝隙,是疫情大考的题中之义。

回看此次疫情,社区干部们的探索与思考,聚焦在两组"之间"。

组一:体系与能力之间、制度与绩效之间。

年三十夜,接到社区求援电话,闵行联合发展有限公司党委书记汪丹当即应允出人出物出资源,和董事长一起带着集团高管党员先锋队15人急速向社区报到。他做过十多年与社区相关的工作,深知这种时刻,社区是最主要的一线整合调度平台,急需社会力量、专业资源向社区聚集。

然而并不是每个企业都能有这样的意识。这时候考验的是既有的社区体系配置,与实际的一线调动能力。正如汪丹所说:"治理'体系'和'能力'这两者既相关,又不同。体系是静态的,动态的是能力。从某种意义上,疫情不仅是对治理体系的大考,更是对治理能力的大考。能力更加动态、复杂,更讲究效率,更应该在实战中得到检验。"

在体系与能力之间,需要不断磨合,才能不断精进,最终目标是华东理工大学教授曹锦清强调的"治理绩效"——"推进国家治理体系和治理能力现代化,着眼在治理,成效是目标。相比制度之争,治理问题才是当代中国的真问题。不管采取什么样的措施和系统,最终都还是要看治理绩效,看人民满意。"

组二:老旧小区与高档社区之间,"熟人社会"的重要性与物业公司的专业化之间。

疫情防控的一大难点,在尽可能滴水不漏。这表现在社区其实很具体,就是一个个细节。天目西路街道党工委书记华洁蓉深有体会。街道地处火车站附近,流动性大,复杂度高,楼宇之多为全区街道之最,各类小区情况也大不相同。战"疫"不久她就发现:"在老旧社区,熟人社会弥补着物业公司专业性的不足。在高档社区,专业化弥补着熟人社会的不足。二者相辅相成,也是一个提升的空间,让我们看到当中如何去改进。"

这二者的矛盾统一,是现代社区治理一大课题,不限于疫情期间。

一方面,"有意识在高档社区,发现一批人,带动一部分人,出来关心社区公共事务";一方面,也有意识针对老旧小区的薄弱环节,让物业的专业化,得到逐步改善。

"二十世纪五六十年代建造的老式房子,物业平时管管修理,也没有保安,出入口又非常多,有的多达七个。疫情应急状态下,只能街道托底,进行封闭式管理。今后究竟如何?怎样加强分类管理,怎样让熟人社会的重要性与物业公司的专业性相得益彰,是一个值得深入思考的社区治理课题。"华洁蓉说。

这需要激发好、培育好社区治理一线的主动性与精细化,如何在覆盖不到的地方,针对特殊性,因地而制宜。这需要从人员、资源、机制配置,提升一线居委的专业性与综合性,加强街道这个"后台"对居委这个"前台"的支撑。这需要基层党建这个核心平台的有效保障。

两组"之间",根本上是"群众路线与现代治理之间"。善于发动群众、依靠群众,就会产生最大的社区内生动力,而共治正是实现治理体系和治理能力现代化的必然要求。这是此次战疫在上海无数社区再次证明了的。

记者　张骏　杜晨薇　郭泉真
《解放日报》2020 年 5 月 18 日

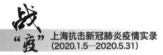
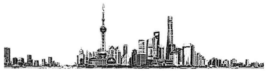

（三）援鄂战"疫"

疫情颠覆人生：上海第一位"逆行者"钟鸣的武汉 75 日

舱门打开的时候，钟鸣已经想好了一段话。

他在武汉与疫情战斗了 75 天后重返上海，被要求说上几句是不可避免的了。停机坪上一眼望去，满眼的横幅、鲜花。媒体们已然摆开阵势，许多人就是冲着他这位"上海最早逆行者"来的。

可是走下舷梯后，他在举起的话筒前刚讲了一句就哽咽了。努力调整之后，他没再继续那段想好的话，只说："我回来了，武汉很好！武汉在恢复！"

后来他回想，为什么脑子里会跳出这句话呢？

"其实是下意识在给自己找理由，告诉自己，你是可以走的，武汉已经恢复了，不要心里不安。"7 天以后，坐在隔离酒店书桌前，已经回归复旦大学附属中山医院重症医学科副主任角色的钟鸣缓缓说着，手指拨弄着纸张。

不同于人们看到的英雄凯旋，钟鸣觉得，他和武汉的牵绊没有结束。

这是一次颠覆人生的海啸，他说。在疫情的惊涛骇浪席卷而至时，总要有人来做第一拨承受海浪冲击的人，后面的人才能知晓，海浪的破坏力有多大。作为早期派往武汉的专家组成员，他们就是最先迎击的礁石。

而这种冲击，在他们离开战场之后，依然产生着持续的作用。

海啸

隔离的第一周里，钟鸣拒绝了所有采访，却多次与一群人连线，最长进行了 6 小时。

就是聊天。有一搭没一搭地聊着，讨论原来的某位病人现在怎样了，也有人兴致来了就唱首歌。

　　这群人,钟鸣称之为"战友",都是曾在武汉市金银潭医院南六病房支援的医护。那个城市、那个地点,就像黑洞,将他深深吸附。即使已经踏上上海的土地,他仍然想听到来自它的任何消息。

　　仔细回想,钟鸣与疫情最早的联结应该是在 1 月初。他举办了一个危重病学习班,其中有一位武汉协和医院的医生来参加。见面时他曾问对方武汉疫情怎样,对方当时的描述与后来人们看到的远不一样。"所以说疫情的发展是非常快的。这是一种全新的病毒,谁也无法预料。"钟鸣说。

　　海啸就这样突发而至。1 月 23 日 10 点半,国家卫健委专家组成员、东南大学附属中大医院副院长、著名重症医学专家邱海波给钟鸣打了一通电话。"他说他跟杜斌教授(北京协和医院 ICU 主任)在武汉,问我能不能过去? 我说我个人肯定是没有问题的。接着,国家卫健委医政医管局的相关领导就直接打电话通知我,给医院发调令。"

　　"ICU 界的圈子不大,很多人认可钟 sir 在这块的专长。"复旦大学附属中山医院重症医学科主治医师何义舟说。私底下,他们会叫钟鸣"ECMO 大神"。何义舟说,钟鸣的神在于内功深厚——他能看到很多现象背后的问题,对人体的病理生理机制融会贯通。运筹帷幄之中,制胜于无形。

　　收拾停当,2 点出发。1 月 23 日当天上午武汉已经封城,钟鸣买高铁票坐到麻城北,再由一辆小车接至武汉。和另一位专家抵达住地时,已是深夜。"特别荒凉寂静","让人一去就接受了那个氛围"。第二天,四位专家中有一人派往肺科医院,两位去金银潭南楼七层的 ICU,钟鸣则被安排在南楼六层。那是个由临时普通病房改成的 ICU,条件相对艰苦一些。

　　"叫我做什么都行,叫我去哪都可以。"在此之前,钟鸣一直都比较自信,直到他走进南六病房办公室,看到监视器上的数字。

　　"呆掉了。满屏都是报警。一半以上患者氧饱和度都在百分之六七十。什么概念,就是非常差,差到心脏随时会因缺氧停跳。平时在医院里,有一个这样的病人我们都会非常紧张,要全力以赴的。现在,一个病房就这么多。你简直不知道该从哪一个病人开始着手。"

　　第 1 天第 2 天基本没法睡,因为大量危重症的集中在 ICU 里,需要不停地处理。更重要的是,钟鸣开始深刻怀疑自己。

　　"重病人我们见得非常多。虽然不是每个人都能救回来,但至少我们能预见病情的走向。但这个病不一样,病人的恶化都是超出你的预期。本来你觉

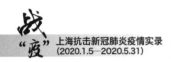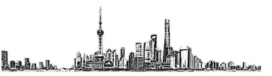
得某个病人已经要好了,告诉她,明天就可以转入普通病房,结果病情急转直下,做了多大的努力也不起作用,人就这样去世了。"相似的突然不断发生,每一个突然,都对医生打击巨大。

钟鸣后来与几位同样被国家卫健委指定来的专家聊天,发现在那段时间里,基本上所有人都在怀疑自己。"这个疾病完全颠覆了我们之前的临床经验和医学知识。相当于你被敌人干掉了,连他长啥样都没见到,就这种感觉。"

因为治疗效果不好,又是全新组成的班底。治疗意见也有分歧。"比如有 A 跟 B 两条路,你坚持 A 是正确的道路,但是 A 又很难走通,人家当然会觉得 B 是正确的。"

黑洞

很难指出一个具体的转折点。战事就在不断总结经验、遭受打击、再总结的循环往复之中,逐渐平稳。

而始终没有消减的冲击,来自情感。

在钟鸣看来,武汉的两个多月,是把 10 年 20 年要发生的喜怒哀乐高度浓缩了塞进脑子去。

南六病房有一位特殊病人,1 月 27 日转入 ICU,住院长达 2 个月。"他陪伴了我们大多数的支援时间。"钟鸣说。

病人是一位神经内科专家。1 月曾为一位陷入昏迷的急性血管闭塞病人做急诊手术。术后复查时,病人的肺部 CT 上显示,右肺有明显磨玻璃状改变的白色阴影。

他确诊后,1 月 27 日病情加重,被紧急转到金银潭医院 ICU。2 月 3 日,他两肺全白,看到自己"差得一塌糊涂"的呼吸机参数和心电监测指标,他开始做最后的打算——托医护把钱包、银行卡带出去,交给家人。

南六病房的医护想倾尽一切留住他。钟鸣每天在呼吸机前待很久,为的是精准调节适合他的呼吸机参数。护士在住处剥好虾仁带去给他补充蛋白质。

为帮他调整心态,医院还把另一位感染的医生安排与他同住。那位医生的情况比他要好,或许能鼓励他。可没想到,几天之后,后住进来的医生病情突然急转直下,不幸离世。

积累起来的信心再次崩塌。

钟鸣每日进病房给他鼓励。护士周玲发的水果舍不得吃,削好、切好带去病房,并每日发去微信:"今日份鼓励请查收!""今天太阳晒得人心里暖暖的,你快点好起来,自己出来感受一下。"

半个月后,他能回复护士的微信了;两个月后,他终于治愈出院。

这种关系,成为钟鸣等人对武汉难以割舍的因素。以至于有医疗队来接替,他们都从心理上抵触。

"舍不得这些病人,你知道吗?现在有个病人 ECMO 上了 50 天了,还有一个病人原来很差,经过种种努力现在慢慢已经可以脱离呼吸机了。你想,这些病人你都付出了这么久的代价,你天天跟他在一起,你有感情,你总想看到他最后好了脱机的那一天,对不对?交给别人,说真的,和嫁女儿的感觉差不多。"

这已经不是普通意义上的医患关系,而是战友关系。"病人知道我们这些来援助的医疗队,都是拿生命在治疗,我们是真心的,所以他们对我们有绝对的信任。"

但也正因为此,打击往往更大。"有人好转了对你说,感谢你们来援助我们,你刚感动得热泪盈眶,后面情况就突然恶化。"也有家属在患者去世后发来短信:"谢谢你们,你们尽力了。"

"这种是真的招架不了。"钟鸣说。

疾病把所有人,医务人员、病人、病人家属,以及整个社会,紧密地连接在一起。在早期钟鸣很少落泪,越到中后期,泪点越低。"触动你的东西实在太多了。白天还可以用理性和逻辑占领头脑,到了下班一个人回到酒店的时候,各种情感就会从四面八方涌过来。"

钟鸣记得,在临近交接的一天,他对一位来自山东的援助护士说:"还有几天你就可以回家了"。护士说:"我们不差这几天。"隔着面屏,钟鸣发觉护士的眼睛湿了。"其实就是身体已经吃不消,但情感上又连接在这里。跟打仗很像,没有打到最后胜利,你要提前从战场上离开,很多人都会难受。"

告别

回上海的前两天,钟鸣决定最后一次去南六病房看看。

他剩下的几位病人要么插管要么上着呼吸机,无法感知他的存在,他就穿着隔离衣进去看一眼。

那些房间,有病人的、没有病人的,他都走进去看看,回想这些床位上都收过哪些病人,发生过怎样的故事。

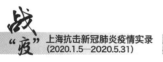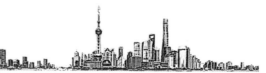
"其实在后面几天就在进行各种各样的告别,和病人告别,和病房告别,和你的队伍告别,和你的生活经历告别,和金银潭告别,甚至跟酒店里住的房间告别。"手机里存了七七八八的照片,每拍一次都在想,这是最后一次见了。

4月6日,回到上海的那天,他往隔离酒店的大床上一躺,脑子里一幅幅场景闪过。

隔离期第7天,"感觉脑子终于又可以正常运转了。泪点也没有那么低了。"他拿起关于新冠病毒的最新科研报告研究了一会儿。

钟鸣原来在美国研究的就是肺损伤,接下来他希望把研究重点放在新冠肺炎的致病机制上。"之前在临床上积累了一些临床经验,但依旧有很多问题回答不了,比如在细胞层面、分子水平它到底发生了什么。"

早期条件受限,没有机会做一些探索性的事情,现在可以考虑了。比如经钟鸣申请,电阻抗CT和食道测压管等仪器被运至临床一线。这些仪器可以帮助观察呼吸机下肺的活动,能够获取一些更有价值的数据,更好了解临床特征。

还可以继续开展一系列科学研究,包括病理解剖,从疾病背后和临床表现联系起来。"我们也很想知道,刚去时的一些治疗措施,到底是不是正确的。"

直到现在,钟鸣依然不觉得自己很了解对手。"只能说,开始一点点地熟悉他的轮廓了。"

"医学是有天花板的。对于医学、对于自然科学,我们还有太多未知,"钟鸣说,"只是希望灾难不要重演。有生之年能够经历这么真实的一次大事件,已经足够了。"

4月17日,钟鸣在朋友圈发了一张病房的黑白照片,并配发了一段文字:

"南六最后一个病人,在54天ECMO后离开我们去了天国。我没能完成对你的承诺,但南六的故事还是要结束。战友们,下个路口见。"

他牵挂的那个病人,最后还是离开了。

某种程度上,这也是他对南六真正意义上的告别。

作者　王潇

《解放日报·上观新闻》2020年4月24日

上海首批医疗队除夕夜出征

"我的大学同学绝大多数在武汉的四大医院急诊 ICU，武汉现在医务人员紧张，请让我去帮忙，和同学并肩作战。"

"湖北是我的家乡，支援家乡，我责无旁贷；身为医护人员，在此疫情面前使命所在，义无反顾。"

今夜注定是一个不眠夜，今夜的虹桥机场注定无眠，一架带着特殊使命的航班即将北上——上海首批医疗队受命正式出发。

上海重症医学专家多路集结，一齐北上

上海市第一人民医院呼吸科主任周新经历过 SARS、H7N9 的防控工作，有着丰富的"作战"经验。作为此次上海医疗队的医师组组长，周新对完成此次新型冠状病毒肺炎的防疫工作有信心。

"完全不用害怕，我们肯定能打胜仗。"他告诉文汇报记者，最主要的还是防控，防止病人再传染，一个是救治患者，一个是防止再传染，同时医护人员自身防护也是非常要紧的，不要造成二次传播，这就是主要工作。

上海市第一人民医院郑军华副院长即将领队上海第一批医疗队员奔赴前线救援，该医院呼吸科周新主任任医师组组长，还有急诊危重病科的男护师张明明。

"来不及吃年夜饭咯，估计只能看上一眼。"17 时 58 分，文汇报记者拨通上海瑞金医院重症医学专家、瑞金医院北院重症医学科主任陈德昌教授的手机，电话那头的他正在家里，他说，"要准备出发了。"

57 岁的陈德昌是上海首批支援武汉的医生之一。下午 3 点，结束行前培训的他，准备回家和家人吃一个简单的年夜饭，如今宴席还没摆好，老陈就要出征了。

"之前驰援外地，也都没太多时间准备，我们这个行业职责所在，习惯了。"陈德昌毕业于第二军医大学，他告诉文汇报记者，自己与爱人都是军人出身，在国家人民有难之际，挺身而出是天职。

"医院领导十分重视，这次的培训主要是告诉我们如何采取防护措施，避免自身被病毒感染。"陈德昌告诉记者，尚不知会支援武汉哪家医院，但作为重症医学专家，他和同事们的战场就是"医院 ICU"，预计会参与重症病人的

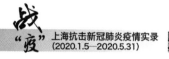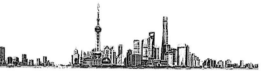

抢救。

考虑到武汉目前防护设施设备紧缺,陈德昌表示他们将尽其所能携带物资支援武汉。

瑞金医院呼吸监护护士沈虹是陈德昌的同行者。决定出征武汉前,她给母亲打了一个电话——两年前,父亲去世后,她是母亲唯一的依靠。"面对疫情,大家都会害怕,没有绝对的英雄,医生也是平凡人。"沈虹如是说。打电话给母亲,没想到又增添一份勇气,母亲说:"你放心,妈妈会照顾好自己。"

"90后"上海小伙曾在武汉读书主动请战

今夜出征,对一些人来说,其实是等了很久的消息。比如,仁济医院ICU护士吴文三,出征前,他写下这段话:"湖北是我的家乡,支援家乡,我责无旁贷;身为医护人员,在疫情面前使命所在,义无反顾。"

在上海岳阳医院,也有三名护士同行整装待发,他们是心内科CCU护士长潘慧璘、老年病科主管护师史文丽、ICU护士顾羚耀。

"我在武汉读了四年大学,对这个城市有深厚感情。""95后"上海小伙顾羚耀说。2014年至2018年,他在武汉科技大学护理系读书,毕业后进入岳阳医院ICU。

"我的大学同学绝大多数在武汉的中南、人民、同济、协和四大医院的急诊ICU,武汉现在医务人员紧张,请让我去帮忙,和我的同学并肩作战,保卫人民群众生命安全和身体健康!我是男生,平时一直健身,体力也好,能扛得住!"小伙说得坚决。

老年病科主管护师史文丽接到号召医护人员参加支援武汉一线的通知,没有犹豫就报名了。"我说不出什么豪言壮语,说不害怕是假的,但作为医务工作者,我就想贡献自己的一份力。我们只有一起努力,才有可能打赢这场没有硝烟的战'疫'。"

心内科CCU护士长潘慧璘则是经历过非典的人。回首2003年,潘慧麟记忆犹新,"那年和同事一起坚守医院发热门诊,当非典疫情严峻时,党员干部冲在前沿,把安全让给他人,把危险留给自己,让我非常感动。那年,我入党了。如今新冠肺炎来势汹汹,我仿佛回到了当年的岁月。我有非典的抗击经验,所以我要上前线,这次轮到我冲在前面。"

"我报名,请让我去!"30分钟集结护士"六人行"

上海市第十人民医院骨科康复护士许虹也是首批出征者。

1月23日傍晚,十院发出征集前往武汉支援的医护人员通知,名额很快报满,许虹是第一个报名的。有着20多年护龄的许虹既在重症监护室服务过,又有呼吸科的工作经历。对此次出征,她说:"武汉需要我,我也有能力,就应该去。"让许虹感动的是,经常光顾的超市老板得知她要去武汉,半夜给她打电话,要给她送口罩。

这次过年,重症医学科主治医生刘勇超原打算回江苏见女友的父母,然而在得知出征消息后,他立马报了名。"重症医生就是要到最重的患者那里去!"这是这个1986年出生的小伙第一次踏上防疫一线,"就觉得应该去"。

1月23日其实是小年夜,临下班的16:30,上海市胸科医院接到市卫健委通知,需医院组建6名护理人员分三批支援湖北。医院第一时间在全院发出号召,没想到短短30分钟,就有14名护理人员请缨,17:00,胸科医院6人医疗队完成集结。

他们是手术系统科护士长王玉吟、胸外专业10病区副护士长冯亮、重症监护室副护士长陶夏、徐琛,以及重症监护室带教护师李晓将、导管室带教护师张俊杰。李晓将和张俊杰是男护士中的骨干。"我报名,请让我去!"这是护理部接到报名回复时,出现频次最多的话语。

没有更多话语,只有"珍重"二字

傍晚6点30分,文汇报记者拨通新华医院麻醉重症医学科主治医生阮正上的电话时,他正在家中准备行李。

眼下,他的妻儿都在国外旅游,知道他要去武汉,虽然很担心,但还是支持的。"在成为医生家属的那一刻,我就有了心理准备。"听到妻子的话,阮正上很感动,夜以继日是工作常态,本来这次旅游也是一家三口之约,最后又食言了。

"去武汉是职责所在。"他很坚定,也很有信心。

"没什么好说的,接到通知就出发!"作为六院第一批支援武汉的队员,从23日接到待命通知,到今晚接到集合电话,对上海市第六人民医院重症医学科护士长钱海泳来说,并没有太多情绪波动,就好像去医院加个班而已。

"我1993年参加工作,一直在ICU做护士,处理重症病人的经验丰富。"说到这次支援武汉,钱海泳坦言,她自认是合适的人选,"2013年禽流感爆发,我就是去金山公卫中心支援的一线护士,经历过非典、甲流,我的心理素质也会更好些"。

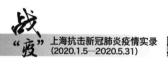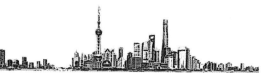
年夜饭的菜刚上齐，六院重症医学科副主任医师汪伟放在手边的手机就响了。

"8点半到医院集合，出发去武汉！""好的！"一个简短的电话，一个果断的回答。汪伟放下筷子，与妻女告别，没有更多话语，只有"珍重"二字。

作为一名在重症医学科工作近20年的副主任医师，汪伟在重症管理、呼吸支持以及全身脏器功能管理方面有着丰富经验。对于此次支援武汉，在汪伟看来，ICU医生最大的作用就是平衡各个专科的意见，搭建多学科平台，面对可能出现的并发症做出及时有效的处置。

在上海市肺科医院，护士王箐匆匆吃上一口饭，行李就在脚边，今夜她将与同事程克斌副主任医师一同北上。

还有太多人的名字我们没办法一一列出，但我们知道，他们不孤单，他们带着所有的祝福与希望出征。

截至记者发稿时，还获得一个消息，记得昨夜"逆行而上"搭乘高铁进入武汉的上海医生吗？小年夜，接国家卫生健康委指令，中山医院重症医学科副主任钟鸣奔赴武汉前线。钟鸣曾多次参加各类应急医疗队，参与过SARS危重症抢救工作。今天傍晚他在朋友圈给大家报了平安——"今天已开展工作，一切安好"，配图是武汉市金银潭医院，此前诸多病例报道正是收治在这家医院。

其实，采访中，这些医务人员提到最多的话是，"没事的，放心"。

仁济医院南院首批援鄂医疗队启程，他们是ICU护士傅佳顺、神经外科MDT病房护士张煜。

疫情在前，我挡在你的前面，在人民需要的疫情战场。

其实他们也有畏惧，他们也是血肉之躯。

他们也是为人父母，也是为人子女。

但他们明白，肩上的担当与使命——我们不能退。

作者　唐闻佳　李晨琰

《文汇报》2020年1月24日

上海援鄂医疗队9名队员"火线"入党

2020年的春天,与以往不一样。在武汉战"疫"前线,一群上海医疗队的队员迎来了人生中的高光时刻——在鲜红的党旗前,他们举起右手宣誓:"我志愿加入中国共产党……"

何其庄严,何其光荣,何其难忘!

上海医疗队陆续驰援武汉已一月有余。连夜点兵、紧急集合出征的这支队伍,前后总计9个批次,1640名医务人员中党员680余名。

这两天,喜报从前线传来:2月25日,经上级组织批准,上海医疗队有9名队员在前线入党。

他们是:吴志雄、许磊、刘立骏、甄暐、冯亮、秦云、施勤英、薛渊、张伟燕。

从此,他们有了一个光荣的身份:中共预备党员。

在战地入党,是怎样的体验?

有人脱口而出:"我失眠了。"

还有人说:"这个时间、这个地点入党,一辈子忘不了!"

有人还"抖"出一个小秘密:入党后,每天想把党徽别在胸前。可是,穿着防护服啊!所以就把党徽放在衣服的口袋里,每天带着上班……

在这个春节之前,他们其实平凡如你我,只有一身白大褂标识着他们医务工作者的职业身份;突然爆发的疫情,突然接到的出征命令,突然被"空投"到一个陌生的医院,突然要面对一群又一群眼中写满恐惧、病情未知且随时可能变化的同胞——从开始加入战"疫",人民的分量,在他们心中有千斤重。

疫情就是命令,在前线接受党组织的考验!

在这场战"疫"中,他们逐渐成熟、升华。他们选择加入党组织——为了成就一个更优秀的自己,也为了融入一个无坚不摧的战队。

10天不到,华东医院重症科医生连写两封入党申请书

2月25日晚9点,奋战在武汉市金银潭医院的第一批上海支援湖北医疗队,如期举行了一次党员宣誓仪式,发展经过组织考察和战"疫"考验的5名队员加入中国共产党。

吴志雄,就是这五分之一。

"很激动,埋藏在心中那么久的心愿,终于实现了。"深夜十点,接通记者的

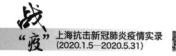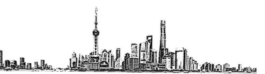

电话,吴志雄略显疲惫的语气中是难掩的兴奋。

出征前,吴志雄是复旦大学附属华东医院外科重症医学科副主任医师。正值当打之年,给同事的感觉一贯是:话不多,沉着冷静。想让他打开话匣子?那得跟他聊专业上的事,他可能会滔滔不绝……

确实,这种有点冷的性格,很医生。但当出征集结号吹响之时,一下子调起的是白大褂后,身为男儿的一腔热血——

不到十天时间,吴志雄先后递交了两份入党申请书。

第一封,写在除夕夜。出征调令来得很急,接到出发通知3小时内,就需打点行装马上出发。这一天,除了火速收拾行李,他在一张白纸上也火速写下了自己的心愿:申请入党。

其实,吴志雄本来的考虑是,把最真实的想法写下来,将入党申请书放进出征行囊、带去武汉。而抵达虹桥机场整队集合时,或许是被当时出征的士气所感染,他一下子鼓足勇气,将自己的入党申请书拿了出来,递到了前去送行的华东医院党委书记邵建华手中。没有豪言壮语,只说了一句:"请党组织考验我!"

1月28日,在上海首批医疗队进驻武汉的第四天,医疗队临时党总支成立。那晚,医疗队举行了全体党员第一次会议。

会上,党员们一起手握拳头,高声朗读誓词。4天后,终于腾出空来的吴志雄,又写了一封入党申请书,并庄重地递交给了上海首批医疗队领队、临时党总支书记郑军华。

"虽然我们出发的时间是在合家团圆的除夕夜,但我觉得,能和其他队员一起赴武汉,以己所学救治病患,这个年更有意义。"这是吴志雄写给党组织的思想汇报中的一句话。而对于"以己所学救治病患"——在一线战场,他对这行文字的理解,要远远超出常人。

在首批医疗队入驻的武汉金银潭医院,身为第3医疗组组长的吴志雄,负责10余名重症患者的救治工作。

重症患者病情重、变化快,一切考验着医生的经验累积与应对能力。

"第一时间,就要对每个病人的病情做初步了解。"吴志雄在查房的时候观察到,有的病人因为卧床时间长,脚上出现了压疮;有的病人处于昏迷状态,无法进食,还出现了心律不齐等症状……而最让他紧张的是,不时会有患者垂危,需要医生时刻准备着,用毕生医术将命悬一线的患者从死亡线上拉回来。

"年初二深夜,就有一名确诊患者被负压120运送过来,当时他氧饱和度最低只有40%,情况不容乐观。"当天值班的吴志雄当机立断,立即用纯氧上了无创呼吸机,经过连夜奋战,最终该患者氧饱和度上升到98%,清醒了。

在郑军华眼里,吴志雄是一位"猛将"。"他曾参加过汶川大地震的救援,在重症科工作多年,是一位成熟的医生,能熟练使用呼吸机、ECMO等各种急救的仪器、设备。"在上海医疗队接管武汉金银潭医院后,第一例对重症病人的插管,就是由吴志雄和医疗队另一位成员、上海交大医学院附属瑞金医院北院的重症医学科主任陈德昌共同完成的。

"我们是上海第一支派到武汉的医疗队,那一例是我们第一次在当地给病人做插管。坦率说,医生不仅有压力,而且大家都知道,这是有被感染的风险的。"郑军华记得很清楚,接手这个重任时,吴志雄没有丝毫犹豫。"那天,他和老陈两个人,前前后后一共3个小时,顺利完成这项工作后,他们浑身湿透。"

谁愿意搬往更远、住得更差的地方? 党员先搬!

从大年夜出发,年初一抵达武汉,到2月25日加入中国共产党,短短31天,注定在甄暐的人生中留下浓墨重彩的一笔。和吴志雄同一天宣誓入党的甄暐,是龙华医院呼吸科护士长,也是上海首批援鄂医疗队护理组组长。

如此再审视一番护理组组长的岗位,甄暐的工作有多重要、具体工作的难度有多大、她的抗压能力要有多强?

以下这些细节,是记者在采访中从不同侧面了解到的。

其一,作为上海最早派往武汉驰援的医疗队,从接管金银潭医院开始,第一个棘手的工作就要甄暐马上扛下来:为93位护士排一张值班表。最初因为缺人、缺防护设备,护士经常要8小时轮一班。这个班怎么排,谁先上,甄暐处处都要想得周到,要"摆得平"。

其次,出征时各大单位都是临时调兵点将,很多信息资料汇总并不及时。到了武汉驻地大家才发现,在这支护理军团的成员里,原来在各医院担任护士长的就有11位,其他出征的护士也都出身急症科、重症科,实力不俗。身为护理组组长的甄暐,要"压得住"。

所幸,在一线战"疫"期间,这些问号都迎刃而解,有些担忧也被证明是多余的。

在病房,无论是医生还是病患,看到的是一个训练有素又可爱可亲的她。面对躺在床上因为病情而一筹莫展的病人,她总是会拉着患者的手说:"都会

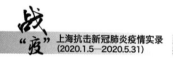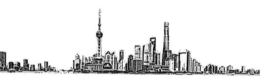

变好的,不要怕,我在这里。""有我们陪着你们,我们一起努力渡过这个难关。""你需要什么,一定要告诉我。"……走到哪里,她都能给人带来温暖。

而在一线奋战,甄暐还有努力不想让人发现的另一面。原来,在出征武汉前,她就被发现右膝关节半月板囊肿,走起路来有痛感,医生建议她尽快手术。可抵达武汉的头几天,恰恰是打硬仗的时候。

那时,甄暐每天都要和物资打交道,驻地没有推车、没有电梯,她就手捧肩抗,将一批批防疫物资从车上搬到医院,分发给每一位同事。

1月28日,在医疗队临时党支部会议召开前,所有成员都收到了同一条短信。"上海医疗队的第一次党员大会将在今天晚上七点半举行,欢迎非党员参加。"那天,正在医院工作的甄暐收到短信,握着手机的手有些激动。下班后,她脱下防护服,向会议室方向奔去。

"旁听"了一节党课后,甄暐不顾身体疲倦,连夜写入党申请书。

其实,党员的光辉形象,甄暐并不陌生。在她工作科室的30名医生护士中,党员有8人,每一次医院的苦活累活,都是这些党员冲锋在前。而这次在武汉的医疗队里,她更是耳濡目染。

比如,66岁的周新教授是年龄最长的医生,也是有着47年党龄的老党员。到这个年纪,他每天都要进污染区查房,一开始医疗物资紧张,他又总是把防护能力最好的用品留给年轻人。

"最危难的时候,总能听到一句——共产党员,跟我上!"甄暐在入党申请书里这样写道。这是她在武汉的真实见闻,也是她对身边战友的深刻印象。

有件小事,让甄暐很难忘:一开始,医疗队住在距离金银潭医院步行仅10分钟路程的酒店中。后来为了响应上级号召,医疗队员必须"一人一房",一来保障大家能休息好,二来也是降低同屋交叉感染的可能——双重保护虽然是上级的关怀,但对医疗队来说,也新生了一个现实的问题:要搬一次家,有一部分人要把房间腾出去,搬往离医院更远、住宿条件相对简陋一些的宾馆去。

谁愿意搬? 搬往更远、条件更一般的地方去? 甄暐被接下来的一幕震慑了:临时党支部一声令下,全体党员先搬——就这样,所有党员二话不说,很快整理好行囊,快速完成搬迁工作。

这一刻,甄暐深深感到了这个组织的执行力和先进性,也为自己写了入党申请书而自豪。

这位中山医院急诊科医生,到前线后被"禁止"进隔离病房

27 日傍晚接到记者的电话时,薛渊刚从医疗队所在的武汉大学人民医院东院区回到驻地。这支复旦大学附属中山医院第四批援武汉医疗队,共派出 136 名医护人员,2 月 7 日出征,入驻武汉大学人民医院东院区,整建制接管 20、22 两个病区。

尽管是一名急诊科医生,在武汉的这支中山医院医疗队中,薛渊是一位无法进入隔离病房的医生。临出发前,医院交给他一项别样任务:照顾 136 位队员,保障他们的安全。

就这样,薛渊与领队、中山医院副院长朱畴文、中山医院临时党支部书记余情等六人成了这个百人团队的"超级后勤保障"。薛渊主要负责外部联络、物资调控等,这事关每一名队员的生活、工作。

因此,队员们见到他时,不管是在电梯里还是在班车上,他几乎都在打电话处理事务。而在队员们看不到的时候,在酒店房间里,他常常处理文案到深夜。队员们委托他做的事,他总是立刻处理,尽管他手头的工作很多很杂,他怕一搁下来就会忘记。任何人、任何时间有事找薛渊,他的答复都一样:"马上办!"

这个在大家背后默默做好服务的人,终于在这一天走到了"台前"。2 月 25 日晚,雄壮的《国际歌》在驻地酒店的宴会厅响起,中山医院支援湖北医疗队临时党支部在这里举行仪式,发展队员薛渊加入中国共产党。现场找不到音响,队员就用手机播放了《国际歌》。

那晚,薛渊失眠了。"你不来这里,你很难理解很多事;你来了这里,原本你认为距离自己很遥远的事情,'砰'一下就在你面前了。"

薛渊说,刚接到要照顾好 100 多人的特别任务时,心里发怵。大家都是临时接到通知,而医院又很大,大家原来在上海甚至彼此都不认识,突然一起来了武汉,来了"前线",很多工作要开展起来,都是第一次。

如何将人员有序地调动起来? 这时,临时党支部书记余情老师第一时间将队伍里的 48 名党员调集起来,将各条块工作以支部形式布置下去,一下子各项工作有序开展起来了。

"这就叫战斗堡垒,你能感受到这股党支部的战斗力,党支部的凝聚力,党支部的号召力。"薛渊说,人在特殊的情境下,感情特别容易受到激荡,而当下,就在武汉,他一次次受到了激荡。

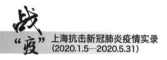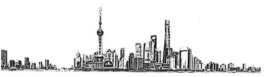

他记忆很深的瞬间有:党员医生居旻杰在病人需要插管时,挺身而出,站在最靠前的位置,也是距离危险最近的位置。在一边,同为预备党员的叶俭医生动容地说,"这就是我们的战争,我们就是战士,我们一定会打赢这场疫情防控的总体战。"

"我不知道,他们是不是因为觉得'我是党员,我这样说,这样做',但在我看来,这就是事实,他就是冲在了最前面,他也确实是一名党员。而我,希望向这群优秀的同事靠拢,把我们深爱的这个国家建设得更好。"薛渊说。

2月22日,晚上回到宿舍,薛渊再次写下一封入党申请书,五页,一气呵成。"作为医生,不能穿隔离服进入病区,不能去抚慰患者,虽有遗憾,但我相信,只要我能做好自己的本职工作,照料和服务好每一名队员,确保好每一名队员健康凯旋,这就是本人援汉工作的胜利。"他在申请书里这样写道。

他很清楚,所有其他医疗队成员的目标是提高治愈率,降低死亡率,而他在这里的工作目标是:确保所有队员们的安全。"这是我的前线,我的战场。"

每个班头"最后一个出舱的人",竟然是她!

这是一次"被延迟了一天"的宣誓仪式——

"我志愿加入中国共产党,拥护党的纲领,遵守党的章程,履行党员义务……"2月26日晚,在复旦大学附属华山医院第四批支援武汉医疗队临时党总支第三党支部全体党员的见证下,张伟燕面对党旗庄严宣誓,成为光荣的中共预备党员。

其实,华山医院医疗队原计划在2月25日举行入党仪式,但张伟燕当晚必须赶到同济医院光谷院区"接班"。她的这个班头是当晚8点到零点,所以,必须6点半就从驻地出发赶往医院,宣誓仪式不得不延期。

对张伟燕所在的"华山战队"来说,在这里的工作压力非同寻常。这支由30名医生、180名护士以及5名行政人员组成的215人"特种部队"2月9日晚抵达武汉,受命整建制接管华中科技大学同济医学院附属同济医院光谷院区的重症ICU——光谷院区接手的"最重的病人"都在这里。

"30张床位,目前是全满的,病情都很重。"张伟燕说,也是在这里,在武汉,深刻体会到"没有什么事是不可能的"。他们这支队伍在抵达武汉不到24小时内,几乎"从零开始"建起了一个重症ICU病区并开始接收首批患者;随后,不断摸索疾病发展的规律,将病情可能转危的"预防关口前移",把所有能想到的细节都提前设置,"因为在这里,面对病人,你耽误不起一秒钟"。

张伟燕来武汉前是华山医院手术室的一名护士,2004 年读书期间第一次递交入党申请书;2018 年,她再次向华山医院麻醉科党支部递交入党申请书。2019 年,她被确定为入党积极分子,2020 年初被麻醉科党支部拟定为发展对象。

新冠肺炎疫情发生后,张伟燕第一时间请战支援武汉,终于在元宵节后一天的清晨 4 点,"如愿"收到出征通知。

在支援武汉抗疫期间,她充分发挥一名手术室带教老师的特长,承担组内院感护士的职责。简单说,她的岗位就是协助、监督组员进入隔离病区穿、脱防护装备,严格把关;在所有组员进舱后,她还要承担繁重的后期工作,如病区环境清理消毒、消毒水配置、清理消毒缓冲区、清理医疗废弃物、回收护目镜等。这也意味着,每个班头,她都是"最后一个出舱的人"。

庄严的入党宣誓仪式上,张伟燕记得临时党总支书记、重症医学专家李圣青主任对她的勉励:入党后,要以更高的标准来要求自己。

在武汉一线,直面生死时刻,张伟燕对这句话有了更深刻的理解:在这里,一个人好是不够的,必须所有人都好。

前线的战果,除了攀升的救治率,还有这组数字

战"疫"一个多月,上海医疗队不时传回捷报。除了不断攀升的救治率、这组数字也让人欣喜、激动——在中山医院驰援武汉的医疗队,136 人中有 48 名党员,100 多名护士中,"90 后"超过 70 人。这支医疗队临时党支部书记余情告诉记者一个最新的统计数字:目前,已收到 40 封入党申请书。

从 1 月 24 日除夕之夜华山医院第一批支援武汉医疗队出征,到 2 月 16 日 4 名重症医学科专家增援华山医院第四批支援武汉医疗队,迄今,华山医院已派出 273 名医务人员奋战在武汉一线,其中,党员 111 名。一个多月来,已有 105 名医疗队员在战"疫"一线递交入党申请书,用实际行动写下入党的决心。

上海交通大学医学院附属仁济医院先后共派出三批医疗队共计 164 名医务人员驰援武汉。164 名医务人员中,有 15 位队员已递交入党申请书,其中有 8 位"90 后",最小的一位 96 年出生。"第三批援鄂医疗队抵达武汉不到 72 小时,仁济医院党委成立援鄂医疗队临时党总支后,就收到了 8 份各种字迹的手写入党申请书。"相关负责人如是说。

"出发的时候我点过一次兵,135 人,党员 59 人,占 44%。"郑军华告诉记者,上海首批援鄂医疗队在过去一个月来,不仅队伍中的 5 位优秀队员经过了

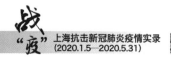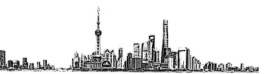

组织的严格考验和缜密的程序,火速入党,医疗队还收到 60 多封队员们递交的入党申请书。

"我们临时党支部有个微信群,我已经跟大家明确交了底:第一批发展的五名同志是优中选优,都极具代表性,而近期还会准备确定第二批的重点考察对象。"郑军华在繁忙的工作之余,经常和队伍里的热血青年们谈心,了解他们的思想动态。他清楚,这支临时的部队是为任务而生的,救治患者是医疗队的首要任务,大家必须团结合作,尽一切努力打赢疫情阻击战。"这支队伍会因为任务结束而解散,但我们这个临时党支部,对所有队员的表现都会记录在案,一些入党积极分子的表现也都会及时反馈到他们所在单位的党委。这份工作可不是临时,我们回到上海后,一定会做好交接。"

大疫当前见担当,危难时刻显本色。"特殊战场淬炼灵魂,我们将不负韶华,不负人民,不负誓言!"这是上海医疗队 9 位新党员的心声,也是一批批正在武汉抗"疫"一线的党员医护人员们,对人民的庄重承诺。

作者　樊丽萍　唐闻佳　李晨琰　沈湫莎

《文汇报》2020 年 2 月 27 日

战"疫"一线,医学人文之光熠熠生辉

这是来自武汉战"疫"第一线、来自上海 1640 余名医疗队员身边的三个不同寻常的镜头:

2 月 15 日,武汉金银潭医院北三楼,一位感染新冠肺炎的危重症患者不幸逝世。上海市第一批援鄂医疗队的护士们决定护送这位逝者"最后一程":从病房到走廊楼梯口,总共 50 米,平时十几秒就可以走完的路,这次足足走了 8 分钟,因为"我们不能让任何东西碰到逝者,要让他走得顺顺利利"。医院走廊里摆着不少治疗柜,护士们一边小心翼翼推着病床缓缓行进,一边每个人依次轻声喊着:"老先生,一路走好!"参与送行的护士吴怡颖说,这是一位护士姐姐教给她们的"仪式",庄重而肃穆。没有家属参加,这是一场安静的告别,"短短的 50 米,走得很漫长"。

3 月 4 日,一张来自于武汉三院重症病区的照片,也打动了很多人。都说"男儿膝下有黄金",而上海市第三批援鄂医疗队队员、仁济医院 37 岁的医生

余跃天,这一日在地上"跪"了整整 10 分钟,他从患者胸腔中缓慢抽出 500 毫升气体,成功地让一位呼吸困难的患者转危为安,慢慢地开始呼吸顺畅。

3 月 5 日,武汉大学人民医院东院,复旦大学附属中山医院援鄂医疗队队员、27 岁的刘凯医生在护送病人做 CT 途中,停下脚步,让已住院近一个月的 87 岁老先生欣赏了一次久违的日落。落日余晖下的两个身影——病人和医生,一个 87 岁,一个 27 岁,相距一个甲子。这个瞬间,成就了最美的相聚,照片迅速在网上刷屏……

这三个真实的故事,一个庄严而可泣,一个感人而可敬,一个温暖而可触,让我们感慨良多。当前的这场疫情,是中华人民共和国成立以来发生的传播速度最快、感染范围最广、防控难度最大的一次重大突发公共卫生事件。从全国各地前往湖北和武汉支援的 4 万余名医务工作者发扬越是艰险越向前的大无畏精神,闻令而动,坚韧不拔,不怕牺牲,攻坚克难,做了大量艰苦的工作,付出了巨大努力,为疫情防控工作作出了重大贡献。

在这场没有硝烟的战争中,医者心中只有一个目标:奋力挽救每一条生命。在这场战"疫"之中,可以看到许许多多的"人文关怀之光",闪耀在前线,不断驱散"阴霾"。

记得钟南山院士曾说,医学人文精神是实现现代医学模式的促进剂。没有医学人文精神支撑,就不可能实现现代医学模式的转变。此次新冠肺炎病毒隐蔽性高、传播性强、影响面大,所以,除了在日常防护中做好充分应对措施之外,医学人文精神在联防联控、群防群治中发挥着重要作用。治病救人,医生面对的是病患,不是疾病;我们要隔离的是病毒,而不是生命。战"疫"一线三个令人难忘的镜头发生在上海援鄂医疗队,其实并非偶然。某种程度上说,这些镜头故事所承载的医学人文精神,与上海的城市精神、城市文化内涵是一脉相传的。

中外文化交相辉映,现代和传统文明兼收并蓄,建筑是可阅读的,街区是适合漫步的,公园是最宜休憩的,市民是尊法诚信文明的。在建设成为令人向往的卓越的全球城市的征程中,上海这座城市始终是有温度的。

"短短的 50 米,走得很漫长。"这份仪式感,没有人看见,也没有人记录,但正是这样一个感人细节,让我们体会到浓浓的医学人文情怀。这是医者对逝者的尊重,是上海医疗文化一代代传下来的"规矩"。

再看落日余晖下的两个身影,老人安静欣赏余晖,医生轻轻指向落日,平

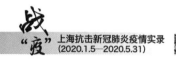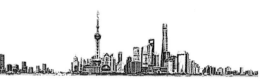

凡的场景,却感人至深。人类同疾病较量,最有力的武器就是科学技术,人类战胜大灾大难,离不开科学发展和技术创新。但与此同时,我们也相信,和科技之光同样重要的,是医学的人文之光。在战"疫"一线医护人员日夜拼搏的身影后,是他们的责任之心、仁爱之心、谨慎之心。

我们相信,在以习近平同志为核心的党中央坚强领导下,充分发挥中国特色社会主义制度优势性,动员和激扬起强大的精神力量,我们必定能打赢这场疫情防控的人民战争、总体战、阻击战!

作者　郑军华,上海首批援鄂医疗队领队、上海市第一人民医院副院长

《文汇报》2020 年 3 月 6 日

坚守雷神山上海白衣战士脱下战袍

4月6日下午,又有470名上海白衣战士凯旋。他们是上海市第八批支援湖北医疗队中的主力队伍,在完成留守雷神山医院的任务后终于脱下战袍。

雷神山的认真坚守

武汉的疫情攻坚战进入尾声,支援湖北的各地医疗队开始陆续撤离。留下的"战士"所面对的并不是简单的收尾工作,而是获得全面胜利前需要啃下的"硬骨头",因为还未出院的患者大多病情复杂而危重。

4月1日的武汉雷神山医院,略显冷清、空旷,但战"疫"仍在紧张进行。上海医护接管了全院130多名患者中的103名,重症、危重症患者占六成。

早上8点,狭小的办公室里,四个医疗小组的晨间交接班依然忙碌而有条不紊:昨天又新收了一个气管插管的危重症患者,需要大家密切观察病情变化;明确当天的工作重点,梳理新病人、重点病人的治疗方案;护士长反复关照,最后冲刺阶段,大家一定不能松懈,不能放松防护、不能放松对患者病情的观察和照护……

9点是ICU缓冲区最忙碌的时候。更衣区开始人头攒动,大家在感控人员的监督下分批进舱查看病人。

踏入重症病区,护士们逐一开始床边交接班,或为患者翻身,或核查用药情况,或为即将外出检查的病人做准备。一切如昨,进入雷神山的每一天,都是紧张而忙碌的。

在仁济医院心内科副主任医师葛恒负责的医疗组中,最危重的一名患者系气管插管呼吸机支持治疗,他们组帮着这名患者闯过了新冠肺炎呼吸衰竭、胆道感染并发脓毒血症、多发浆膜腔积液、脑出血等一个个关卡。

徐欣晖是ICU的副主任,他负责的医疗组里最危重的患者是一位心脏复苏后气管插管呼吸机治疗患者,同时合并心脏支架植入史、糖尿病、感染等。患者病情一直不稳定,徐欣晖惦记在心。下午徐欣晖二次进舱,与仁济医院神经外科主任医师毛青一起为患者实施气管切开。经过该组医生的精心治疗,患者终于转危为安,生命体征趋于平稳。

而毛青负责的医疗组,最危重症患者也经过他们医疗组积极抢救后成功渡过新冠肺炎的呼吸衰竭、气管切开、感染等重重难关。

下午5点换班时,ICU病区仍然有多名危重症患者,又一轮救治开始……

把每一个操作做到最好

4月2日下午,雷神山医院C4病区最后一名患者顺利出院,病区正式关舱。C4病区于2月23日正式收治患者,至此,累计收治患者52人、出院51人、转出1人。

医护人员完成仪器设备、药品耗材、病史资料等交接工作。对全病区环境进行消毒清洁,并由雷神山医院院感办终末采样测试合格后,C4病区科主任陈盛和护士长乐叶为负压病房舱门贴上了封条。

一切都有条不紊地进行着。上海市第八批支援湖北医疗队负责武汉雷神山C1、C2、C3、C4普通重症病房192张床位以及B区ICU病房31张床位。他们是与病毒战斗的亲历者,初到第一天,马上对病房进行特殊的"装修":物资搬运、信息培训、房屋配置、卫生打扫、仪器安装调试、感控标识张贴……48小时,普通病房改建完成;96小时,重症监护室开启。把每一个操作、每一次监测、每一分呵护做到最好,是他们对自己的要求。

C4病区主任陈盛说:"C4病区'关门大吉'意味着我们离胜利更进一步。"上海市第八批支援湖北医疗队总领队、仁济医院副院长张继东则表示,作为最后留守的上海市第八批支援湖北医疗队,将继续坚定不移抗击疫情,啃最硬的"骨头"。

团结一心的胜利

在长达48天的战"疫"中,上海市第八批支援湖北医疗队的队员们与病毒抢时间、抢生命。截至4月4日,累计收治了326名患者,其中危重症患者30

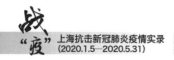
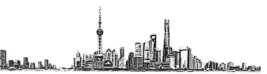

名,重症 123 名,使用 ECMO 技术成功救治了一名危重症患者。

好消息背后,是众志成城的力量。3 月 7 日,上海仁济医院 ECMO 团队出征武汉,成为第八批医疗队的"尖刀连"。团队到达后的第五天,第一位需要 ECMO 抢救的病人出现了,经过 170 小时的精心治疗,这名病人顺利脱机。

"零感染,我们做到了!"傅小芳是上海市第八批支援湖北医疗队中专职院感防控人员,她的心愿只有六个字:平安来,平安回。如今,她的心愿终于实现了。

仁济医院急诊科黄欢医生,曾和护理部副主任奚慧琴一起,护送雷神山医院感染二科 ICU 病房的首位出院患者离开。在即将告别武汉之际,他用细腻的笔触记录下了自己作为一名医生,此生最珍贵、最值得回忆的这段经历——

"武汉人民是不幸的,但是他们的勇敢、真挚和感恩时刻给予我力量,让我坚持奋战与前行。感谢在雷神山医院一起战斗过的每一位战友,你们都是最棒的。""即将脱下英雄的战袍,收拾行囊,回归平凡。但我还是一名急诊室医生,救死扶伤依然是我最大的幸福源泉。"

记者 孟歆迪

《光明日报》2020 年 4 月 7 日

上海援鄂女医生 10 万字抗疫日记背后的故事

"谢谢你带我走进了武汉,感受到了抗击疫情最前线的舍生忘死。"

"这几天的早餐,都是在刷查医生日记中度过的,情绪随之起伏可能不利于消化,但真心感觉查医生是一位胸怀大爱的人。她对周围人、物的感知、感恩,让我们像亲眼目睹武汉经历的点点滴滴一样,非常感谢每一个人的付出!"

这几天,查琼芳的手机里不时会跳出同行、同事或自己发来,或代为转达的"读后感"。他们读的是同一本书——《查医生援鄂日记》。

4 月 26 日,《查医生援鄂日记》正式上架,作者就是上海市首批援鄂医疗队队员、上海交通大学医学院附属仁济医院呼吸科主治医师查琼芳,她与队友奋战的地方是武汉市金银潭医院。

从除夕到 3 月 31 日,跨越援鄂的整整 68 天,67 篇日记,10 万字,《查医生援鄂日记》的文字谈不上如何精良,记录的是她在金银潭医院的每日所见、所闻。

如同这本书封面上所写:"这世上可能确实没有超级英雄,不过是无数人都在发一份光,然后萤火汇成星河。"

《查医生援鄂日记》是国内第一部援鄂医生亲历抗疫日记,这名医者的"自我对话"记录了无数普通人在抗击疫情中的表现,意外带领我们看到了中国这段抗"疫"历程的一个独特切面。

更有人捧读后不禁落泪评论:看到了聚沙成塔的力量。

与自己对话,也让大家看到武汉战场的真人真事

5月7日,坐在电脑前,查琼芳正给上海交大医学院学生上"网课"。这节时长90分钟的问题导向教学课(PBL),讲的是"哮喘"。查琼芳在案例中不断提示学生们要在日后的临床工作中注重医学人文思维的引入。

这个援鄂女医生,已回到原来的岗位上——她是一名医生,也是一名医学院的老师。

"哪有空写日记呀,学医太忙了。"聊及写作《查医生援鄂日记》一书的缘起,这位"70后"医生实话实说:"上一次写日记还是中学时代,这次起初就是为了给后方'报平安'"。

为什么要"报平安"? 因为,在这场疫情里,查琼芳与队友们不亚于冲锋队。

2020年1月24日,中国农历除夕夜,上海市第一批援鄂医疗队受命启程,赴武汉参加新冠肺炎救治工作。

1月23日,武汉宣布关闭所有离汉通道;1月24日,这支队伍就进去了。

从这一天算起,到4月24日上海最后一支医疗队解除医学隔离观察平安"出关",这整整三个月的时光里,上海市首批援鄂医疗队是全国最早驰援武汉的外地医疗队之一,是上海最早出发、援鄂时间最长的一支队伍,也是最少有成熟经验参考、早期最缺防护物资和防护条件的一批人员,更是拯救最危重病患的一群勇士。

查琼芳是这支"冲锋队"里上海交大医学院系统唯一的女医生。当初,在虹桥机场送别时,她所在的仁济医院领导给她布置了一个"作业"——如果愿意,可否每天写点文字或录些音频,让我们知道你一切都好。

"就在去年9月上旬,我参加在武汉举行的全国呼吸年会,那时正是武汉人民备战军运会的时候。走在江边步道上,看着江面上初升的太阳,看着锻炼

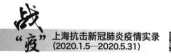
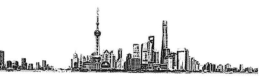
的人们,我觉得武汉是一个充满希望和阳光的城市。现在,武汉这个城市'生病'了,作为共饮长江水的上海人,我们有责任和义务去帮助他们。虽是除夕出发,但对医务人员来说,我们的工作是不分平时和除夕的,只要有需要,我们随时都可以出发。我希望在后方的同事、家人能够身体健康,能够保护好自己……"

候机时,查琼芳给仁济医院后方发来的这段语音,拉开了查医生日记的序幕。

在紧张的援助工作之余,查琼芳每天发回一段日记,既是"报平安",也成为一种自我解压方式。

"没考虑过会出版,就是工作汇报。"查琼芳与记者聊到这里,还有点不好意思地乐了。

更多时候,这一篇篇日记,是她与自己的对话,却意外地让我们读到了前线医护疫情之下最真实的一幕幕——

"天气暖和了,出汗多,因为不能补充水分,这个时间点身体很容易出问题。曾有护士跟我说,穿着防护服太热,不做事的时候就背靠在墙上,可以感受一下墙壁的凉意。"

"8点半,我们仁济医院的吴文三从隔离病房出来,浑身湿透。他说,穿上防护服,刚进隔离病房就开始出汗,等6点左右开始给病人抽血等操作时,头发上的汗就不停地滴下来。今天武汉的温度达到23度,穿着防护服的医护人员非常辛苦!"

"担心病人再有情况发生,我曾戴着口罩,穿着厚重的棉大衣,坐靠在办公室的椅子上。这是我人生第一次体验戴着口罩睡觉:在安静的环境下,能清晰地感受到我的每一次心跳和呼吸。我的心跳很快,呼吸有点累,因为每一次喘气都需要费力。"

在她的笔下,还有很多"后浪"的身影。有一位"90后"党员男护士,名叫傅佳顺,到武汉后的第一天,他就在"中暑"式的穿戴中,上了近9个小时的班,一声不吭。

"在我们面前,他从没叫过苦和累,这就是'90后'的担当吧。"查琼芳写道。

回忆这一幕,仁济医院南院"90后"小伙傅佳顺坦率地告诉记者:"不知道自己是如何撑下来的,我们是第一批的班头,就是要给后来的同事们探路。"

"80 后"新华医院重症医学科主管护师刘立骏,也出现在查琼芳的日记里,被昵称为"刘老板""大内总管"。"我们医护人员在病房里作战,刘老板在后方为我们保驾护航,管我们吃饱穿暖。我曾看他两个手机左右开弓不停地接着电话,也曾看他凌晨 4 点出发去武昌火车站领取物资,还曾看他晚上 10 点半推着车把防护物资送到医院……"

"我们重症医学科出身的人,上前线,是想去救人的,但当时物资紧张,我属于临危受命。"刘立骏回忆武汉战"疫",谈到自己的收获时这样说。在武汉,他从一个连自己工资都算不清楚的人,变成了一个每天对各类物资锱铢必较的"后勤总管"。

"因为我经手的每一套防护服、护目镜,都是队友们的生命线。"他说。

日记从冬天写到春天,但春天在她的笔下,仿佛从未离开武汉

有一天,"大内总管"刘立骏又在微信群统计大家所需的慢性病用药了。

"我们医疗队员里,有高血压、糖尿病、胃溃疡、窦性心动过速、早搏等慢性病患者。后勤老师通过各种办法为大家筹集所需的药物。"查琼芳在日记中,也记录了这一段。

医生,还是患者?!查琼芳告诉记者,第一批医疗队调令来得急,对武汉当地的情况大家都不清楚,所以选派的都是高年资的医生,医生年纪上去了,小毛小病总有一些。

查琼芳记得,有一名护士晚上突发肾绞痛,满头大汗,两个医生就背着她去配药、检查,余下的医生等于"一个人挑了两个人的活干",但大家都没有二话。

"第一批上海医疗队来自全市 50 多家医院,100 多号人,大家在上海大多不认识彼此,但在这里,感情一下子会变得很近,跟家人一样。"查琼芳的日记里出现最多的人物就是医护,她说:"这份情感超越了普通同事,而是战友,印象最深的事不一定是一起开怀,而是患难与共,乃至生死与共。"

很多人说,读查医生日记,并非因为文字多么精美,铺陈如何有巧思,而就因为两个字——真实。

查琼芳的日记揭开了中国迅速控制疫情的"密码",记录了医护的无私无畏,更令人动容的是,其中还记录着许多平凡的点滴。

都说金银潭医院是"生死场",在她的日记里,有悲伤:"她在清晨还是走了,当我打电话通知她的爱人时,一个大男人在电话中哭了……他询问能否见

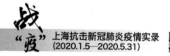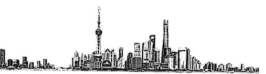

病人最后一面,并且留下妻子的手机做个留念。我不确定在这特殊时期他的要求是否能够得到满足。我很想安慰他,但这时候任何话都很无力,再说下去我的泪水也快止不住了。我只能匆匆挂上电话。"

有疫情之初的很多"非常情况":"一级级排查下来,找来的电话号码还是同一个,仍联系不上家属。我们只能给她冠个无名氏的名字,先用药,等病人情况进一步好转,问清楚姓名和身份证,才找到了她的家属。等问清楚病史,用上她正确的名字时,已经是两天后了。"

身处金银潭,查琼芳的日记有"至暗时刻",有打击与绝望,但这部日记里,希望,从未缺席。

有一个人原来在公司上班,后来看到金银潭医院在招募志愿者,他就报名了,做的事主要就是收医疗垃圾,打扫卫生。

查琼芳问他:"你进隔离病房吗?"他答,要进去收垃圾和医疗废物。查问:"害怕吗?"他腼腆地说:"第一天进去的时候怕,后来就不怕了。"查又问他:"还回家吗?"他笑了:"不能回去,住酒店,吃盒饭。"

"感谢武汉的这些志愿者,在金银潭缺乏工勤人员的时候挺身而出,不畏风险,他们都是无名英雄。"查琼芳在日记里写道。

在《查医生援鄂日记》中,有一篇特别短,仅有七行。那天,查琼芳的心情很糟糕,她写道:"各种美好的愿望和现实之间要达成平衡太难了,今天是我来武汉以来感觉最累的一天,不想动,连说话的力气都没有。"

收拾心情,乐观的病患总是给她别样的感动。这份感动,她化成文字,和更多人分享。

她告诉我们,在重症病房,有一对夫妻同时感染了新冠肺炎。但情人节这天,两人照样浪漫了一回:坐在一起,用苹果替代鲜花,请护士拍了一张合影。

重症病房迎来的第一例患者出院,她在日记里写道:"驰援武汉20多天,第一次感受到患者出院的喜悦。当看到病人举起大拇指,欣喜若狂的我们感觉所有的付出都是值得的。"

再忙,再累,查医生都会在字里行间写到武汉的春天。

2月4日是立春,她写道"没有一个冬天不能逾越。"

2月21日,金银潭医院在救治重症患者、降低患者死亡率等方面已有所突破,她的日记标题就是"重症病房的春天已经来临"。

3月8日云南花农为援鄂抗疫队员庆祝妇女节千里送鲜花到武汉,她在日记里写下"把春天送给你们"。

打开一扇窗,让更多人有机会重新感受医患关系

在《查医生援鄂日记》这本书的封面上,让人忍不住多看一眼的,是身着隔离服、戴着口罩和护目镜的画像。护目镜下的眼睛,清澈而充满温情,仿佛为我们打开一扇窗,让更多人有机会重新观察、感受、思考医患关系——人人心头有杆秤,理想的医患关系到底应该是怎样的?

2月11日,援鄂的第18天,查琼芳的记录就像当日的天气一样阴沉。

这一天,她所在病区的18床和19床的两位患者先后离世。18床是一位患有基础疾病的89岁老先生,"哪怕只有一丝丝的机会,我们也竭尽所能,采取了高流量氧、无创呼吸机等多种救治措施"。

另一位19床的中年男性,刚入院时就始终处于烦躁状态,会动手抓护士的衣服,而到入院第二周后就出现了抑郁,甚至会趁护士不注意时拉下面罩。

"我曾经多次劝过他,试图鼓起他求生的欲望,告诉他所有医护人员从没有放弃他,他的家人也没有放弃他……"可在来势汹汹的病魔面前,很多时候,医生们用尽一切先进的救治手段,仍然无法将病患从死神手中夺回来。

她亲历一位右肺曾压缩80%的重症患者出院。这是一个新冠肺炎合并气胸患者,为了抢救他,查琼芳在隔离病房完成了第一次独立操作,"800毫升的气体是我一针筒一针筒抽出来的。记得当时我一边抽心里一边嘀咕,'姐抽的不是气体,姐抽的是新冠病毒!'这种穿着隔离服操作的艰难和浑身闷热汗湿的感觉我会记住一辈子。"

无论是参与驰援武汉的医疗队成员,还是始终关注这场疫情进展的普通人,阅读查琼芳的日记,脑海中会回放出很多曾经在手机上刷屏的画面。

比如,留下"最美跪姿"的仁济医院ICU医生余跃天。在隔离病房,他跪在地上10分钟为病人做胸腔闭式引流。"每个医生都会选择最适合、最有效的方式救治患者""每一个生命,都值得尊重,都值得努力,都值得冒风险"……这是余跃天的感言。

再比如,留下"落日余晖照"的中山医院医疗队。27岁呼吸师刘凯在护送87岁老人做CT途中,停下来陪老人一起欣赏了一次久违的日落。这个温暖的瞬间之所以震慑人心,有网友说,是因为它定格了医患之间,在医疗救治之外的一种深情。

查琼芳说得直接:"这些平凡的小事,几乎所有的医护人员都在做。""无

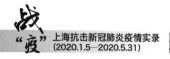
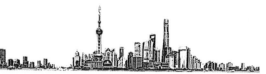
论是平时,还是在抗疫战争中,这些在我们眼里只是平常事。"

但这些平常事,为什么总是给人以温暖、治愈人心?时不时在查琼芳笔下出现的"郑队"——上海市首批援鄂医疗队领队郑军华给出了答案:因为这些小事背后,都折射出医学的温度,那是一种人文关怀,是对医学人文精神的践行。这场疫情,也给了很多人一次重新审视医患关系的机会。

郑军华记得,战"疫"初期,在隔离病房,不少轻症患者一度因为紧张而吃不下、睡不着;击垮他们的首先不是病毒,而是恐惧,因恐惧而寝食难安,势必影响自身免疫力,病情恢复成为难题。"有的'90后'护士,有时候在病房里呆好几个小时,只为了喂患者喝完一碗白粥。"

也是在那段时间,当有个别危重症患者去世,而家属难以联系之时,医护人员自发在病房里护送逝者"最后一程"。

"从病房到走廊楼梯口,短短50米,平时十几秒钟就可以走完的路,这次足足走了8分钟。"因为,医院的走廊上摆放着矮柜等各种杂物,护士们为了让逝者最后一段走得顺顺利利,小心翼翼地推着病床。病床缓缓行进,站在走廊上的每个护士依次轻声喊着:"老先生,一路走好!"……

医疗是个很特殊的领域,患者很多时候对医生不只是无条件的信任,而是以性命相托。医患共同抗击病魔的过程,蕴含着医学的温度,人性的温度。

由此再观《查医生援鄂日记》,在英勇战"疫"的大背景下,这位身处前线的女医生在战"疫"的"风暴眼"中,不仅带我们领略到了一曲曲生命的赞歌,也让我们对构建更和谐的医患关系有良多思考。

一点一滴,拼出了中国阻击新冠肺炎疫情的路线图

"她的文字朴实无华,但情真意切,让我感慨,也时常令我泪目。《查医生援鄂日记》通篇没有宏大的叙事,只有每天的日常,而就是这些医护人员、警察、社区工作人员、货车司机、公交司机、志愿者司机、快递员普通人的日常,一点一滴拼出了中国阻击新冠肺炎疫情的路线图。"中科院院士、上海交大医学院院长陈国强为《查医生援鄂日记》作序。

"作序,我原本是拒绝的,拿到书,连夜一口气读完后,第二天一早写了序。"陈国强院士不仅写了序,还在网课上喊话,力荐十多万学生"一定要看""这是一部生动的医学人文教案,不管你们将来是否学医、是否行医,都值得静下心来读一读。"

上海交通大学医学院药理专业学生黄婉莹说,读完这本书后,有着一种强烈的感受,就是医学生的担当:"可能未来在疫情再次来临之际,就会有更多的医学生、更多的幕后科研人员站出来,使黑暗的城市重现光芒。"

医生之外,意外成了"作家",如今的查琼芳,偶尔也会感到自己的生活有了一点不一样:有病人以她为背景偷偷跟她合影,有病人特地跑到她的诊室,就为对她说一句:"谢谢你,你是英雄。"

"我们不是英雄,我们就是每一个平凡的人,这段抗疫的历史,是无数平凡人共同书写的。致敬每一个平凡的人。"查琼芳说。这段记忆是职业生涯里最特殊的一段,她可以回味很久,也令她未来的医学生涯内涵更加丰富,拥有对生命更丰富的理解与认知。

作者 唐闻佳 樊丽萍

《文汇报》2020 年 5 月 8 日

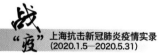
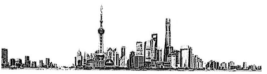

（四）科技控疫

众"智"成城，AI 助力战"疫"

一场突如其来的疫情，打乱了人们 2020 年春节的很多计划。有人"逆行"，毅然驰援武汉；有人停下归乡脚步，日夜加班坚守在防控一线；有人放弃与亲人团聚，争分夺秒与疫情赛跑……

疫情就是命令，防控就是责任。

正在形成具有全球影响力的科技创新中心基本框架的上海，科技企业众"智"成城，纷纷吹响 AI 战"疫"号角，不断加入到疫情防控阻击战中，以全力以赴的姿态筑牢科技战"疫"安全网。

24 小时"在岗"的机器人 原来这么"硬核"

自己识路、勤奋高效、不生疾病、不怕病毒……复旦大学附属华山医院迎来了"新员工"。它们天生不怕病毒且有超强的记忆力，能够迅速准确地完成物资配送、消毒等工作。

做好消毒，是赢得抗"疫"的重要一环。钛米智能消毒机器人正在武汉中心医院等疫情中心的隔离病房、ICU、发热门诊等场景，进行 7×24 小时不间断"值班"。这些机器人不仅能识别环境内的物品进行自主避障，还可以根据空间计算消毒时间，360°无死角消毒。

钛米机器人创始人潘晶介绍，公司 20 多台消毒机器人已在武汉 6 家医院"上岗"，就连展厅里的样机也已被征用。"未来，根据疫情需要，我们还会继续派驻消毒机器人。"潘晶说。

疫情当前，智能机器人可有效辅助医务人员完成部分危险工作，减少医务人员不必要的交叉感染，缓解人力紧张情况。

远程看护、测量体温、清洁、送药……2月4日，由达闼科技携手中国移动捐赠的首批5G云端智能机器人抵达武汉同济天佑医院和上海第六人民医院等处，经过工作人员安装调试培训后即将上岗。这些5G云端智能机器人如何满足医院复杂场景下运行的实际需求？

基于多传感器融合的建图、导航、避障技术，这些云端智能机器人可以辅助医务人员送药送餐。例如医生发送指令说"去201病房"，机器人就会走到201病房门口，通知病人开门取物。

医院导诊台通常人流量大、比较拥挤，将智能机器人预先设置好，它们就可以承担部分答疑解惑的工作。更重要的是，它们拥有实时更新的海量信息储备。储存在云端的专业知识库采用1＋X的架构，既涵盖医疗行业通用知识，也有这个医院自己的医护内容和服务信息，通过云端大脑的人工智能AI和远程人工增强HA，导诊更准确、更快捷、更安全。

"在中国移动4G/5G网络的承载下，基于达闼科技云端智能架构的HAR-IX云端大脑和VBN机器人专网，达闼的云端机器人可无需防护设备在污染区和隔离区工作，以减轻医护人员负担，并降低病毒暴露几率。"达闼机器人有限公司董事长汪兵表示，疫情发生后，达闼科技于除夕夜紧急成立防疫机器人专项攻关小组，针对医院使用无人化操作机器人做了特殊应用场景定向研发、调试和生产。

同样是科技公司的"小i机器人"则利用自身AI技术和服务为战"疫"献"智"。"小i机器人"通过为第三方服务平台提供免费的疫情智能问答接口，让更多人无偿调用智能问答技术和及时更新的数据。同时，它还梳理已发布的权威疫情防控知识信息，放入Bot开放平台的知识库中，并安排专人跟进、分析整理卫健委等权威机构发布的信息，及时更新疫情防控知识库。

AI战"疫"这些技术精准助医

当前，全国新型冠状病毒感染的肺炎疫情依然严峻，快速、精确诊断对于疫情控制尤其重要。

疫情发生后，上海人工智能发展联盟理事长单位上海仪电集团智慧医疗板块第一时间与上海地区诸多三甲医院取得联系，为医院提供远程会诊技术服务支持，并为有需求的疫区医院免费开通上海白玉兰远程医疗网临时账户端口，提供在线诊疗服务，发挥平台优势、技术优势和服务优势，为疫情地区的远程会诊提供服务保障。

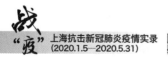 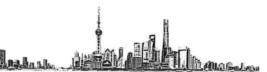

打造人工智能研发和技术转化平台,上海仪电集团将 AI 技术集成、落实到各个需求场景,为抗击疫情贡献"AI 力量"。

2020 年,科技浪潮新十年开启,蓄势已久的智能革命将迎来颠覆性的技术变局。抗击疫情,AI 算法也在发挥作用。

2 月 1 日,借助阿里达摩院研发的 AI 算法,浙江省疾控中心上线了自动化全基因组检测分析平台。据悉,这一突破可将原来数小时的疑似病例基因分析缩短至半小时,大幅减少确诊时间。

想必有了 AI 算法的加持,全民在打赢疫情防控阻击战中又多一个"得力助手"。

要确诊新型冠状病毒肺炎,影像诊断也必不可少。上海联影智能医疗科技有限公司将 AI 技术搭载于联影"智能天眼 CT",实现 CT 检查智能定位、精准识别。

据悉,智能监控系统可通过人脸检测功能,确认患者胸部的扫描范围,实现自动摆位,同时,通过人工智能分割技术自动提取定位像中肺部的位置,精准确定扫描范围,从而减少扫描过程中不必要的辐射量。

目前,联影"智能天眼 CT"在上海交通大学医学院附属瑞金医院发热门急诊等多家医院投入使用,助力抗击新型冠状病毒肺炎疫情。

而针对新型冠状病毒肺炎呈现人传人的特点,深蓝科技从基因入手,重点攻关"病毒人传人变异位点",为精准靶位药物筛选提供数据支持。

AI 助力停课不停学网络课堂送到家

疫情发生后,学校开学时间均有调整。科大讯飞利用人工智能方面的技术优势向湖北省中小学免费提供线上直播教学系统——"智慧空中课堂",把课堂送到家,助力学校停课不停教,学生停课不停学。

据悉,科大讯飞智慧教育通过智慧空中课堂为教师提供远程教学和课后作业辅导服务,为学生提供课程同步资源和基于知识图谱的个性化自主学习服务。

从上海人工智能发展联盟获悉,其会员单位弘衍信息也为因疫情原因停课的学校精心打造了线上阅读教学的方案,支持学校高质量实现"停课不停学",让孩子们通过线上中文阅读的 AI 教育技术及资源,得到实实在在的帮助和成长。

新型冠状病毒肺炎疫情最新动态仍时刻牵动着国人的心,在全民战"疫"

的关键时刻,科技企业也纷纷尽己所能助力各行各业跑出"上海速度",跑出"中国速度"。

全民战"疫",众"智"成城。这一次,技术的力量正在成为抗击疫情的新驱动引擎,一起为中国加油!

作者　冯丽

新华网 2020 年 2 月 6 日

金点子化为新神器,"上海发明"多点开花助抗疫

可循环使用口罩:采用新型纳米材料开发　过滤性能保持 200 小时

面对井喷的口罩需求,有没有一种可循环使用的口罩? 日前,一款运用了纳米材料的新型口罩在沪研制成功,防护等级达到民用 KN95 级别,"可重复使用"是其最大亮点。前天,这款口罩的日产能已爬升至 10 万只。经相关部门检测后,最快将于本周上市。

常规口罩生产线上,口罩是一个个从机器里"吐"出来的,而记者在位于奉贤区的上海巨臣婴童服饰股份有限公司生产车间见到的这款新型口罩,制作流程更像是缝制一件缩小版的服装。"这款口罩完全是在原有服装加工平台上实现生产。"巨臣公司负责人贝史伟介绍,先经过自动裁床裁切出口罩初样,再转运至加工平台,由工人利用缝纫机缝制完成。

之所以如此加工,是因为材料的特殊性。常规一次性医用口罩或 N95 口罩以熔喷无纺布为主体材料,通过超声波工艺,将两层厚的无纺布进行"焊接"而成,防护原理是利用熔喷无纺布的静电效应,捕集微细尘埃和病毒。但这款新型口罩的防护功能,利用的是夹在口罩中间的滤芯材料,即纳米纤维微孔薄膜。它的厚度不超过 3 微米,但具有防水、透气和对颗粒物高度的初始过滤性能,而且环保、抗腐蚀、能耐受 130℃的蒸汽。同时,新型口罩外部面料使用全棉材质,透气性、柔软度、舒适度优于无纺布材料,长时间佩戴,不会有潮湿不适之感。

市经信委主任吴金城介绍,上海一直探索口罩的创新性生产,尤其是推动企业用新材料、新技术研发新型口罩。当初,在排摸全市口罩等防疫物资产能时,市区两级经信部门同时收到两份申请:一份是巨臣的生产申请,另一份是

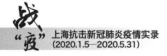
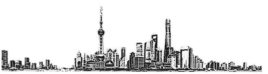
上海汉圃新材料公司的原材料供应意向。后者就是纳米纤维微孔薄膜的生产者。

巨臣在 2003 年非典时期，曾发明了一款由头套、口罩、防护眼镜"三合一"的面部隔离防护罩专利产品。"这款防护罩主要原料为无纺布，最初诉求是希望政府帮助企业协调无纺布原料，启动产品生产。"贝史伟说，但无纺布原材料稀缺，市经信委给企业指了一条新路——与汉圃合作，利用新型高分子新材料开发全新的可重复使用的口罩。

汉圃研发的新材料——纳米微孔薄膜去年获国家专利授权。该材料可阻隔非油性及油性颗粒物，对飞沫、粉尘、气溶胶、细菌、病毒等防护效果超过99%，而且具有低呼吸阻力优点，可水洗并重复使用。当政府发出征集令后，汉圃提交了"通过政府向口罩及防护服企业供给纳米微孔薄膜"的诉求。2 月9 日下午，在市区经信部门牵线下，巨臣和汉圃一拍即合。当晚，工厂连夜赶制了初样产品。经检测，该口罩对直径 75 纳米的细小颗粒过滤性能超过 95%，而新冠肺炎病原体病毒直径大约为 100 纳米。

经企业自测，该口罩经受沸水、酒精、84 消毒液等反复消毒处理 20 次后，过滤性能仍保持基本稳定。正常佩戴、薄膜不破损的情况下，过滤性能可保持200 个小时。但企业建议，重复使用次数最好不要超过 10 次。

声控电梯：乘电梯无需手触按钮语音报楼层自动抵达

"电梯你好，我要去八楼。""八楼，好的。"近日，宜昌市第二人民医院的声控电梯"蹿红"网络。乘梯人员无需用手按按钮，只需语音报出要去的楼层，电梯就可自动抵达目的地。

记者从相关部门获悉，这款附加了智能语音系统的特殊电梯，由上海爱登堡电梯公司制造。自疫情发生以来，有专家表示，电梯按钮可能会传染新冠病毒。爱登堡电梯资深工程师潘阿锁在与公司董事长李绥的一次视频会议中聊起这个问题，突然想起几年前曾开发过一套电梯声控设备，一直没有实现应用。"现在不正是声控系统的用武之时吗？"

正值大年初一，还在盐城老家的潘阿锁火速赶回上海，集结了 10 多位仍坚守在岗位的工人，把以前的资料翻出来，重新验证，加速开发声控电梯系统。潘阿锁在过去十几年的电梯制造实践中，独自完成过 40 多项技术攻关和技术创新项目。正当他带领团队连夜攻克声控系统时，一个个紧急任务同时到来，北京小汤山医院修缮工程以及湖北省宜昌市第二人民医院扩建工程都需紧急安装电梯。于是潘阿锁带领团队开启"两线作战"模式。当爱登堡把目前公司正在开发电梯声控设备的消息告知后,对方都很感兴趣。

2月10日,声控设备在公司内部电梯上完成测试。随后,马不停蹄运送至宜昌市第二人民医院,于2月22日在新安装的电梯上正式上岗。紧接着,北京小汤山医院也完成了声控设备加装。

"瑞金小白"和两个专利齐登抗疫战场
提升医疗服务响应效率,助力一线医护人员防护

抗疫战场上,什么最重要?防护。医护人员只有保护好自己,才能保护病人。除了每天由院感工作人员帮助每个人检查防护外,日前,上海交通大学医学院附属瑞金医院第4批支援武汉医疗队开动脑筋,不仅借助最新IT技术,投用人工智能医护机器人,还设计了两项与防护有关的"作品"。前天上午,这两项实用新型专利同时申报,分别是"一种面部防压伤保护组件"和"一种咽拭子取样防护装置"。目前已启动专利转化工作,预计本周两项发明专利的样品将试用于武汉防疫的一线工作。

这几天,武汉同济医院光谷院区E3区4层病区,来了位特殊的医疗队员,即集合了最新IT技术的人工智能医护机器人,它可以实现隔离病房遥控查房、5G技术远程医疗、人工智能院感预警。这台名叫"瑞金小白"的机器人配备了激光雷达、红外雷达、5G通信以及机器人集群控制技术,通过人工智能算法,可发现医护人员在感染病区活动过程中、在穿脱防护服过程中出现的安全隐患,并及时加以提醒,降低感染风险。

这是上海交通大学医学院与其附属瑞金医院共同研发、具有自主知识产权的新一代人工智能机器人。瑞金医院第4批支援湖北医疗队员、学科规划处副处长林靖生是主要发明人之一。他告诉记者,"瑞金小白"可成为医生的替身,替代医生进入危险区域,完成查房、指导、患者沟通等工作。隔离病房外医生可通过手机APP访问部署在病房内的医护机器人,"这在一定程度上免去了医生多次穿脱防护服、进出隔离区所带来的感染风险,在节省医疗资源的同时,提升医疗服务响应效率"。

通过5G通信技术以及机器人集群控制技术,远在上海的各学科专家可随时与机器人进行连接,实现多地、跨院区的多学科远程会诊。这样,上海乃至全国的优质医疗资源能迅速、便捷地集中到武汉新冠肺炎疫情防控一线。

疫情爆发以来,很多医护人员拿下口罩后面部受伤的照片让人心疼。医

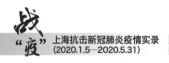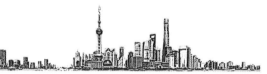
护人员在佩戴护目镜、口罩等防护品时,主要通过绷紧护目镜、口罩上的绑带来实现较好的密封效果。由于这些防护品和绑带是直接与面部皮肤接触的,很容易在医护人员面部形成较深的勒痕,有的直接形成压伤,也增加了感染暴露的风险。

瑞金医疗队员们一开始利用现有的敷料裁剪成适合自己面部的形状,贴在面部以减轻防护品带来的压伤。但这些敷料都是需要医护人员自行裁剪,与护目镜、口罩的匹配度相对较差,而且自行裁剪费时费力,长时间穿戴防护品时产生的局部温度高、透气性差、血流不畅等问题均无法得到解决。为此,神经内科护士长刘琼提出了预制形状水胶体敷贴的设想,而感染科医生项晓刚正好也在思考这个问题。

早在2018年10月,瑞金临床医学院就成立了大学生创新工作坊,项晓刚是创始人员。他立刻联系创新工作坊医生李啸扬、王潴等,连夜通过视频会议讨论各种方案的可行性,创新设计敷贴结构,并在预制形状的水胶体中加入能保护皮肤的成分。王潴连夜绘制设计图纸,并会同上海骁象知识产权代理有限公司构建专利,盐城金沃医疗科技有限公司则加班加点赶制样品,快递至武汉给医疗队测试。于是,一种面部防压伤保护组件诞生了,这套组件有望在各大医疗队使用,并在今后的各项防疫工作中发挥作用。

目前,新冠肺炎确诊均需进行核酸检测,而检测的标本一般是咽拭子,但其实护士们在从患者喉中采取咽拭子标本的过程中,非常容易被感染。急诊科"90后"护士梁晓虹在工作中发现,做咽拭子标本取材时,患者需摘下口罩配合医务人员操作。这个过程中会有一定的咽部刺激,患者很可能会出现咳嗽、打喷嚏、呕吐等情况,这就意味着可能产生大量携带病原体的飞沫传播。

为此,她与同事们商量后,经过与创新工作坊沟通对接,设计了一款咽拭子取样防护装置。在一个类似口罩型的装置上,根据取样的常规路线设置一个小口(通道),当护士准备做咽拭子检查时,就请病人戴上这个防护装置,护士可通过装置上的小孔去取咽拭子标本,从而提高安全系数。这个设计在确保正常防护的同时,设置有利于检测的通道,该通道可确保咽拭子取材工具顺利伸入病人口腔,同时防止患者口腔中飞沫和气溶胶喷出扩散。

瑞金医院第4批医疗队队长胡伟国介绍,瑞金临床医学院创新工作坊两年来已帮助全院职工完成近50项专利申请。"我们希望,发明点子能快速落地成为实战产品,用创新支持全国抗疫。"

一次性防飞溅隔离巾可阻隔气溶胶

源自临床用于临床，从生产到送达火线不到48小时

"我们已在重症监护病房用上一次性防飞溅隔离巾，在床边气管插管、吸痰过程中，确实能很好地避免喷溅，降低暴露性感染风险，对气溶胶能起到明显阻隔作用。"上海第九人民医院援助武汉三院光谷院区的副主任医师应佑国前天下午刚出病房，就忙不迭地给医院来电报喜。"两天前我才知道有这个新发明，马上申请能尽快试用，没想到今天下午就收到并用上了，效率真的很高。希望还能多生产一些，这里其他医院和医疗队也需要。"

不到两天，第一批100件战"疫"发明"一次性防飞溅隔离巾"已由九院联合生产企业迅速试制完成，分别送到武汉光谷院区、武汉金银潭医院和上海市公共卫生临床中心。据了解，这个发明源于九院急诊科医生吴嘉骏的创意。据其介绍，在进行有创操作、吸痰、更换呼吸机接头及呼吸回路时，发现医护人员非常需要一种防喷溅保护装置，以降低感染风险。为此，他联系了在上海交通大学生物医学工程学院、上海清华国际创新中心的同学夏伟梁和何锦涛，组成联合团队开始设计研发。此后，他又联系医院成果转化办公室，希望这个"防喷溅装置"的想法能尽快转化应用于临床，早日为抗疫一线服务。

"源自临床，用于临床。一次性防飞溅隔离巾的创新发明和临床使用充分体现了转化医学的理念。"九院学科规划处处长许锋说，"2月18日，收到吴嘉骏的设计草图，医院迅速召集了眼耳鼻头颈外科、急诊科等相关学科主任医师汪照炎、王珮华、徐兵等专家进行专业分析、可行性评估和细节改进，同时听取了正在武汉金银潭医院支援的主任医师熊维宁的意见。这个发明很快被确定立项，并迅速启动知识产权保护和成果转化流程。"

2月20日，九院联系上海高校技术市场寻求生产企业对接；21日，一次性防飞溅隔离巾项目获国家知识产权实用新型专利申请批号；22日，第一件一次性防飞溅隔离巾样品试制完成。23日一早，医院紧急招募十余名志愿者前往生产厂家，参加第一批隔离巾的加工试制；23日下午5时半，100件一次性防飞溅隔离巾经全面辐照消毒"整装待发"；24日一早，这批运往武汉上海援鄂医疗队试用的一次性防飞溅隔离巾随高铁发出，4个半小时后，货物顺利运抵武汉，于下午3时40分送达九院援鄂医疗队队员手中。

徐兵介绍，在临床医疗救治中，有部分操作会有血液、痰液导致的气溶胶污染，容易使医护人员发生暴露性感染风险，比如气管切开、肺结核患者的胸

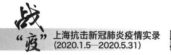
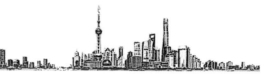
部手术、呼吸管口换管、吸痰等。即使有防护配备,也很难防止气溶胶短时间在局部气流中传播。这种隔离巾由防护材料和透明材料组合而成,预设有两对袖套式操作口,既能确保视野,方便医护人员实施临床治疗,又能降低手术和操作过程中的感染暴露风险。在临床资源有限的情况下,可有效地为医护人员提供额外安全防护,提高各种操作的可行性。

防护鼻罩、钮式面罩

在医护进餐时提供防护,改善患者呼吸且更舒适

2月15日,复旦大学附属中山医院发出"英雄帖":"让我们携手守护那些保护我们的白衣卫士!"3天前,中山医院向全国募集企业迅速转化投产的、来自战"疫"前线的"上海发明"——一次性医用防护鼻罩已正式签订专利权实施许可合同。上海罗莱家用纺织品有限公司作为第一家响应"英雄帖"的企业,仅用3天时间就完成两次打样,随后以日均10 000只的速度量产,为医护人员在医疗场所提供进餐饮水时的贴心守护。

如何在规范使用防护用品之外,降低医务人员感染风险?驰援武汉金银潭医院的中山医院副主任医师蒋进军观察到,医务人员由于工作时间比较长,一日三餐都在医院解决,在进餐和饮水时就会脱下口罩,时间从数分钟到数十分钟不等。因进餐时无法佩戴防护品,口鼻必然敞开,存在很大的暴露危险,给病毒可乘之机。

为解决临床医务人员在医院病房就餐区就餐时容易发生病毒或细菌感染的高风险问题,蒋进军和后方上海中山医院呼吸科主任宋元林协商,迅速组建研发团队进行探索,成功构思并制作出一种结构简单、成本低廉、使用方便、用后即抛的一次性医用防护鼻罩,可在就餐时佩戴,提供呼吸道感染防护。

防护鼻罩已申请国家知识产权局实用新型专利。据专家评价,在进食或饮水过程中,正常情况下呼吸空气主要经过鼻或口腔途径完成,如果能予以合理防护,可隔断大部分病毒感染。中国科学院院士、中山医院院长樊嘉表示,一线医护人员奋战在抗疫前线,为他们提供更好的保障、降低其感染率迫在眉睫,医院支持尽快跑赢创新的"最后一公里"。在樊嘉、葛均波、闻玉梅三位院士的支持和关心下,专利转化工作迅速启动。

中山医院科研处联合上海容智知识产权代理有限公司,在1小时内集结工作团队。发布募集企业迅速转化投产"英雄帖"后仅10个小时,就收集到740余条潜在的合作企业信息。通过梳理,快速遴选出第一批拟合作企业。三天内完成第一份合同签约,当天即赶制了一批新型鼻罩样品连夜送往武汉前线。仅三天时间,创意源于武汉金银潭医院的"上海发明",就从图纸变成了戴在医护人员脸上的防护用品。

此外,由时任中山医院呼吸科主任钮善福教授带领团队一起研发的"钮式面罩"也再上抗疫战场。在多例危重患者救治过程中,蒋进军发现,无创通气对抢救早期的呼吸困难病人能起到很好的作用,"但当地医院使用的无创通气面罩,密封性不如我们中山医院的钮式面罩,无法实现最佳治疗效果"。据介绍,钮式面罩是一款多功能硅胶面膜通气面罩,吸气时加压压力可达30厘米水柱,帮助患者改善呼吸,后期还增加可通过胃管的通道,解决了胃减压排气、反流和鼻饲营养等问题。在蒋进军紧急联系下,上海中山医疗科技发展公司迅速寄出5箱最新款无创机械通气面罩,于2月3日运抵武汉。"我们立即投入使用,多数病人觉得这款面罩很舒适。对于发生呼吸衰竭的病人,如果早期开展无创通气,有相当一部分可避免气管插管,逆转病情。"

语音输入宝、随访机器人
医生无需写病历减负荷,助力发热筛查跟进随访

2月24日,一批来自上海人工智能企业的智能化防疫物资启运,发往上海援助武汉医疗队。其中,来自科大讯飞的智能语音输入宝和疫情智能语音随访机器人运抵东方医院援助武汉医疗队,在武汉方舱医院投入使用,帮助减轻一线医务人员工作负荷,降低医护人员感染风险,提高患者救治效率。

此次支援上海援鄂医疗队的讯录智能语音输入宝,可在电脑端实现每分钟400字的语音转换和医疗文字极速输入,准确率最高可达98%以上。自疫情发生以来,这款可以解放医务人员双手、提升医疗文书书写效率,同时避免交叉感染的智能语音产品,已陆续在武汉金银潭医院、襄阳市中心医院等地投入使用。

科大讯飞副总裁赵翔介绍,针对疫情防控时间紧、任务重、人员紧缺等特点,科大讯飞疫情智能语音随访机器人也"奔赴"抗疫一线。基于人工智能技术,这款语音机器人可根据医生为不同人群制定的随访方案,辅助进行重点人群的发热筛查和跟进随访。语音机器人还可应用于社区人员排查和通知回访等场景,协助进行新冠肺炎疫情防控。目前,语音机器人助手已在上海北新泾街道等多个社区落地。"人工智能随访机器人具有标准统一、多路并发、可自动分析数据、汇总结果等特点。借助它,社区工作者不用面对面开展人员排

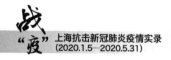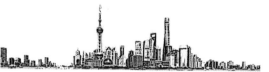

查,可大大降低交叉感染风险。"

本市《关于开展征集第一批防控新型冠状病毒感染的肺炎疫情新技术、新产品、新应用的通知》发布后,仅上海人工智能企业就累计征集了300多项新技术、新产品、新应用,并以上海市公共卫生临床中心、上海市东方医院(含援助武汉医疗队)作为首批新冠肺炎疫情防控人工智能重点应用场景。据悉,2018年,科大讯飞上海总部与人工智能研究院落户长宁区。依托上海人工智能发展联盟和行业力量,企业系统性深化技术研发与应用,充分发挥人工智能赋能抗击疫情的作用,运用智能技术解决一线防控瓶颈和痛点问题。

记者　刘锟　黄杨子　徐英　顾泳　舒抒

《解放日报》2020年2月26日

区块链战"疫",运用场景越来越多

静安区临汾路街道临汾小区门口,刚刚返回上海的小王正在进行回沪登记。在扫码填写完健康信息后,他的手机上立刻收到一份居家隔离承诺书,阅读确认后,整个登记流程就完成了,全程"无接触"。

这套流程的背后,是一套融入了区块链技术的服务系统。疫情期间,区块链技术被运用到越来越多的场景中。

防疫难题迎刃而解

"承诺书不用居民动笔签字,只要他读完按下确认按钮,承诺书和登记信息就能实现电子签名并在区块链上存证。"临汾路街道工作人员介绍,这套名为"智慧临小二"的服务系统加入了区块链技术,使得回沪登记、小区访客登记等事项都不再需要触摸纸笔,减少了感染风险。同时,区块链的特点让这些信息不可篡改、随时追溯,极大方便了街道的防疫管理工作。

"不仅是小区,现在街道的一些商户也开始使用这套系统。如果系统能覆盖整个街道的商户、医院、学校,那么借助区块链的特点,这些在各处登记的信息就可以实现跨领域的流动共享,解决目前各单位之间的信息孤岛问题,助力疫情防控。"参与系统研发的有偅科技项目经理钟正表示。

与此同时,在上海的一些售楼处,很快就要落地国内首个用于售楼案场安全防控管理的区块链应用——案场智控链。

售楼处通常是人员密集性、流动性双高的场所。疫情期间如何保证安全，是售楼处面临的难题。"区块链让这一难题迎刃而解。"易居中国智控链产品线产品总监俞之盛介绍说，在采用案场智控链的售楼处，员工和到访客户都需扫码出入。健康记录、保洁消毒信息都能实时更新上链，不可篡改，但可追溯。政府监管部门经过房企或售楼处授权，就能看到详细的信息情况，实时监测，保证售楼处的疫情防控状态真实透明。

让每一分善款有迹可循

除了人员信息管理，疫情期间广受关注的慈善平台，也有望借区块链技术解决信任问题。

日前，一笔500万元的资金，已通过万向慈善信托账户管理平台向新冠肺炎武汉定点医院定向捐赠，用于为一线医务人员免费配送餐食。

这一平台由万向区块链联合万向信托打造。利用区块链技术，平台能做到对慈善信托各个环节的数据进行存证，平台将捐赠指令、资金流向、捐赠反馈等记入区块链，方便捐赠人查询追溯，让每一分善款都有迹可循。

"慈善活动往往涉及多方共同协作，但参与方之间可能没有形成完全信任的关系。"万向区块链相关负责人表示，区块链技术非常适用于这种不同主体间的多方协作，可以大大增加慈善活动的公信力。

寻找未来落地可能

疫情的出现，也启发着区块链行业不断寻找未来的可能。在近日多家区块链企业联合举办的一场线上区块链大赛上，一些开发者的新鲜点子得以激烈碰撞。

"疫情期间，我发现互联网上充斥着很多关于疫情的虚假信息，非常影响我的决策。"来自区块链开发团队"MYKEYLab"的Ricky（瑞奇）萌发了一个想法——用区块链来帮助识别虚假信息。

在他的设计中，人们可以使用数字身份来保护信息的传播。比如某家媒体在发布新闻时，用私钥进行数字签名，读者可以通过该媒体事先对外公布的公钥进行验证签名，如果验证通过，就证明这条消息的确是这家媒体所发布，从而断绝了虚假信息假托名义的发布。

来自方块链项目团队的梁平，则在疫情中发现了医疗数据共享的意义。他设计的处方共享区块链，设想应用于互联网、分级转诊、处方流转等诸多医疗场景。

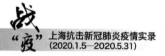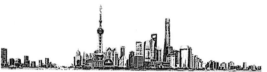
在疫情发生时,这种医疗数据共享可以大幅提高效率。拿分级转诊举例,患者的健康数据可以通过区块链从大医院转到小医院,如果在小医院发生重大病情,又可以把小医院的健康数据转到大医院,在大医院进行诊疗。在政府的监管下,患者、医院、药店通过电子处方共享体系,可以在平台上进行挂号、看病、在线购药以及实现医保的电子支付。

记者 张杨

《解放日报》2020年3月15日

上海三大先进重点产业复工,持续输出抗疫"科技力"

截至目前,上海人工智能、生物医药和集成电路等三大先进重点产业已基本实现100%复工。记者采访获悉,这些先进重点产业的再"运转",不仅挖掘了新经济的韧劲,还助推不少产品走出海外。

集成电路:为防疫物资装上"中国芯"

集成电路上下游产业链长,涉及领域广,需要7×24小时不间断生产。春节期间,中芯国际、华虹集团、积塔半导体等上海主要集成电路企业始终保持持续稳定生产。目前上海集成电路主要制造企业复工率均已超99%,主要企业员工到岗率均已超过95%。

最近,一条MEMS(微机电系统)热电堆红外传感器生产线在沪建成,上海烨映电子技术有限公司每日产能达到5万颗红外温度传感器,如今已为全国13个省市提供了超过280万颗产品。这一"中国芯"是额温枪、测温仪的核心部件之一,为防疫物资配给了科技部件。

不仅如此,华为的存储芯片产品用于红外测温仪及体温计;中芯国际为华为代工的5G芯片,保障了疫情期间的紧急通信需求;台积电(中国)也生产许多医疗相关的设备与仪器的核心芯片部件。上海集成电路重点企业按照防疫需求生产的这些产品,有效缓解了此类医用器械的芯片需求。

人工智能:"全链条"发力"上云"

疫情发生后,上海就对人工智能企业发出招贤榜和动员令,征集用于疫情防控的新技术、新产品、新应用,在抗疫一线建设人工智能应用场景,并协助开展供需对接。

"别乱聚集、摘口罩,无人机正在'看'着你。"上海星逻智能推出了无人机智能化系统"祺云系统",对工地、园区复工复产情况进行实时监督。如今已在上海部署了15套,实现对临港75平方公里主城区、张江人工智能岛、虹口消防支队管辖区域的全自动巡逻管理。自2月以来,无人机共执行任务150余次,飞行总里程达1200公里,提醒佩戴口罩数百人次、发现人群聚集现象18次、乱设摊20余次。

近年来,上海将无人驾驶、工业机器人、无人仓储等作为技术产业化重点之一,相关成果在疫情来临之际发挥了雪中送炭作用,一些产品走出国门,服务海外疫情防控。

3月4日,西井科技助力振华重工自主研制的人工智能无人跨运车,在瑞典斯德哥尔摩码头正式交付。该车定位精准度和控制水平居世界前列,还可组成无人跨运车队,完成港口中相关作业车辆的精准定位、位置追踪、轨迹回放等功能。这是疫情发生后上海人工智能大型装备的首个出海项目。

生物医药:出征海外,助力病毒检测药物研发

目前,上海市企业生产的新型冠状病毒核酸检测试剂盒获得欧盟CE认证。截至3月15日,上海累计发货442万人份诊断试剂,上海出口德国、日本、韩国、沙特等地的诊断试剂数量超过8万人份。

上海之江生物是首批拿到试剂检测盒医疗器械许可证的生物医药创新企业。从早期的科研攻关,到产能爬坡提升,至今已经扩大了30%的产能,之江生物的检测盒源源不断供应全国各地。除了诊断领域外,之江也在药物领域针对新冠肺炎的治疗性抗体做进一步研究。

"2月底,我们的检测盒拿到了欧盟的医疗器械许可证,这个产品在欧盟的使用和销售已经合法,企业会根据目前国际国内需要,随时准备去调整产能。"之江生物总经理邵俊斌说。

"疫情突发,短时间涌现出一批有价值的高科技产品奋战一线,例如消毒机器人、无人送货机器人等。通过实战,我们累积了一批新的应用和场景,都可以为将来产业的转型方向提供经验。"上海市经信委主任吴金城说,上海已经在征集更多的新技术、新场景、新应用,并争取将这些宝贵经验尽快落到实处。

记者　周琳

新华社2020年3月24日

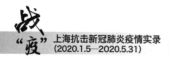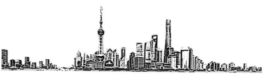

拿出科创硬核实力，上海科技交出抗疫高分答卷

布局两批18项应急攻关任务、通过178万样次化合物的筛选，来自上海的诊断试剂承担起全国新冠病毒核酸检测的半壁江山……

近两个月来，疫情防控的紧急需求就是科技攻关的新阵地，突如其来的新冠病毒成为科技创新的"新靶点"。上海科技拿出召之即来、来之能战的硬核实力，瞄准"临床诊治""药物和疫苗""病原学与流行病学""医疗器械及诊断检测试剂"四个关键方向，在这场抗击疫情的大考中，用科创力量交出了一份"科技抗疫"的高分答卷。

"中国声音"责无旁贷

用一流检测技术，以最快速度，揪出潜伏在人群中的新冠病毒，是上海"之江人"近两个月来的"执念"。武汉封城的第二天，上海之江生物科技股份有限公司研发的2019新冠病毒核酸检测试剂盒，通过了上海市医疗器械检测所的检验，成为我国法定检验机构检定合格的首个新型冠状病毒检测产品。三天后，之江取得颁发的国内首个新型冠状病毒核酸检测试剂盒医疗器械注册证。之江生物基于公司在多次重大疫情暴发时所积累的技术沉淀和经验，快速成功研制出新型冠状病毒（2019 – nCoV）检测试剂，一小时左右即可出具新型冠状病毒核酸检测结果，为疫情防控提供最快的结果判断。

之江生物生产部员工在紧锣密鼓地生产

2月初，之江生物派出了11位技术精干组成的支援小组，将十台全自动核酸检测前处理系统火速送往前线，安装到疫情最严重的地区。"这款生物实验机器人，一套设备可在4小时内同时对96个样本完成核酸检测。10套设备每天可以对五六千份样本完成自动化检测，大大提高了检测速度，减轻操作人员的检测压力。"公司副总经理、紧急支援队队长王凯说。

作为国内分子诊断领域的龙头企业之一，在国内外重大公共卫生应急事件中，上海之江一直是创新先锋。2009年抗击H1N1流感大流行，2014年战胜非洲埃博拉病毒，2015年为韩国中东呼吸综合征开发核酸测定试剂盒，2018年寨卡病毒核酸检测试剂盒（荧光PCR法）被世界卫生组织（WHO）批准纳入其官方采购名录……

"在重大疫情暴发之际,持续发出中国声音,我们责无旁贷。"之江生物总经理邵俊斌说,公司研发的新型冠状病毒试剂盒已于2月26日率先获得了欧盟CE认证,具备欧盟市场的准入条件。随着新冠病毒的"震中"移至欧洲,以之江生物为代表的上海诊断试剂,已经出口德国、日本、韩国、沙特等22个国家,数量超过8万人份。

"临门一脚"高水平

用强大高效的检测能力揪出病毒后,在临床诊治上,独具地方特色的"上海方案",在阻止轻中度患者向重症发展、提高重症和危重症患者救治成功率等方面,取得了临床思维、治疗方法、标本兼治的三大突破。而这背后,正是"新冠肺炎感染防治""创新性抗病毒治疗""脏器功能保护""阻止轻症向重症转化"等一系列科学研究的鼎力支撑。从疫情发生一开始,上海第一时间启动六大应急科技攻关项目,打破了基础研究与临床救治的"藩篱"。

得益于潜心无闻的科研深耕,上海在抗击疫情中的"临门一脚"踢出了高水平。到目前为止,上海出院病人中无一例核酸检测复阳,精准施治在其中发挥了重要作用。而精准的基础,就是科技支撑。上海市医疗救治专家组组长、华山医院感染科主任张文宏指出,正是科研攻关和临床救治"齐头并进",才帮助人们掌握战"疫"主动权。

以危重症病人的感染治疗为例,肺部通常有多种细菌在联合感染,是细菌、真菌还是病毒?高科技的检测"武器",助医生拥有一双"火眼金睛"。与此同时,每一个临床专家团队的背后,都有幕后科研在日夜兼程。"他们会做病毒的变异,病毒的分离培养,这些也是极为重要的,为将来这个疾病的疫苗的发现,如何阻断它的传播,对病原的溯源都是非常关键的。"

科技创新全线出击

疫情发生后,上海高校院所、科技企业与一线医疗机构紧密协作,一批联合攻关的新技术和新产品,率先应用到疫情防控第一线。5G、大数据、人工智能等新技术发展,智能机器人、医疗器械装备、红外测温监控系统等新产品研发,纷纷走出实验室,走下生产线,走上抗病毒一线。

联影医疗员工支援抗疫一线

联影医疗为疫情防控提供包括高性能医疗设备、远程医疗、人工智能在内的整体解决方案;钛米科技、达闼机器人等研制的智能机器人,提供移动消毒、物资配送回收、发热初筛、隔离病房服务等,有效减少了人员交叉感染、提升病

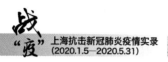
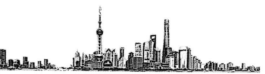
区隔离管控水平;巨哥电子、深蓝科技等研发的红外测温监控系统在机场、高铁、地铁、楼宇实现规模化应用……

截至3月15日,上海已经累计向全国25个省提供了486台各类影像检测设备,向9个国家出口了19台各类影像检测设备,并配套提供了AI运用、研发了方舱CT、远程分级诊疗等体系化方案。红外温度传感器芯片出货量达400余万颗,订单超3000万颗,有力支持了全国的疫情防控工作。

上海流行病学研究团队围绕新冠肺炎的传播模式、发展和扩散趋势等,持续开展研究调查,就本市疫情传播趋势、返城人群疫情防控、输入性疫情防控等方面研究提出应急预案和对策建议;万达信息、网宿科技和优刻得等大数据与5G应用企业,为数据资源免费发布和云服务方面为疫情防控提供技术支撑。

记者 马亚宁
《新民晚报》2020年3月25日

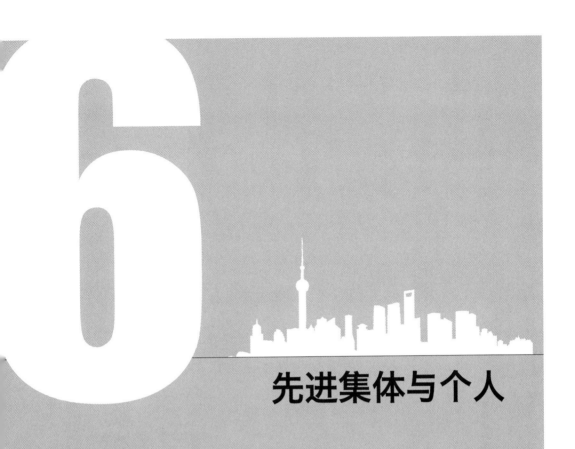

6

先进集体与个人

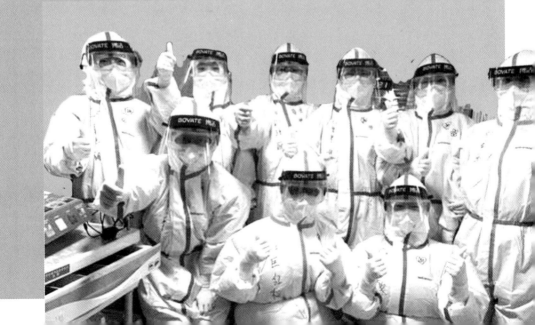

（一）上海市获全国抗击新冠肺炎疫情先进集体名单[①]

上海市

上海援鄂医疗队临时党委

上海市疾病预防控制中心党委

上海市医疗急救中心

上海市公共卫生临床中心

上海市中小学在线教育工作团队

复旦大学附属儿科医院

上海交通大学医学院附属瑞金医院

上海市公安局数据处

上海联影医疗科技有限公司武汉一线抗疫团队

锦江国际(集团)有限公司党委

上海机场(集团)有限公司

上海市新冠肺炎疫情防控工作领导小组疾控组

浦东新区派驻机场疫情防控工作组临时党支部

黄浦区外滩街道宝兴居民区党总支

长宁区人民政府虹桥街道办事处

中央单位

中华人民共和国上海机场出入境边防检查站

---

① 资料来源：上海发布,2020 年 9 月 8 日。

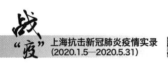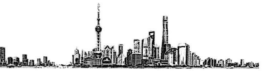
中央企业

东航集团中国东方航空股份有限公司上海飞行部党委

中国人民解放军、中国人民武装警察部队

海军军医大学海军医学系生物医学防护教研室

火神山医院感染二科一病区（海军军医大学支援火神山医院医疗队）临时党支部

湖北省妇幼保健院光谷院区感染一科（海军军医大学支援湖北省妇幼保健院光谷院区医疗队）

（二）上海市获全国抗击新冠肺炎疫情先进个人名单[①]

上海市

郑军华　　　上海市第一人民医院党委委员、副院长，主任医师

王　振　　　上海市精神卫生中心副主任，主任医师

钟　鸣　　　复旦大学附属中山医院重症医学科副主任，主任医师

王春灵（女）复旦大学附属中山医院护理部副主任，副主任护师

马　昕　　　复旦大学附属华山医院党委委员、副院长，主任医师

李圣青（女）复旦大学附属华山医院呼吸科主任，主任医师

陈尔真　　　上海交通大学医学院附属瑞金医院副院长，主任医师

陈德昌　　　上海交通大学医学院附属瑞金医院重症医学科主任，主任医师

戴　倩（女）上海交通大学医学院附属仁济医院护师

刘立骏　　　上海交通大学医学院附属新华医院重症监护室副护士长

王振伟　　　上海中医药大学附属岳阳中西医结合医院呼吸内科副主任，副主任医师

张文宏　　　复旦大学附属华山医院感染科主任，主任医师

李　锋　　　上海市公共卫生临床中心呼吸与重症医学科主任，副主任医师

曾　玫（女，回族）复旦大学附属儿科医院传染科主任，主任医师

胡必杰　　　复旦大学附属中山医院感染病科主任，主任医师

---

① 资料来源：上海发布，2020 年 9 月 8 日。

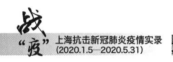
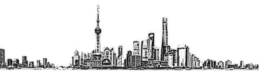

李　欣	复旦大学附属中山医院心外科主任医师
瞿洪平	上海交通大学医学院附属瑞金医院重症医学科主任，主任医师
皋　源	上海交通大学医学院附属仁济医院重症医学科主任，主任医师
李颖川	上海市第六人民医院重症医学科主任、重症疼痛科党支部书记，主任医师
张　炜	上海中医药大学附属曙光医院党委委员、内科党总支书记、呼吸科主任，主任医师
李若明	徐汇区凌云街道社区卫生服务中心党支部书记、副主任，副主任医师
李　红（女）	上海市第六人民医院金山分院主管护师
吴寰宇	上海市疾病预防控制中心传染病防治所所长，主任医师
钱海军	上海市公安局刑事侦查总队原党委委员、副总队长
胡军华	上海市公安局松江分局沪昆高速公安检查站站长
王昊君	上海市公安局浦东分局治安支队副科长
杨　强	上海市交通委员会执法总队二十四大队大队长
姚华锋	上海环城再生能源有限公司运行部经理
邵俊斌	上海之江生物科技股份有限公司董事长
王卫民	上海龙头（集团）股份有限公司党委书记、董事长
魏　凡	上海东方报业有限公司记者
肖　寒	共青团上海市委员会少先队工作部二级主任科员
彭　靖（女）	上海市新型冠状病毒肺炎疫情防控工作领导小组专家组组长，主任医师
邹　忠	上海市新型冠状病毒肺炎疫情防控工作领导小组综合协调组副处长
王朝夫	上海交通大学医学院附属瑞金医院病理科主任，主任医师
黄　翔	上海市铁路上海站地区管理委员会办公室党组书记、常务副主任
王少伟	普陀区城市管理行政执法局执法大队机动中队副中队长

华　磊（女）　虹口区嘉兴路街道瑞虹第一居民区党总支书记

李　芳（女）　杨浦区长白新村街道图们路居民区党总支书记

王友农　　　　上海吴淞口投资（集团）有限公司原党委书记、董事长

张军萍（女）　闵行区莘庄镇康城社区党委专职副书记、社区委员会专职
　　　　　　　副主任

沈　彪　　　　嘉定区马陆镇北管村党总支书记

邵红光　　　　青浦区赵巷镇中步村党总支书记、村委会主任

鲁华安　　　　奉贤区救助管理站党支部书记、站长

汤惠琴（女）　崇明区城桥镇城西社区党总支书记、居委会主任

中央单位

宋　丹（女）　上海海关所属浦东国际机场海关科长

蒋华良　　　　中国科学院上海药物研究所学术委员会主任

中央企业

刘　安　　　　中国宝武钢铁集团有限公司宝山钢铁股份有限公司党委常
　　　　　　　委、副总经理

中国人民解放军、中国人民武装警察部队

李大勇　　　　上海某预备役高炮师政治部主任

黄　怡（女）　海军军医大学第一附属医院医疗保障中心疾病预防控制科
　　　　　　　主任医师

刘　斌　　　　火神山医院副院长（海军军医大学副校长兼教育长）

陈　静（女）　火神山医院重症医学一科护士长（海军军医大学第二附属
　　　　　　　医院急诊、重症医学科副主任护师）

赵　峰　　　　火神山医院感染二科一病区副主任医师（海军军医大学第
　　　　　　　一附属医院心血管内科副主任医师）

王俊学　　　　火神山医院感染控制科副主任医师（海军军医大学第二附
　　　　　　　属医院感染病科副主任医师）

宁北芳（女）　火神山医院重症医学一科主治医师（海军军医大学第二附
　　　　　　　属医院消化内科主治医师）

张　婷（女）　火神山医院重症医学一科主管护师（海军军医大学第二附
　　　　　　　属医院神经外科主管护师）

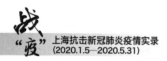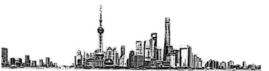

敬　梅（女）　火神山医院感染二科一病区副主任医师（海军特色医学中心急诊医学科副主任医师）

谢渭芬　　　湖北省妇幼保健院光谷院区感染三科主任（海军军医大学第二附属医院消化内科主任医师）

王振猛　　　湖北省妇幼保健院光谷院区感染一科主治医师（海军军医大学第三附属医院麻醉科主治医师）

才志刚　　　湖北省妇幼保健院光谷院区感染四科副主任医师（海军特色医学中心特勤外三科副主任医师）

王家美（女）　湖北省妇幼保健院光谷院区感染三科护士长（海军军医大学第二附属医院心血管内科主管护师）

王胜云　　　湖北省妇幼保健院光谷院区感染三科副主任医师（海军军医大学第二附属医院急诊重症医学科主治医师）

（三）上海市获全国抗击新冠肺炎疫情优秀共产党员名单①

上海市

郑军华　　上海市第一人民医院党委委员、副院长,主任医师

张文宏　　复旦大学附属华山医院感染科主任,主任医师

陈尔真　　上海交通大学医学院附属瑞金医院副院长,主任医师

黄　翔　　上海市铁路上海站地区管理委员会办公室党组书记、常务副主任

张军萍(女)　闵行区莘庄镇康城社区党委专职副书记、社区委员会专职副主任

钱海军　　上海市公安局刑事侦查总队原党委委员、副总队长

中央单位

宋　丹(女)　上海海关所属浦东国际机场海关科长

中国人民解放军、中国人民武装警察部队

谢渭芬　　湖北省妇幼保健院光谷院区感染三科主任(海军军医大学第二附属医院消化内科主任医师)

---

①　资料来源:上海发布,2020年9月8日。

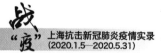 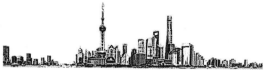
（四）上海市获全国抗击新冠肺炎疫情先进基层党组织名单①

上海市
上海援鄂医疗队临时党委
上海市疾病预防控制中心党委
浦东新区派驻机场疫情防控工作组临时党支部
黄浦区外滩街道宝兴居民区党总支

中央企业
东航集团中国东方航空股份有限公司上海飞行部党委

中国人民解放军、中国人民武装警察部队
火神山医院感染二科一病区（海军军医大学支援火神山医院医疗队）临时党支部

---

① 资料来源：上海发布，2020年9月8日。

（五）上海市获全国卫生健康系统新冠肺炎疫情防控工作先进集体名单[①]

复旦大学附属华山医院 ICU 团队
复旦大学附属中山医院重症救治医疗队
上海交通大学医学院附属瑞金医院重症救治医疗队
同济大学附属东方医院国家紧急医学救援队

---

① 资料来源:《关于表彰全国卫生健康系统新冠肺炎疫情防控工作先进集体和先进个人的决定》（国卫人发〔2020〕4 号）,2020 年 3 月 4 日。

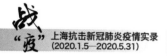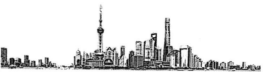

（六）上海市获全国卫生健康系统新冠肺炎疫情防控工作先进个人名单①

王春灵（女）　复旦大学附属中山医院副主任护师

王振伟　　　上海中医大学附属岳阳中西医结合医院副主任医师

王晓宁（女）　上海交通大学医学院附属瑞金医院主任护师

毕宇芳（女）　上海交通大学医学院附属瑞金医院主任医师

任　宏（女）　上海市疾病预防控制中心副主任医师

李圣青（女）　复旦大学附属华山医院主任医师、教授

李庆云　　　上海交通大学医学院附属瑞金医院主任医师

吴文娟（女）　同济大学附属东方医院主任技师

张继明　　　复旦大学附属华山医院主任医师、教授

张　静（女）　复旦大学附属华山医院副主任护师

陈德昌　　　上海交通大学医学院附属瑞金医院主任医师

罗　哲　　　复旦大学附属中山医院主任医师

钟　鸣　　　复旦大学附属中山医院主任医师

唐　欢（女）　上海中医大学附属岳阳中西医结合医院主管护师

甄　暐（女）　上海中医药大学附属龙华医院主管护师

① 资料来源：《关于表彰全国卫生健康系统新冠肺炎疫情防控工作先进集体和先进个人的决定》（国卫人发〔2020〕4 号），2020 年 3 月 4 日。

(七)上海市获 2020 年"全国抗疫最美家庭"称号名单(排名不分先后)①

陈　军家庭　　柴丽莉家庭　　李伯才家庭　　谭永昶家庭　　张玉萍家庭
屠　刚家庭　　刘　芬家庭　　沈勤军家庭　　雷　撼家庭　　郭雁飞家庭
朱正敏家庭　　沈　花家庭　　倪　力家庭　　刘岩红家庭　　折　哲家庭

---

① 资料来源:上海发布,2020 年 5 月 16 日。

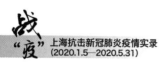 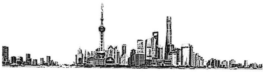
(八)上海市抗击新冠肺炎疫情先进集体名单[①]

中共复旦大学附属中山医院急诊科支部委员会

复旦大学附属中山医院检验科

复旦大学附属中山医院护理部

复旦大学附属中山医院医务处

复旦大学援摩医疗队

中共复旦大学附属华山医院援鄂国家紧急医学救援队临时支部委员会

复旦大学附属华山医院急诊科

复旦大学附属华山医院重症医学科

复旦大学附属华山医院检验医学科

复旦大学附属肿瘤医院麻醉科重症监护室

复旦大学附属妇产科医院门诊办公室

复旦大学附属儿科医院传染感染肝病科

复旦大学附属眼耳鼻喉科医院检验科

上海交通大学医学院附属瑞金医院呼吸与危重症医学科

上海交通大学医学院附属瑞金医院感染科

上海交通大学医学院附属瑞金医院急诊医学科

上海交通大学医学院附属瑞金医院物资保障组

上海交通大学医学院附属瑞金医院医学检验科

上海交通大学医学院附属仁济医院 ECMO 团队

上海交通大学医学院附属仁济医院感染科

---

① 资料来源:上海发布,2020 年 9 月 29 日。

上海交通大学医学院附属仁济医院护理部

上海交通大学医学院附属仁济医院检验科

中共上海交通大学医学院附属仁济医院重症医学科支部委员会

上海交通大学医学院附属新华医院核酸检测医疗队

上海交通大学医学院附属第九人民医院感染科

上海交通大学医学院附属上海儿童医学中心检验科核酸检测团队

中共上海中医药大学附属龙华医院内科第二支部委员会

中共上海中医药大学附属曙光医院委员会

中共上海中医药大学附属岳阳中西医结合医院委员会

上海市第一人民医院援公共卫生临床中心重症医疗团队

上海市第一人民医院援鄂医疗队

上海市第六人民医院援鄂医疗队

上海市第六人民医院援公共卫生临床中心重症医疗团队

上海市第十人民医院重症医学科

上海市中医医院雷神山医疗队

中共上海市公共卫生临床中心应急病房临时支部委员会

上海市公共卫生临床中心护理团队

上海市公共卫生临床中心应急临床诊断检测团队

驻公共卫生临床中心前方工作组及公共卫生临床中心应急管理团队

上海市精神卫生中心抗疫前线心理援助队

上海市卫生健康委员会医政医管处

上海市疾病预防控制中心病原生物检定所

上海市疾病预防控制中心综合保障处

上海市疾病预防控制中心应急管理处

上海市卫生健康委员会监督所

中共上海市医疗急救中心援鄂应急救援队临时支部委员会

上海市医疗急救中心防疫应急保障队

上海市血液中心新冠康复者恢复期血浆采集检测组

上海市临床检验中心

上海市健康促进中心（上海市卫生健康公益咨询服务中心）

上海市卫生健康信息中心

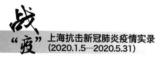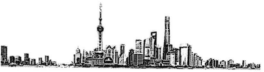
中国疾病预防控制中心寄生虫病预防控制所援鄂应急队

中共上海国际旅行卫生保健中心委员会

上海市浦东新区卫生健康委员会

上海市浦东新区疾病预防控制中心

上海市浦东新区医疗急救中心

上海市东方医院护理部

上海市第七人民医院

中共上海市浦东新区人民医院委员会

上海市浦东医院境外旅客医学观察隔离区

上海市浦东新区公利医院

上海市浦东新区周浦医院

上海市浦东新区传染病医院

上海市徐汇区疾病预防控制中心

上海市徐汇区新冠肺炎疫情防控工作领导小组医疗疾控组

上海市徐汇区中心医院

上海市徐汇区枫林街道社区卫生服务中心

上海市同仁医院

上海市长宁区疾病预防控制中心

上海市长宁区虹桥街道社区卫生服务中心

上海市长宁区天山中医医院嘉虹隔离酒店护理抗疫先锋队

上海市普陀区卫生健康委员会监督所

上海市普陀区中心医院感染科

上海市普陀区宜川街道社区卫生服务中心

上海市普陀区真如镇街道社区卫生服务中心

上海市静安区疾病预防控制中心

上海市静安区彭浦镇社区卫生服务中心

境外回沪人员集中隔离点上海市第四康复医院医疗队

上海市静安区闸北中心医院感染科

上海市虹口区疾病预防控制中心

上海市第四人民医院感染科

上海市虹口区江湾镇街道社区卫生服务中心

上海市虹口区江湾医院抗疫应急护理组

上海市杨浦区中心医院（同济大学附属杨浦医院）

上海市杨浦区疾病预防控制中心

上海市杨浦区卫生健康委员会社区卫生管理科

上海市杨浦区四平社区卫生服务中心预防保健科

上海市第五人民医院

中共上海市黄浦区疾病预防控制中心总支部委员会

上海市黄浦区中西医结合医院

上海市黄浦区打浦桥街道社区卫生服务中心

上海市闵行区中心医院发热门诊团队

上海市闵行区疾病预防控制中心

上海市闵行区华漕社区卫生服务中心

上海市宝山区援鄂医疗队

上海市宝山区疾病预防控制中心

上海市宝山区中西医结合医院

中共上海市嘉定区疾病预防控制中心总支部委员会

上海市嘉定区中心医院

上海市嘉定区南翔镇社区卫生服务中心

上海市嘉定区医疗急救中心

上海市金山区新冠疫情防控指挥部救治防疫组

复旦大学附属金山医院急危重病中心

中共上海市金山区疾病预防控制中心支部委员会

上海市金山区枫泾镇社区卫生服务中心

中共上海市松江区疾病预防控制中心总支部委员会

上海市松江区中心医院

上海市松江区卫生健康委员会监督所（松江卫监蓝盾突击队）

上海市松江区医疗急救中心

中共上海市青浦区华新镇社区卫生服务中心支部委员会

复旦大学附属中山医院青浦分院感染科

上海市青浦区疾病预防控制中心新冠疫情防控检验检测组

上海市青浦区医疗急救中心新冠肺炎疫情防控转运专车组

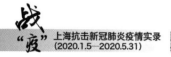 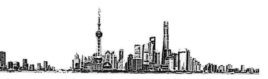

上海市奉贤区援鄂医疗队

中共上海市奉贤区疾病预防控制中心支部委员会

上海市奉贤区中心医院

上海市崇明区疾病预防控制中心微生物检验科

中共上海市崇明区传染病医院支部委员会

上海交通大学医学院附属新华医院崇明分院

上海市公安局指挥部指挥中心

上海市公安局治安总队基层基础工作指导支队

上海市公安局监所管理总队政治处

中共上海市公安局国际机场分局浦东国际机场候机楼治安派出所支部委员会

上海市公安局浦东分局出入境管理办公室

中共上海市黄浦区看守所支部委员会

上海市公安局徐汇分局徐家汇派出所

上海市公安局长宁分局治安支队

上海市公安局静安分局治安支队

上海市公安局普陀分局真如派出所

上海市公安局虹口分局机场入境防疫工作组

上海市公安局杨浦分局特警支队

中共上海市公安局闵行分局疫情防控和转运专班临时委员会

中共上海市公安局宝山分局治安支队第六（洋桥检查站）支部委员会

上海市公安局嘉定分局交警支队朱桥检查站

中共上海市松江区看守所支部委员会

中共上海市公安局金山分局交警支队沈海高速公路（沪浙）公安检查站支部委员会

上海市公安局青浦分局疫情防控监所管理组

中共上海市公安局奉贤分局治安支队支部委员会

上海市公安局崇明分局沪陕高速公路（崇启大桥）公安检查站

中共上海市委宣传部新闻处

中共上海市精神文明建设委员会办公室志愿服务工作处支部委员会

上海市文化和旅游局市场管理处

澎湃新闻赴湖北疫情报道团队

中共上海科学技术出版社有限公司委员会

中共复旦大学智库总支部委员会

华东师范大学疫情防控心理援助专班

中共上海财经大学机关委员会第二支部委员会

中共华东政法大学后勤直属支部委员会

中共上海市教育委员会教学研究室总支部委员会

中共中国科学院上海巴斯德研究所疫情防控科研攻关工作组临时支部委员会

中共上海人类基因组研究中心支部委员会

中共上海市经济和信息化委员会经济运行处(电力处)支部委员会

上海市通信管理局网络安全管理处

中共上海市中小企业发展服务中心总支部委员会

中共国网上海市电力公司金山供电公司营销总支部委员会

中国石化销售股份有限公司上海石油分公司石捷加油站

中共中国电信股份有限公司上海市民服务热线运营中心支部委员会

国家电网华东电力调控分中心

上海海烟物流发展有限公司物流管理部

3M 中国有限公司

上海大胜卫生用品制造有限公司

玉川卫生用品(上海)有限公司

上海宝鸟服饰有限公司

上海清美绿色食品(集团)有限公司

德拓 AI 疫情监控预测大数据平台、随申码研发集体

商汤智能测温筛查系统应急部署团队

上海证券交易所债券业务中心

中国工商银行股份有限公司上海市外滩支行市场一部

交通银行股份有限公司上海徐汇支行

杜邦中国集团有限公司

中国出口信用保险公司上海分公司浦东营业部

中共上海市金融工作委员会直属机关"增援一线防控工作"临时支部委

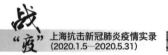 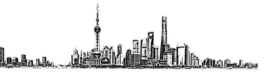

员会

上海市住房和城乡建设管理委员会应急保障处

上海市建设工程安全质量监督总站

中共上海市交通委员会执法总队委员会

上海市道路运输事业发展中心

上海市交通委员会交通指挥中心

上海市排水管理处

上海市供水调度监测中心水质科

上海市绿化和市容管理局野生动植物保护处

上海浦发环境服务有限公司

中共上海市城市管理行政执法局执法协调处支部委员会

上海市房屋管理局物业管理处

中国邮政集团有限公司上海市邮区中心局长途运输分中心

中共中国铁路上海局集团有限公司上海站委员会

中华人民共和国宝山海事局

民航华东地区管理局航空卫生处

中共上海市临港新片区城市建设交通运输事务中心支部委员会

中共上海市委办公厅总值班室

中共上海市委网络安全和信息化委员会办公室网络舆情和应急管理处

中共上海市委台湾工作办公室交流处

中共上海市12345市民服务热线管理办公室支部委员会

上海市人民政府办公厅区政处

上海市发展和改革委员会国民经济综合处

中共上海市商务委员会商贸行业管理处支部委员会

上海市第三社会福利院

上海市宝山监狱六监区

上海市财政局企业处

中共上海市就业促进中心来沪人员就业处支部委员会

上海市农业农村委员会蔬菜办公室

上海市食品药品监督管理局认证审评中心

上海市人民政府外事办公室人员入境外事专项工作组

上海西郊宾馆

中共上海医药集团股份有限公司委员会

中共上汽安吉物流股份有限公司委员会

中共上海市政工程设计研究总院(集团)有限公司城市交通与地下空间设计研究院总支部委员会

上海电气自动化集团

农工商超市(集团)有限公司

东方国际物流(集团)有限公司

上海第一医药股份有限公司

上海城建城市运营(集团)有限公司

上海氯碱化工股份有限公司

上海轨道交通运营管理中心

上海强生出租汽车有限公司

上海液化天然气有限责任公司

上海城投高速公路运营管理中心

上海交运沪北物流发展有限公司

上海港引航站

上海市机关事务管理局(上勤集团、上展集团)驻市新冠肺炎疫情防控指挥部服务保障组

上海市人民政府合作交流办公室联络处

上海市大数据中心数据资源部

上海市民政局基层政权和社区建设处

上海国际机场股份有限公司

上海海关空港口岸疫情防控工作指挥部

上海海关所属洋山海关物流监控六科

上海边检总站上海机场边检站十三队

中共中国东方航空股份有限公司地面服务部浦东旅客服务中心委员会

中共上海泛亚航运有限公司委员会

中共上海宝地不动产资产管理有限公司物业事业部总支部委员会

中共中国商用飞机有限责任公司办公室支部委员会

中共上海市浦东新区废弃物管理中心支部委员会

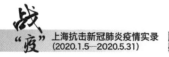 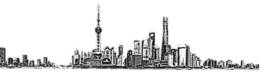
中共上海市浦东新区塘桥街道南城居民区总支部委员会

中共上海市浦东新区金桥镇碧云社区第一居民区支部委员会

上海市浦东新区张江镇城市经典居民委员会

上海市浦东新区外事办公室

上海市浦东新区物业管理中心

上海市浦东新区就业促进中心

上海市浦东新区公共交通有限公司

上药控股有限公司

支付宝（中国）网络技术有限公司

中共上海市徐汇区斜土街道临时委员会

中共上海市徐汇区派驻机场工作组临时支部委员会

中共上海市徐汇区徐家汇街道豪庭居民区支部委员会

中共大众交通（集团）股份有限公司委员会

中共上海市长宁区仙霞新村街道仙逸居民区总支部委员会

中共上海市长宁区江苏路街道岐山居民区总支部委员会

中共上海市长宁区商务委员会机关支部委员会

上海寻梦信息技术有限公司

中共上海市普陀区宜川路街道机关总支部委员会

中共上海市普陀区健康观察真如点临时支部委员会

中共上海市普陀区长风新村街道社区委员会

中共上海复星高科技（集团）有限公司委员会

中共上海市静安区大宁路街道慧芝湖花园居民区总支部委员会

中共上海市静安区彭浦新村街道临汾路894弄居民区总支部委员会

中共上海市静安区静安寺街道景华居民区总支部委员会

中共上海市静安区江宁路街道景苑居民区总支部委员会

中共上海市虹口区嘉兴路街道安丘居民区总支部委员会

中共上海市虹口区北外滩街道提篮桥居民区总支部委员会

中共上海市虹口区江湾镇街道虹纺居民区总支部委员会

中共上海市虹口区商务委员会机关支部委员会

中共上海市杨浦区五角场街道创智坊居民区支部委员会

中共上海市杨浦区大桥街道幸福村居民区总支部委员会

中共上海市杨浦区商务委员会机关第一支部委员会

中共上海市杨浦区救助管理站支部委员会

中共上海市黄浦区参加新冠肺炎疫情防控工作选派干部临时总支部委员会

中共上海市黄浦区淮海中路街道新天地居民区支部委员会

上海市黄浦区市场监督管理局南京东路市场监督管理所

上海市黄浦区半淞园路街道绿化和市容管理所

上海市闵行区新冠肺炎防控工作领导小组口岸与地区组

中共上海市闵行区虹桥镇名都城居民区总支部委员会

中共上海思路迪生物医学科技有限公司支部委员会

中共上海市闵行区机关高铁防控志愿者临时委员会

中共上海市宝山区大场镇社区办支部委员会

中共上海微盟企业有限公司联合支部委员会

上海铃兰卫生用品有限公司

中共上海市宝山区融媒体中心宣传口支部委员会

G15 道口疫情防控志愿服务队

中共上海市嘉定区驻守浦东机场接运安置工作临时支部委员会

中共上海市嘉定区南翔镇丰翔社区总支部委员会

上海新微技术研发中心有限公司

中共上海市金山区亭林镇东新村总支部委员会

上海市金山区文化和旅游局市场管理科

上海市金山区机场驻守组临时党支部

上海市金山区中小企业服务中心

中共上海市松江区方松街道上泰绅苑居民区支部委员会

上海市松江区泖港镇曹家浜村村民委员会

上海市松江区市容环境卫生管理中心

中共上海茸城出租汽车有限公司支部委员会

中共上海市青浦区杭击新冠肺炎疫情重点国家入境人员机场驻点接收工作专班临时支部委员会

中共上海青浦工业园区企业管理服务有限公司支部委员会

上海麦迪睿医疗科技集团有限公司

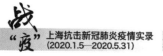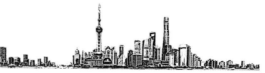
中共上海市青浦区徐泾镇仁恒西郊居民区支部委员会
中共上海市奉贤区南桥镇阳光第一社区总支部委员会
中共上海市奉贤区西渡街道浦江居民区总支部委员会
上海奉贤巴士公共交通有限公司
上海凯宝药业股份有限公司
江南造船(集团)有限责任公司总装一部
中共上海市崇明区竖新镇惠民村支部委员会
中共上海崇明环宏保洁服务有限公司支部委员会
中共上海市崇明区陈家镇裕安裕弘总支部委员会

（九）上海市抗击新冠肺炎疫情先进个人名单[①]

朱畴文	复旦大学附属中山医院副院长,副教授、主任医师
朱　蕾	复旦大学附属中山医院教授、主任医师
蒋进军	复旦大学附属中山医院副主任医师
居旻杰	复旦大学附属中山医院副主任医师
叶　伶	复旦大学附属中山医院副主任医师
顾国嵘	复旦大学附属中山医院副主任医师
叶茂松	复旦大学附属中山医院主治医师
高晓东	复旦大学附属中山医院感染管理科副科长,助理研究员
王蓓丽（女）	复旦大学附属中山医院检验科副主任,副主任技师
潘文彦（女）	复旦大学附属中山医院重症医学科总护士长,副主任护师
郑吉莉（女）	复旦大学附属中山医院心外科监护室护士长,主管护师
葛　峰	复旦大学附属中山医院副主任医师
李倬哲（女）	复旦大学附属中山医院主治医师
张晓云（女）	复旦大学附属中山医院主管护师
李静怡（女）	复旦大学附属中山医院呼吸监护室护士长,主管护师
李春雷	复旦大学附属中山医院护士
刘　凯	复旦大学附属中山医院技师
奚　欢（女）	复旦大学附属中山医院护师
徐　斌	复旦大学附属华山医院副主任医师
汪慧娟（女）	复旦大学附属华山医院神经外科急救中心和急诊融合病房

[①]　资料来源:上海发布,2020年9月29日。

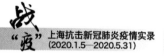 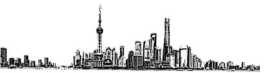
	护士长,副主任护师
陈轶坚	复旦大学附属华山医院副主任医师
赵　锋	复旦大学附属华山医院副主任医师
陈　澍	复旦大学附属华山医院医保办主任,主任医师
陈进宏	复旦大学附属华山医院主任医师
李先涛	复旦大学附属华山医院主治医师
朱禛菁(女)	复旦大学附属华山医院护师
贾　波	复旦大学附属华山医院医务处医疗接待办副主任,助理研究员
王　兵(女)	复旦大学附属华山医院健康管理中心副主任(主持工作),副研究员
罗猛强	复旦大学附属华山医院主治医师
罗忠光	复旦大学附属华山医院主治医师
邱智渊	复旦大学附属华山医院门诊部副主任(主持工作),助理研究员
杨　磊	复旦大学附属华山医院主治医师
孙　峰	复旦大学附属华山医院主治医师
许雅芳(女)	复旦大学附属华山医院神经内科15病房护士长,主管护师
袁　立(女)	复旦大学附属华山医院38病房护士长,主管护师
倪　洁(女)	复旦大学附属华山医院重症医学科护士长,副主任护师
吉　莉(女)	复旦大学附属华山医院浦东院区监护室护士长,主管护师
翟耶俊(女)	复旦大学附属华山医院主管护师
金　莺(女)	复旦大学附属华山医院神经外科护士长,主管护师
孙　迪(女)	复旦大学附属华山医院肿瘤、风湿、日间病房护士长,护师
金丽莉(女)	复旦大学附属华山医院主管护师
汤伊婷(女)	复旦大学附属华山医院技师
陈嘉臻	复旦大学附属华山医院副研究员
张忠伟	复旦大学附属肿瘤医院重症监护室主任助理,主治医师
刘　静(女)	复旦大学附属肿瘤医院浦东院区重症监护室护士长,护师
孙　洪(女)	复旦大学附属肿瘤医院护师
王　靖(女)	复旦大学附属妇产科医院感染管理科科长,副主任护师

葛艳玲（女）　复旦大学附属儿科医院传染感染免疫党支部书记、传染病区主任,副主任医师

夏爱梅（女）　复旦大学附属儿科医院传染病科护士长,副主任护师

蔡洁皓　　　复旦大学附属儿科医院主治医师

王佳丽（女）　复旦大学附属儿科医院发热门诊护士长,主管护师

王相诗（女）　复旦大学附属儿科医院主治医师

张敏捷　　　复旦大学附属儿科医院主管技师

柳鹏程　　　复旦大学附属儿科医院技师

贾　然（女）　复旦大学附属儿科医院检验技师

赵可庆　　　复旦大学附属眼耳鼻喉科医院副主任医师

毛恩强　　　上海交通大学医学院附属瑞金医院急诊科主任,主任医师

陈　巍　　　上海交通大学医学院附属瑞金医院副主任医师

辛海光　　　上海交通大学医学院附属瑞金医院副主任医师

谢静远　　　上海交通大学医学院附属瑞金医院肾脏科副主任,主任医师、研究员、副教授

费晓春　　　上海交通大学医学院附属瑞金医院病理营养党支部书记,副主任医师

项晓刚　　　上海交通大学医学院附属瑞金医院副研究员

沈　虹（女）　上海交通大学医学院附属瑞金医院护师

施伟雄　　　上海交通大学医学院附属瑞金医院护师

林靖生　　　上海交通大学医学院附属瑞金医院学科规划与大设施管理处副处长,高级工程师

梁　婧（女）　上海交通大学医学院附属瑞金医院门急诊输液室代理护士长,主管护师

杜　颖（女）　上海交通大学医学院附属瑞金医院护师

吴璟奕　　　上海交通大学医学院附属瑞金医院主治医师

缪晟昊　　　上海交通大学医学院附属瑞金医院住院医师

徐　文（女）　上海交通大学医学院附属瑞金医院主治医师

徐婉瑛（女）　上海交通大学医学院附属瑞金医院医务一处副处长,副研究员

计文韬　　　上海交通大学医学院附属瑞金医院主管护师

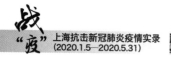
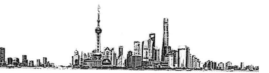

周与华	上海交通大学医学院附属瑞金医院主治医师
朱　琳（女）	上海交通大学医学院附属瑞金医院护师
陈　琳（女）	上海交通大学医学院附属瑞金医院护师
徐勤祺（女）	上海交通大学医学院附属瑞金医院护师
倪幸欢（女）	上海交通大学医学院附属瑞金医院护师
忻　笑（女）	上海交通大学医学院附属瑞金医院肿瘤科护士长,主管护师
张继东	上海交通大学医学院附属仁济医院副院长,研究员
查琼芳（女）	上海交通大学医学院附属仁济医院主治医师
陈　盛（女）	上海交通大学医学院附属仁济医院风湿科党支部书记、副主任,主任医师
崔顺悦（女）	上海交通大学医学院附属仁济医院护师
杜　晶（女）	上海交通大学医学院附属仁济医院超声医学科主任助理,副主任医师
范长青	上海交通大学医学院附属仁济医院护士
傅小芳（女）	上海交通大学医学院附属仁济医院感染管理科主任,副主任护师
吉敏娇（女）	上海交通大学医学院附属仁济医院护师
蒋捍东	上海交通大学医学院附属仁济医院呼吸科主任,主任医师
金广予	上海交通大学医学院附属仁济医院保障处处长,工程师
乐　叶（女）	上海交通大学医学院附属仁济医院西院特需病区护士长,主管护师
骆华杰	上海交通大学医学院附属仁济医院医务一处处长,副主任医师
毛　青	上海交通大学医学院附属仁济医院副主任医师
倪佳琪（女）	上海交通大学医学院附属仁济医院护师
秦　慧（女）	上海交通大学医学院附属仁济医院呼吸科副主任,副主任医师
阮　奕（女）	上海交通大学医学院附属仁济医院防保科科长,主治医师
王　芳（女）	上海交通大学医学院附属仁济医院急症监护室护士长,主管护师

王 琴(女) 上海交通大学医学院附属仁济医院副主任医师

吴文三 上海交通大学医学院附属仁济医院护师

熊剑飞 上海交通大学医学院附属仁济医院副主任医师

叶佳琪 上海交通大学医学院附属仁济医院职工

余跃天 上海交通大学医学院附属仁济医院副主任医师

周玲亿(女) 上海交通大学医学院附属仁济医院护士

朱铭力 上海交通大学医学院附属仁济医院重症医学科副主任,主
任医师

崔志磊 上海交通大学医学院附属新华医院主治医师

阮正上 上海交通大学医学院附属新华医院主治医师

朱升琦 上海交通大学医学院附属新华医院急诊医学科成人抢救室
副护士长,护师

王海嵘 上海交通大学医学院附属新华医院急诊医学科党支部书
记、副主任,主任医师

熊维宁 上海交通大学医学院附属第九人民医院呼吸内科主任,主
任医师

江 雪(女) 上海交通大学医学院附属第九人民医院高科西路门诊护士
长,主管护师

吴嘉骏 上海交通大学医学院附属第九人民医院主治医师

应佑国 上海交通大学医学院附属第九人民医院急诊科(北部)副
主任,副主任医师

曹 清(女) 上海交通大学医学院附属上海儿童医学中心感染科主任,
主任医师

周 莎(女) 上海交通大学医学院附属上海儿童医学中心感染管理办公
室主任,主治医师

薛鸿浩 上海中医药大学附属龙华医院肺病科副主任,副主任医师

郭 全 上海中医药大学附属龙华医院副主任医师

陆 巍(女) 上海中医药大学附属龙华医院护理部副主任,副主任护师

方赛峰 上海中医药大学附属龙华医院后勤保障处处长,经济师

陈 伟 上海中医药大学附属龙华医院重症医学科主任,主任医师

李 群(女) 上海中医药大学附属龙华医院19病区骨伤科护士长,主管

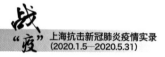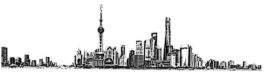

护师

陆蓓蓓(女)　上海中医药大学附属龙华医院主管护师

黄　凤(女)　上海中医药大学附属曙光医院心内科护士长,主管护师

卢根娣(女)　上海中医药大学附属曙光医院护理部主任,主任护师

王　倩(女)　上海中医药大学附属曙光医院急诊科主任,主任医师

宋秀明　上海中医药大学附属曙光医院副主任医师

吴　欢　上海中医药大学附属曙光医院传统中医科副主任,副主任医师

董春玲(女)　上海中医药大学附属曙光医院肝病二科护士长,主管护师

樊　民　上海中医药大学附属岳阳中西医结合医院心内科主任,主任医师

潘慧璘(女)　上海中医药大学附属岳阳中西医结合医院心内科护士长,副主任护师

龚亚斌　上海中医药大学附属岳阳中西医结合医院肿瘤科党支部书记、肿瘤一科(内科)副主任

周　扬　上海中医药大学附属岳阳中西医结合医院治未病二科副主任,副主任医师

张　艳(女)　上海中医药大学附属岳阳中西医结合医院心胸、血管外科B11病区护士长,主管护师

邓玉海　上海中医药大学附属岳阳中西医结合医院主治医师

倪　薇(女)　上海中医药大学附属岳阳中西医结合医院护士

俞康龙　上海市第一人民医院副主任医师

王　寅(女)　上海市第一人民医院主管护师

张鹏宇　上海市第一人民医院副主任医师

叶　磊(女)　上海市第一人民医院心内科护士长,主管护师

江婷婷(女)　上海市第一人民医院护师

王文婕(女)　上海市第一人民医院胸外科护士长,主管护师

李　宁　上海市第一人民医院主治医师

黄　盛　上海市第一人民医院主管技师

牛紫光　上海市第一人民医院检验技师

汪　伟　上海市第六人民医院副主任医师

郭　忠	上海市第六人民医院副主任医师
谢亚莉（女）	上海市第六人民医院护师
吴　芳（女）	上海市第六人民医院主治医师
陶　迁	上海市第六人民医院护师
陈小华	上海市第六人民医院副主任医师
葛争红（女）	上海市第六人民医院感染科副护士长，主管护师
高　文	华东医院院长，主任医师
吴志雄	华东医院副主任医师
唐　军（女）	华东医院副主任护师
蒋伟平	华东医院副主任医师
王　胜	上海市第十人民医院重症医学科主任，主任医师
彭　沪	上海市第十人民医院主任医师
刘勇超	上海市第十人民医院主治医师
许　虹（女）	上海市第十人民医院骨科副护士长，主管护师
严松娟（女）	上海市第十人民医院急诊科副护士长，主管护师
张子强	上海市同济医院感染科主任，副主任医师、副教授
惠　蔚（女）	上海市同济医院呼吸与危重症医学科 RICU 病区护士长，主管护师
孙永顺	上海市中医医院主任医师
赵凡尘	上海市中医医院副主任医师
蔡　俊（女）	上海市中医医院护师
吴怡颖（女）	上海市中医医院护士
卢洪洲	上海市公共卫生临床中心党委书记，主任医师
沈银忠	上海市公共卫生临床中心医务部主任、门诊办公室主任、感染与免疫科副主任，主任医师
赵　隽	上海市公共卫生临床中心妇儿党支部书记、儿科副主任，副主任医师
刘　莉（女）	上海市公共卫生临床中心主任医师
刘旭晖	上海市公共卫生临床中心副主任医师
宋志刚	上海市公共卫生临床中心 P3 实验室主任，副研究员
赵亦红（女）	上海市公共卫生临床中心护理部副主任，主管护师

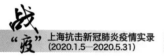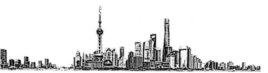

陶永红（女）	上海市公共卫生临床中心肝胆外科护士长，主管护师
张琪琳（女）	上海市公共卫生临床中心护师
吴　艳（女）	上海市公共卫生临床中心护师
高　磊	上海市公共卫生临床中心职工
李　锋	上海市胸科医院肺内党支部书记、呼吸内科副主任、危重症呼吸病亚专科主任，副主任医师
冯　亮（女）	上海市胸科医院胸外专业病房副护士长，主管护师
程克斌	上海市肺科医院副主任医师
刘一典	上海市肺科医院副主任医师
王　箐（女）	上海市肺科医院护师
徐静静（女）	上海市肺科医院肿瘤科副护士长，护师
陈　俊	上海市精神卫生中心临床研究中心办公室主任，主任医师
彭代辉	上海市精神卫生中心临床二科主任，主任医师
胡孝辉	上海市第一妇婴保健院主治医师
张　婷（女）	上海市儿童医院消化科主任兼感染科主任，主任医师
孙静敏（女）	上海市儿童医院门急诊科护士长兼门诊护士长，副主任护师
陈　浩	上海市口腔病防治院后勤保障处副处长（主持工作）
陆玉宇（女）	上海市眼病防治中心医护科教办院感负责人兼门诊护士长
杨莉萍（女）	上海市皮肤病医院工会副主席，副主任护师
刘素贞（女）	上海市第六人民医院东院血液透析室护士长，主管护师
钱　晓（女）	上海市第六人民医院东院主管护师
张欣欣（女）	上海交通大学医学院附属瑞金医院北院副院长、瑞金医院感染性疾病和呼吸性疾病研究所所长、病毒研究室主任，主任医师、教授
李　勇	上海交通大学医学院附属瑞金医院北院主治医师
徐雯莉（女）	上海交通大学医学院附属瑞金医院北院神经内外科病区护士长，主管护师
叶倩茹（女）	上海交通大学医学院附属瑞金医院北院护师
叶夏莉（女）	上海交通大学医学院附属瑞金医院北院护师
廖　宇（女）	上海交通大学医学院附属仁济医院南院主治医师

赵晓玲(女)　上海交通大学医学院附属仁济医院南院护师

刘　蓉(女)　复旦大学附属华山医院北院护师

姜　华　　　复旦大学附属华山医院北院护师

卢　燕(女)　复旦大学附属华山医院北院护师

陈淑芳(女)　中国福利会国际和平妇幼保健院感染管理科主任,副主任
　　　　　　医师

张丽娟(女)　上海市质子重离子医院护理部七病区护士长,护师

闻玉梅(女)　上海市新冠肺炎疫情防控工作领导小组专家组成员,教授

吴　凡(女)　上海市新冠肺炎疫情防控工作领导小组专家组成员,主任
　　　　　　医师

王磐石　　　上海市新冠肺炎疫情防控工作领导小组专家组成员,副主
　　　　　　任医师

吴　宏　　　上海市新冠肺炎疫情防控工作领导小组医疗救治组组员

周　密　　　上海市新冠肺炎疫情防控工作领导小组医疗救治组组员

周江睿　　　上海市新冠肺炎疫情防控工作领导小组医疗救治组组员

林晓燕(女)　上海市新冠肺炎疫情防控工作领导小组疾控组组员

乔荟竑(女)　上海市卫生健康委员会外事处处长

王　彤　　　上海市卫生健康委员会健康促进处处长

王晓峰　　　上海市卫生健康委员会二级调研员

潘明华　　　上海市卫生健康委员会新闻宣传处副处长

吴　平(女)　上海市卫生健康委员会干部人事处副处长

张天晔　　　上海市卫生健康委员会基层卫生健康处副处长

冯　骏　　　上海市卫生健康委员会办公室(信息化管理处)副主任

王玉林　　　上海市纪委监委驻市卫生健康委纪检监察组四级调研员

王小丽(女)　上海市卫生健康委员会四级调研员

周　莹(女)　上海市卫生健康委员会一级主任科员

许明飞　　　上海市卫生健康委员会一级主任科员

程　铎　　　上海市卫生健康委员会一级主任科员

殷玮玮　　　上海市卫生健康委员会二级主任科员

张逢春　　　上海市卫生健康委员会二级主任科员

陆小磊　　　上海市卫生健康委员会二级主任科员

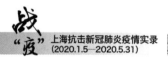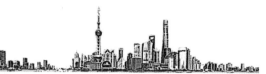

赵　蓉（女）	上海申康医院发展中心医疗事业部主任,研究员
魏建军	上海申康医院发展中心投资建设部主任,研究员
潘　浩	上海市疾病预防控制中心急性传染病防治科主任,主任技师
朱仁义	上海市疾病预防控制中心消毒与感染控制科主任,主任医师
张　曦（女）	上海市疾病预防控制中心病原生物检定所所长,主任医师
陈　敏	上海市疾病预防控制中心细菌检测实验室主任,主任技师
滕　峥（女）	上海市疾病预防控制中心病毒检测实验室主任,主任技师
陈　健	上海市疾病预防控制中心综合保障处处长,副主任医师
吴春峰	上海市疾病预防控制中心业务管理处处长,副主任医师
陈洪友	上海市疾病预防控制中心菌毒种保藏管理中心主任,副主任医师
李崇山	上海市疾病预防控制中心病原生物检定所副所长,副主任技师
陈　勇	上海市疾病预防控制中心业务管理处副处长,副研究员
黄晓燕（女）	上海市疾病预防控制中心应急管理处副处长
靳艳军	上海市疾病预防控制中心副主任医师
宓　铭	上海市疾病预防控制中心副主任医师
郭雁飞	上海市疾病预防控制中心副主任医师
郭　翔	上海市疾病预防控制中心主管医师
江　宁	上海市疾病预防控制中心主管医师
肖文佳	上海市疾病预防控制中心主管医师
朱　江	上海市疾病预防控制中心主管医师
徐　方（女）	上海市疾病预防控制中心主管医师
秦璐昕（女）	上海市疾病预防控制中心主管医师
管至为	上海市疾病预防控制中心医师
俞　晓（女）	上海市疾病预防控制中心医师
金晓卿（女）	上海市疾病预防控制中心助理工程师
朱素蓉（女）	上海市卫生健康委员会监督所副所长
王绍鑫	上海市卫生健康委员会监督所传染病防治监督科科长

应　亮　　　上海市卫生健康委员会监督所生活饮用水与健康相关产品
　　　　　　监督科科长

刘　洪　　　上海市卫生健康委员会监督所卫生技术人员监督科科长

秦婉婉(女)　上海市卫生健康委员会监督所一级主任科员

傅旻婕(女)　上海市卫生健康委员会监督所二级主任科员

范力星　　　上海市卫生健康委员会监督所三级主任科员

顾阿荣　　　上海市医疗急救中心党委书记、副主任

张志锋　　　上海市医疗急救中心党委副书记、主任

瞿承康　　　上海市医疗急救中心主治医师

吴琴琴(女)　上海市医疗急救中心主治医师

张进委　　　上海市医疗急救中心医师

吴慧琼　　　上海市医疗急救中心医师

薛凯华　　　上海市医疗急救中心职工

卞则民　　　上海市医疗急救中心职工

沈　骏　　　上海市医疗急救中心职工

王　宏　　　上海市医疗急救中心职工

邹峥嵘　　　上海市血液中心党委书记、市血液管理办公室主任,研究员

王华梁　　　上海市临床检验中心党委副书记、主任,研究员

肖艳群(女)　上海市临床检验中心分子室主任,主任技师

王　青　　　上海市临床检验中心质量管理部主任,主任技师

姜宏云　　　上海市计划生育药具管理中心(上海市卫生健康委员会援
　　　　　　外物资供应站)党总支书记、主任

丁　园(女)　上海市健康促进中心副主任,副研究员

陈润洁(女)　上海市健康促进中心研究实习员

陆　珺(女)　上海市妇幼保健中心孕产妇保科、妇女保健科临时负责人,
　　　　　　副主任医师

曹剑峰　　　上海市卫生健康信息中心副主任,工程师

汤晓忠　　　华东疗养院技师

肖　宁　　　中国疾病预防控制中心寄生虫病预防控制所副所长,研
　　　　　　究员

彭　丽(女)　长三角环境气象预报预警中心总工程师,高级工程师

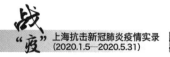 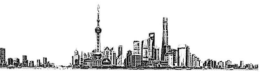

周小杭　　　　　上海市红十字会基层组织和青少年部部长

邹冬冬（女）　　上海尚医医务工作者奖励基金会理事长

陆晓骅　　　　　上海市浦东新区康桥社区卫生服务中心党支部书记,副主任药师

刘　亮　　　　　上海市浦东新区精神卫生中心临床心理科主任,副主任医师

林　研　　　　　上海市第七人民医院副院长,副主任医师

黄　芳（女）　　上海市第七人民医院主管护师

廖冰灵（女）　　上海市第七人民医院主治医师

路建饶　　　　　上海市第七人民医院肾病科主任,主任医师

李钦传　　　　　上海市东方医院副院长,主任医师、教授

李　刚　　　　　上海市东方医院神经内科主任,主任医师、教授

李　强　　　　　上海市东方医院呼吸内科主任,主任医师、教授

屈莉红（女）　　上海市东方医院感染科主任,副主任医师

孙贵新　　　　　上海市东方医院南院急诊外科主任,主任医师、教授

陶　燕（女）　　上海市浦东新区肺科医院护理部主任,主管护师

许　磊　　　　　上海市浦东新区公利医院急诊科副主任、住院医师规范化培训急诊专业基地主任,主任医师

殷敏燕（女）　　上海市浦东新区公利医院急诊全科护士长,主管护师

赵治英（女）　　上海市浦东新区医疗急救中心医师

郝莉鹏（女）　　上海市浦东新区疾病预防控制中心副主任,主任技师

沈奕峰　　　　　上海市浦东新区疾病预防控制中心业务办公室主任,主管医师

王远萍（女）　　上海市浦东新区疾病预防控制中心第一分中心主任,副主任医师

赵　冰　　　　　上海市浦东新区疾病预防控制中心微生物检测实验室副主任,副主任技师

陈良虎　　　　　上海市浦东新区南汇精神卫生中心团支部书记,主治医师

冯建军　　　　　上海市浦东医院感染管理科科长,副主任医师

曾艺鹏　　　　　上海市浦东医院品质管理部、境外旅客医学观察隔离区主任,副主任医师

赵云峰　　　上海市浦东新区浦南医院呼吸内科主任,主任医师

王亚华(女)　上海市浦东新区浦南医院护师

尹育红(女)　上海市浦东新区人民医院呼吸科护士长,主管护师

范叶君(女)　上海市浦东新区人民医院重症医学科护士长,主管护师

周宏东　　　上海市浦东新区卫生健康委员会监督所第二党支部书记、
　　　　　　医疗执业监督科科长

李晓宁(女)　上海市浦东新区周浦医院副主任医师

张　燕(女)　上海市浦东新区周浦医院发热门诊护士长,主管护师

张宇洁(女)　上海市浦东新区卫生健康委员会一级主任科员

杨小红(女)　上海市浦东新区卫生健康委员会教科信息处处长

赵　兵　　　上海市浦东新区卫生健康委员会公共卫生处(健康促进
　　　　　　处)处长

崔凯铭　　　上海市浦东新区金桥社区卫生服务中心主治医师

李晓静(女)　上海市浦东新区浦南医院护理部主任,副主任护师

徐　英(女)　上海市浦东医院门急诊科护士长,主管护师

占归来　　　上海市徐汇区精神卫生中心党总支书记、副主任,主任医师

汪　澜(女)　上海市徐汇区卫生健康委员会疾控监督科科长

周春燕(女)　上海市第八人民医院护师

杨　雅(女)　上海市徐汇区大华医院护理部主任,主任护师

倪　敏　　　上海市徐汇区卫生事业管理发展中心副主任,助理工程师

夏　敏(女)　上海市徐汇区卫生健康委员会监督所传染病防治和学校卫
　　　　　　生监督科科长

余铭刚　　　上海市徐汇区斜土街道社区卫生服务中心主治医师

沈　雷　　　上海市徐汇区漕河泾街道社区卫生服务中心党支部副书
　　　　　　记、主任,副主任医师

郑东鹏　　　上海市徐汇区康健街道社区卫生服务中心副主任,副主任
　　　　　　医师

朱新华　　　上海市徐汇区田林街道社区卫生服务中心副主任医师

赵雪涛　　　上海市徐汇区疾病预防控制中心微生物检验科科长,副主
　　　　　　任技师

于亦鸣　　　上海市同仁医院呼吸与危重症医学科主治医师

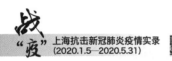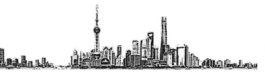
杨慧青（女）	上海市长宁区精神卫生中心老年科病区护士长,主管护师
周　萍（女）	上海市光华中西医结合医院护理部副主任,主管护师
吴　磊	上海市长宁区妇幼保健院检验科副主任,主管技师
陈政博	上海市长宁区天山中医医院住院医师
张建华	上海市长宁区卫生健康委员会监督所传染病防治监督科科长
胡丽娜（女）	上海市长宁区程家桥街道社区卫生服务中心老年科病区护士长,主管护师
洪坚锋	上海市长宁区新泾镇社区卫生服务中心医务科科长,副主任医师
周　楠	上海市长宁区仙霞街道社区卫生服务中心全科医生,主治医师
陆伟峰	上海市长宁区天山路街道社区卫生服务中心质控科科长,主治医师
徐　泰	上海市长宁区北新泾街道社区卫生服务中心支持系统主管,副主任医师
姚丽娜（女）	上海市长宁区江苏街道社区卫生服务中心传染病条线负责人,护师
严　纬	上海市长宁区华阳街道社区卫生服务中心家庭医生工作室主管,主治医师
毕海娟（女）	上海兰卫医学检验所股份有限公司技术员,技士
仲豪杰	上海市普陀区卫生健康委员会副主任
夏斯伟	上海市普陀区疾病预防控制中心消毒科科长,主管医师
俞　烽	上海市普陀区人民医院感染科副主任(主持工作),副主任医师
林　舟（女）	上海市普陀区利群医院主管护师
周　丹	上海市普陀区精神卫生中心五病区科主任,主治医师
周嘉陵	上海市普陀区长征镇社区卫生服务中心安宁疗护科科长兼门诊医生组组长,主治医师
仇雨情（女）	上海市普陀区长寿街道社区卫生服务中心医师
张明欣	上海市普陀区长风街长风社区卫生服务中心主治医师

蔡荣凯	上海市普陀区曹杨街道社区卫生服务中心医务科科长,主治医师
纪明阳	上海市普陀区卫生健康事务管理中心副主任,副主任医师
陆颉霞(女)	上海市普陀区桃浦镇社区卫生服务中心医务科科长,主治医师
吴荣琴(女)	上海市静安区精神卫生中心副主任,主任医师
李　哲(女)	上海市静安区卫生健康委员会公共卫生管理科科长
吴婷婷(女)	上海市静安区彭浦新村街道社区卫生服务中心团队行政助理,护师
陈雅娟(女)	上海市静安区彭浦新村街道社区卫生服务中心团队行政助理,主管护师
吴瑞坤(女)	上海市静安区闸北中心医院外科监护室护士长,主管护师
施冬青	上海市静安区精神卫生中心精神科七病区主任,主治医师
刘亚良	上海市静安区精神卫生中心精神科医师,主治医师
廖　坚(女)	上海市静安区中心医院护理部副主任,主管护师
金　立	上海市静安区市北医院副院长,主任医师
顾　静(女)	上海市静安区曹家渡街道社区卫生服务中心副主任,主治医师
彭　昕	上海市静安区彭浦镇第二社区卫生服务中心工会主席,主管技师
王　飞	上海市虹口区疾病预防控制中心消毒病媒防制科负责人,副主任医师
冯昱桦(女)	上海市中西医结合医院护师
孙勇根	上海市虹口区广中路街道社区卫生服务中心主任,主任医师
介　勇	上海市虹口区精神卫生中心副院长,副主任医师
任敏之(女)	上海市虹口区凉城新村街道社区卫生服务中心副主任,主治医师
周云庆	上海市虹口区曲阳路街道社区卫生服务中心副主任,副主任医师
张　斌	上海市虹口区嘉兴路街道社区卫生服务中心工会主席、社

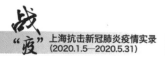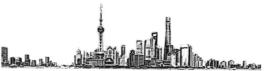
区科科长

季　霆　上海市虹口区卫生健康委员会监督所传染病监督管理科科长

马晓骏（女）　上海市虹口区北外滩街道社区卫生服务中心副主任，主治医师

季晨（女）　上海市虹口区欧阳路街道社区卫生服务中心副主任，主治医师

金弘毅　上海市虹口区四川北路街道社区卫生服务中心副主任，主管医师

王　斌　上海市杨浦区中心医院（同济大学附属杨浦医院）感染性疾病科副主任、消化科副主任，副主任医师

翁　超　上海市杨浦区市东医院感染管理科副科长，副主任医师

刘明利　上海市杨浦区控江医院副主任医师

王小青（女）　上海市第一康复医院肿瘤康复科护士长，主管护师

陈　军（女）　上海市杨浦区中医医院心病科主任、医务科科长，副主任医师

柴宇静（女）　上海市杨浦区精神卫生中心检验师

蔡莹颖（女）　上海市杨浦区牙病防治所通北门诊部护士长，主管护师

姚红联（女）　上海市杨浦区卫生健康委员会监督所三级主任科员

蒋继文（女）　上海市杨浦区江浦社区卫生服务中心预防保健科负责人，主管医师

张敏珏（女）　上海市杨浦区新江湾城社区卫生服务中心副主任，主管检验师

孙　路　上海市杨浦区控江社区卫生服务中心主治医师

季　敏（女）　上海市杨浦区中医医院副院长、药剂科主任，副主任药师

乔　鹏　上海市杨浦区疾病预防控制中心防疫科副科长，主管医师

郭　旋　上海市杨浦区中心医院（同济大学附属杨浦医院）医务部主任、麻醉科主任，副主任医师

汪　娟（女）　上海市杨浦区市东医院急诊科副护士长，主管护师

张　阳　上海市杨浦区殷行社区卫生服务中心医师

杨国威　上海市黄浦区卫生健康工作党委副书记、区卫生健康委员

陈俊彦（女）　上海市瑞金康复医院护理部副主任兼七病区护士长，副主任护师

刘　萍（女）　上海交通大学医学院附属第九人民医院黄浦分院副护士长，主管护师

邢旭斌　　　上海交通大学医学院附属瑞金医院卢湾分院急诊科主任兼感染科主任，主任医师

罗宏华（女）　上海市黄浦区香山中医医院护理部副主任，主管护师

陈　健　　　上海市黄浦区精神卫生中心院区负责人、门诊办公室主任兼病区科主任，副主任医师

瞿佳欢（女）　上海市黄浦区小东门街道社区卫生服务中心护师

陈蓉萍（女）　上海市黄浦区体检站党支部书记，主管护师

薛文婕（女）　上海市黄浦区半淞园路街道社区卫生服务中心党支部副书记、主任，主治医师

蒋　敏（女）　上海市黄浦区外滩街道社区卫生服务中心工会主席、办公室主任、总护士长，主管护师

袁申毅　　　上海市黄浦区淮海中路街道社区卫生服务中心主任，主治医师

杭文权　　　上海市闵行区卫生健康工作党委副书记、区卫生健康委员会主任

刘文进（女）　上海市闵行区中心医院护师

黄莉莉（女）　上海市第五人民医院综合科副护士长，护师

都　勇　　　上海市第五人民医院副主任医师

徐　丹（女）　上海市第五人民医院主治医师

史媛虹（女）　上海市第五人民医院护师

胡春花（女）　上海市第五人民医院肾内科病区副护士长，护师

宋　丽（女）　上海市闵行区中西医结合医院医师

牛卫青（女）　上海市闵行区精神卫生中心副主任护师

刘小华　　　上海市闵行区疾病预防控制中心主任

傅晨杰　　　上海市闵行区卫生健康委员会监督所医疗执业监督科科长

朱兴龙　　　上海市闵行区医疗急救中心主治医师

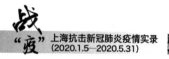
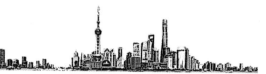

刘玉昌　　　上海市闵行区新虹社区卫生服务中心主任,副主任技师

徐　莎(女)　上海市闵行区七宝社区卫生服务中心全程健康管理中心负责人,主管护师

刘奕男(女)　上海市闵行区虹桥社区卫生服务中心副主任,副主任医师

李劲松　　　上海市闵行区梅陇社区卫生服务中心公共卫生中心副主任,主管医师

胡晓炜　　　上海市闵行区莘庄社区卫生服务中心医务科科长,主治医师

陶　华　　　上海市闵行区吴泾社区卫生服务中心主治医师

罗文杰　　　上海市宝山区政协副主席、宝山区卫生健康委员会主任

钱晓忠　　　上海市宝山区卫生健康委员会医政和中医药管理科科长

程克文　　　上海市宝山区仁和医院大内科执行主任、内科教研室主任,主任医师

袁艳玲(女)　上海市宝山区吴淞中心医院感染管理科科长,主任护师

李亚梅(女)　上海市宝山区罗店医院医务部主任兼医务科科长,副主任医师

施韦伊(女)　上海市宝山区大场医院主治医师

管春花(女)　上海市宝山区医疗急救中心通讯调度科科长

王建元　　　上海市宝山区大场镇第三社区卫生服务中心主任,主治医师

杨　美(女)　上海市宝山区罗店镇社区卫生服务中心党支部副书记、主任,主治医师

王　燕(女)　上海市宝山区友谊街道社区卫生服务中心预防保健科科长,主管护师

许秀春(女)　上海中冶医院呼吸内科主任,副主任医师

张展星　　　上海市宝山区精神卫生中心党总支副书记、主任,副主任医师

刘　芬(女)　上海市嘉定区南翔医院主管护师

陆庆红(女)　上海市嘉定区安亭医院门诊社区办主任、护理部副主任,主管护师

肖　娟(女)　上海市嘉定区中医医院主管护师

许文忠　　　　上海市嘉定区卫生健康工作党委副书记

马飞飞(女)　　上海市嘉定区疾病预防控制中心防疫消毒科主任,副主任
　　　　　　　医师

仇燕青(女)　　上海市嘉定工业区社区卫生服务中心党支部副书记、主任

陆　萍(女)　　上海市嘉定区马陆镇社区卫生服务中心党支部副书记、主
　　　　　　　任,副主任医师

陈　烨(女)　　上海市嘉定区卫生人才服务中心联合党支部书记、副主任
　　　　　　　(主持工作),护师

尤诚刚　　　　上海市嘉定区安亭镇社区卫生服务中心医务科科长,主治
　　　　　　　医师

严云超　　　　上海市嘉定区江桥镇社区卫生服务中心预防保健科科长,
　　　　　　　医师

严小玲(女)　　上海市嘉定区华亭镇社区卫生服务中心一体办副主任,主
　　　　　　　管护师

石国政　　　　上海市嘉定区卫生健康委员会预防保健与健康促进科科
　　　　　　　长,助理研究员

罗　春(女)　　复旦大学附属金山医院护师

张少峰　　　　上海市第六人民医院金山分院感染性疾病科组长,副主任
　　　　　　　医师

周　敏(女)　　上海市第六人民医院金山分院呼吸内科主任,主任医师

张莉莲(女)　　上海市金山区中西医结合医院主管护师

郑永华　　　　上海市金山区亭林医院呼吸科主任,副主任医师

孟召海　　　　上海市金山区精神卫生中心主治医师

高　霞(女)　　上海市金山区疾病预防控制中心党支部书记、副主任,主任
　　　　　　　医师

宋灿磊　　　　上海市金山区疾病预防控制中心传染病防治科科长,主管
　　　　　　　医师

陶建秀(女)　　上海市金山区卫生健康委员会疾病预防和健康促进科科长

曹文芳(女)　　上海市金山区张堰镇社区卫生服务中心主任,主管护师

陈　威　　　　上海市金山区廊下镇社区卫生服务中心医师

盛志青　　　　上海市金山区医疗救护站急救科科长、工会主席,医师

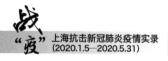
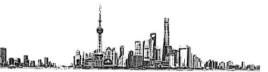
刘　俊	上海市松江区卫生健康委员会副主任
赵学军	上海市松江区卫生健康委员会副主任
柳胜生	上海市松江区卫生健康委员会疾控科负责人
柴丽莉(女)	上海市第五康复医院副院长,副主任医师
刘亮明	上海市松江区中心医院感染科主任,主任医师
吕锡宏	上海市松江区疾病预防控制中心传染病防治科科长,副主任医师
宋海峰(女)	上海市松江区方塔中医医院内一科主任助理,副主任医师
潘晓凤(女)	上海市松江区泗泾医院护理部主任,主管护师
朱秀龙	上海市松江区永丰街道社区卫生服务中心主任,医师
王　伟	上海市松江区方松街道社区卫生服务中心主任,主管技师
何　政	上海市松江区小昆山镇社区卫生服务中心副主任,主治医师
鲁兴弟	上海市松江区岳阳街道社区卫生服务中心主任,副主任医师
胡　炯	上海市青浦区卫生健康委员会副主任
周　锋	复旦大学附属中山医院青浦分院医务部副主任,副主任医师
吴超民	复旦大学附属中山医院青浦分院呼吸科副主任,副主任医师
李巍立	上海市青浦区朱家角人民医院内科副主任,主治医师
钱　莉(女)	上海市青浦区中医医院护师
沈全荣	上海市青浦区精神卫生中心医务科科长,主治医师
郭晓虎	上海市青浦区朱家角镇社区卫生服务中心党支部副书记、主任,主管医师
林长坡	上海市青浦区疾病预防控制中心急性传染病防制科科长,主管医师
杨晓波	上海市青浦区卫生健康委员会监督所医疗执业监督科副科长
周　拟	上海市青浦区爱国卫生事务所党支部书记、所长
顾　超	上海市青浦区赵巷镇社区卫生服务中心医师

马文燕（女）　上海市青浦区徐泾镇社区卫生服务中心副主任,副主任医师

李　莲（女）　上海市奉贤区卫生健康委员会副主任

陆青松　　　上海市奉贤区中心医院院内感染和疾病控制处处长,主治医师

陈丽云（女）　上海市奉贤区金海社区卫生服务中心党支部副书记、主任,主治医师

肖春芳（女）　上海市奉贤区海湾镇社区卫生服务中心党支部副书记、主任,副主任护师

郭娟锋（女）　上海市奉贤区南桥镇社区卫生服务中心贝港分中心党支部书记,副主任医师

路　盛　　　上海市奉贤区疾病预防控制中心质量管理科负责人,主管技师

朱　贵　　　上海市奉贤区医疗急救中心副主任,主治医师

张天宏（女）　上海市奉贤区南桥镇光明社区卫生服务中心主治医师

谢海英（女）　上海市奉贤区金汇镇社区卫生服务中心预防保健科科长,主管医师

金春妹（女）　上海市奉贤区奉城医院重症监护室护士长,主管护师

俞　洁（女）　上海市奉贤区卫生健康委员会监督所传染病监督科科长

蔡志昌　　　上海市崇明区卫生健康工作党委副书记、区卫生健康委员会主任

朱美文（女）　上海交通大学医学院附属新华医院崇明分院党委副书记,副主任医师

朱　敏（女）　上海交通大学医学院附属新华医院崇明分院血液肿瘤科护士长助理,护师

徐鸣丽（女）　上海交通大学医学院附属新华医院崇明分院呼吸内科护士长助理,主管护师

施连琴（女）　上海市崇明区疾病预防控制中心副主任,主管技师

石卫达　　　上海市崇明区传染病医院副院长,主治医师

吴　亮　　　上海市崇明区陈家镇社区卫生服务中心主任,副主任医师

黄　颖（女）　上海市崇明区庙镇社区卫生服务中心主任,主治医师

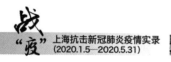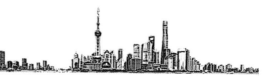
孙慧响(女)	上海市崇明区长兴镇社区卫生服务中心党支部书记、主任，副主任医师
成　纲	上海市崇明区疾病预防控制中心传染病防制科科长，主管医师
李永斌	上海市第十人民医院崇明分院呼吸内科主任,副主任医师
张　雷	上海市公安局指挥部指挥中心综合科科长
陈　林	上海市公安局指挥部综合处四科副科长
马　亮	上海市公安局政治部办公室综合科副科长
张　雯(女)	上海市公安局警务保障部办公室副主任
王　侃	上海市公安局民警
陆　琦	上海市公安局经济犯罪侦查总队食品药品环境犯罪侦查支队药品犯罪侦查大队大队长
郑熠轩	上海市公安局治安总队治安管理处民警
马开军	上海市公安局刑事科学技术研究管理中心副主任
林　毅	上海市公安局出入境管理局外国人管理处副科长
陈立江	上海市公安局交通警察总队勤务处副处长
韩如文	上海市公安局交通警察总队路政设施处民警
朱　斌	上海市公安局副处长
邵跃麒	上海市公安局民警
王　君	上海市公安局特警总队防暴突击二支队副支队长
许　杰	上海市公安局特警总队防暴突击四支队一大队副大队长
丁德君	上海市公安局边防和港航公安分局宝罗水上派出所民警
高争志	上海市公安局法制总队一支队副支队长
霍仲霭	上海市公安局监所管理总队警务保障科科长
毛晓东	上海市公安局科技处图像通信科科长
宋晓斌	上海市公安局网络安全保卫总队教导员
单巧斌	上海市公安局文化保卫分局沪东高校派出所民警
沈　超	上海市公安局城市轨道和公交总队虹桥综合交通枢纽治安派出所民警
靳　容	上海市公安局城市轨道和公交总队指挥处指挥中心民警
洪翼超	上海市公安局上海化学工业区分局党总支委员、综合办公

	室主任
周海平	上海市公安局国际机场分局治安支队支队长
董海军	上海市公安局国际机场分局浦东国际机场候机楼治安派出所副所长
孙世雄	上海市公安局警务航空队党总支委员、综合办公室主任、纪委副书记
唐逸敏（女）	上海市公安局人口管理办公室实有人口管理处副处长
何红辉	上海市公安局农场分局上海农场派出所所长
钱曦琛	上海市公安局副处长
谢晓锋	上海市公安局数据处实战应用科副科长
蔡晓宏（女）	上海公安学院基础部民警
俞宙明	上海市公安局勤务保障中心民警
施文远（女）	上海市公安局审计室一科副科长
金海斌	上海市公安局警务督察总队二支队民警
曹　雷	上海市公安局浦东分局指挥处数据科科长
徐光勇	上海市公安局浦东分局刑事科学技术研究所民警
陈　军	上海市浦东新区看守所民警
朱雪珍（女）	上海市公安局浦东分局警务保障处处长
李　勇	上海市公安局黄浦分局新天地治安派出所副所长
黄　亨	上海市公安局徐汇分局出入境管理办公室民警
唐敏骏	上海市公安局长宁分局民警
许嘉征	上海市静安区看守所所长
杨　骏	上海市公安局静安分局彭浦镇派出所副所长
张　雷	上海市公安局普陀分局出入境管理办公室民警
翁婉波（女）	上海市公安局虹口分局警务保障处总务科民警
姜　磊	上海市公安局杨浦分局五角场派出所副所长
陈　宇	上海市公安局闵行分局指挥处指挥中心副指挥长
戴佳伟	上海市公安局闵行分局虹桥派出所民警
陶　亮	上海市公安局宝山分局指挥处副处长兼警卫科科长
唐　敏	上海市宝山区看守所所长
李　佳（女）	上海市嘉定区看守所所长

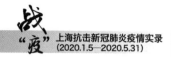
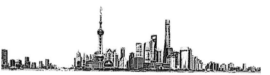

杨晓佳　　　上海市公安局嘉定分局出入境管理办公室副主任

邵国良　　　上海市公安局嘉定分局警务保障处副处长

姚鹏程　　　上海市公安局松江分局治安支队副支队长

张　俊　　　上海市公安局松江分局新桥派出所民警

丁莉芹（女）　上海市松江区拘留所民警

吴丹青　　　上海市公安局金山分局山阳派出所所长

翁志兵　　　上海市金山区看守所所长

郁　坤　　　上海市公安局金山分局象州路派出所民警

杨海杰　　　上海市公安局青浦分局交警支队高速公路大队大队长

朱永华　　　上海市公安局青浦分局沈巷派出所民警

祝雪峰　　　上海市公安局青浦分局商榻派出所所长

潘　宏　　　上海市公安局奉贤分局齐贤派出所民警

陈　平　　　上海市公安局崇明分局治安支队内保科民警

李国民　　　上海市公安局崇明分局城桥派出所民警

顾夏阳　　　上海市公安局崇明分局堡镇派出所民警

王　京　　　上海市文化和旅游局安全和应急管理处处长

叶　钧　　　上海广播电视台融媒体中心新闻采访部副主任,记者

吕春璐（女）　上海广播电视台东方广播中心采访部资深记者,主任记者

范士广　　　上海广播电视台纪录片中心范士广工作室负责人,记者

吴绵强　　　上海第一财经传媒有限公司记者

宰　飞　　　解放日报社上观新闻原点栏目主编,主任记者

袁　靖（女）　文汇报社摄影记者

朱晓昆（女）　新民晚报社全媒体编辑中心副总监(报纸编辑部主任),高级编辑

黄　媛（女）　上海报业集团保障服务部主任,高级政工师

柏可林（女）　上海东方网股份有限公司摄影记者

杨舒鸿吉　　界面(上海)网络科技有限公司记者

严剑峰　　　上海文广实业有限公司安全保障部总监

古宏晨　　　上海交通大学生物医学工程学院副院长,教授

杨正宏　　　同济大学保卫部部长、党委武装部部长,教授

岳海洋　　　华东理工大学后勤党委书记、后勤保障处处长,副研究员

徐　旻	上海外国语大学日本文化经济学院教工党支部书记,副教授
靳向煜	东华大学纺织学院非织造材料与工程系教师、博导,研究员
李长琳(女)	上海理工大学校门诊部主任,主治医师
高炳宏	上海体育学院体育教育训练学院党委副书记、院长,教授
田应仲	上海大学机电工程与自动化学院机械自动化工程系主任(代理),副教授
顾中忙	上海师范大学后勤服务中心主任,讲师
蔡　军	上海交通大学医学院讲师
赵　雷	上海交通大学医学院讲师
何　纳	复旦大学上海医学院公共卫生学院院长,教授
傅佳喆	上海建桥学院保卫处副处长,助理研究员
姜兴文	上海市教育委员会体卫艺科处一级主任科员
叶　波	上海市电化教育馆副馆长,教授
曹宏明	上海市科学技术委员会生物技术和医药处处长
左建平	中国科学院上海药物研究所免疫性疾病研究中心主任,研究员
郑春雷	中国科学院上海微系统与信息技术研究所研究员
朱　菁	中国科学院上海光学精密机械研究所课题组长,副研究员
刘育太	上海产业技术研究院绿色能源部空气净化实验室产业推进主管,工程师
孔繁荣	上海计算机软件技术开发中心嵌入式系统工程中心常务副主任,高级工程师
李　甲	上海市经济和信息化委员会生物医药产业处处长
田学进	上海市经济和信息化委员会办公室一级主任科员
周晔琼(女)	上海市促进中小企业发展协调办公室三级主任科员
俞俊鑫	上海市经济和信息化委员会电子信息产业处一级主任科员
李晓峰	上海电力股份有限公司土耳其EMBA发电有限公司副总经理,工程师
陆　军	上海金昌工程塑料有限公司生产部经理,助理工程师
苏子建	中国石油天然气股份有限公司西气东输管道分公司武汉管

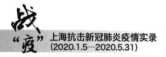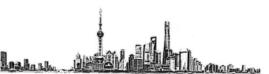

理处黄陂作业区主任

丁　晗	中国石油天然气股份有限公司上海销售分公司非油品销售分公司经理,经济师
王健舟	中国石油天然气股份有限公司华东化工销售杭州分公司党支部书记兼经理,高级经济师
步　彤	中国移动通信集团上海有限公司网络部总经理
董静波(女)	中国联合网络通信有限公司上海市西区分公司营销部副经理
姚　军	国药控股国大药房有限公司副总经理兼国大药房上海连锁有限公司总经理,执业药师
艾隆英	中盐云虹湖北制药股份有限公司安全生产总监
刘祥云	上海海樱卫生用品有限公司技术总监
吴超芸(女)	上海港凯净化制品有限公司产品总监,工程师
王凌峰	上海睿骋实业有限公司总经理
杨建刚	美迪科(上海)包装材料有限公司总经理
吴慧生	上海汉圃新材料科技有限公司首席科学家
陈致帆	上海精发实业股份有限公司董事长助理
杨世滨	上海嘉麟杰纺织品股份有限公司总裁,高级工程师
王丽花(女)	美迪康医用材料(上海)有限公司副总经理
高　强	上海诚格安全防护用品有限公司总经理,工程师
柯　信	上海嘉柏利通科技股份有限公司董事长
朱宏历	上海宏隆医疗用品设备有限公司管理者代表
徐德辉	上海烨映电子技术有限公司总经理,副研究员
夏双印	上海护理佳实业有限公司董事长,高级工程师
汪　兵	达闼机器人有限公司董事长,高级工程师
潘　晶	上海钛米机器人股份有限公司董事长、总经理,高级工程师
谢江涛	上海金域医学检验所有限公司总经理
居金良	上海仁度生物科技有限公司董事长,高级研究员
胡俊杰	上海盈兹无纺布有限公司总经理
王智锋	上海三五一六置业公司纪委书记,经济师
赵　焕	上海市地方金融监督管理局金融合作处处长

范佳平　　　中国外汇交易中心行政保卫部总经理,助理经济师

张　靓　　　中国金融期货交易所股份有限公司办公室副总监

戴汝洁(女)　银行间市场清算所股份有限公司业务一部副总经理,经济师

潘玉伟(女)　中国农业银行股份有限公司上海打浦支行党支部书记、行长,经济师

支　佐(女)　中国银行股份有限公司上海市分行行政事业机构部总经理,经济师

柯慧琴(女)　中国建设银行股份有限公司上海第四支行金融同业部高级客户经理,会计师

张　彬　　　国家开发银行上海市分行客户二处副处长(主持工作),经济师

王　坚　　　中国进出口银行上海分行办公室(党委办公室)主任

吴世杰　　　中国人民财产保险股份有限公司上海市分公司船舶货运险业务部客户经理

林伟斌　　　上海市住房和城乡建设管理委员会办公室主任

胡正青　　　上海市住房和城乡建设管理委员会办公室一级主任科员

张　娅(女)　上海市城乡建设和交通发展研究院12319热线业务科负责人,工程师

张兴根　　　上海市交通委员会安全监管处处长

李于清　　　上海市交通委员会执法总队九大队大队长

贡剑秋　　　上海市道路运输事业发展中心安全质量科科长

郭　坤　　　上海市港航事业发展中心法规科副科长,助理工程师

张培源　　　上海市交通委员会交通指挥中心工程技术科科长,高级工程师

孙广阔　　　上海市交通建设工程安全质量监督站市政工程监督科科长,高级工程师

张　铭　　　上海城建城市运营(集团)有限公司城建养护管理有限公司党委委员、工会主席,经济师

刘　波　　　上海市排水管理处防汛排水管理科科长,高级工程师

殷荣强　　　上海市供水管理处党委书记、副处长,高级工程师

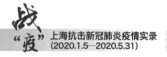
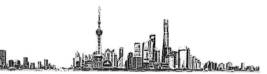
徐志平	上海市绿化和市容管理局生活垃圾管理处处长
李倩茜(女)	上海市市容环境质量监测中心道路保洁科副科长
顾正峰	上海市市容环境卫生水上管理处办公室主任
乐　群	上海市城市管理行政执法局执法总队机动督察支队副支队长
王松涛	上海市城市管理行政执法局执法总队四级主办
郎　杰	上海市房屋管理局房地产市场监管处处长
张　焱	上海市物业管理事务中心房屋维修监督科科长,经济师
张　雷	上海铁路公安局上海虹桥站派出所所长
徐　萍(女)	中国铁路上海局集团有限公司上海华铁旅客服务有限公司乘务分公司总经理,政工员
冯剑坚	中国铁路上海局集团有限公司上海机务段动车指导司机,高级技师
黄　华	中国铁路上海局集团有限公司上海客运段沪渝车队列车长
宋　超	中华人民共和国上海海事局船员管理处一级主任科员
张文华(女)	中国民用航空华东地区管理局运输处处长
段长俊	中国邮政集团有限公司上海市机要通信局交通室接发组组长
王晓溪	上海顺衡物流有限公司(顺丰)快递员
彭来雨	中国建筑第八工程局有限公司一公司安装公司党委副书记、纪委书记,助理政工师
牛明军	中国建筑第八工程局有限公司西南公司中南分公司经理,高级工程师
彭中飞	中建东方装饰有限公司武汉分公司经理,高级工程师
刘永春	中国铁路上海局集团有限公司上海铁路卫生监督所副所长,副主任医师
郭浩强	圆通速递有限公司快递员
宣　好(女)	南汇新城镇宜浩欧景居民区党支部书记、居委会主任
袁大森	中共上海市纪律检查委员会、上海市监察委员会干部监督室副主任
马蔚琦	中共上海市委办公厅督促检查二处一级主任科员

毛尧飞	中共上海市委办公厅行政处二级主任科员
张　斌	中共上海市委研究室科教文处处长
尹　欣(女)	中共上海市委对外宣传办公室、上海市人民政府新闻办公室副主任、新闻发布处处长,上海市人民政府新闻发言人
陈静华(女)	上海市归国华侨联合会海外联络一部一级主任科员
吴光荣	中共上海市委军民融合发展委员会办公室机关党委专职副书记
黄　丹(女)	中共上海市市级机关工作委员会宣传部部长(文明办主任)
杜　彬	中共上海市委、上海市人民政府信访办公室来访协调处四级主任科员
吴牧之	上海市档案局业务指导处一级主任科员
王　伟	上海市老干部活动中心(青松城大酒店)副主任、青松城大酒店总经理
胡　颢(女)	上海市人民代表大会常务委员会法制工作委员会立法一处副处长
汤　凯	上海市人民政府办公厅联络处一级主任科员
冀光坤	上海市人民政府驻北京办事处业务处干部(试用期)
谢　军	上海市政协机关党委专职副书记、机关党委办公室主任
史建国	上海市价格监测与成本调查队价格监测科科长
李　董	上海市粮食和物资储备局物资和能源储备处(安全仓储与科技产业处)三级主任科员
肖　刚	上海市商务委员会市场体系建设处处长
夏勇征	上海市商务委员会外贸发展处(市机电产品进出口办公室)一级主任科员
郑中华	上海市国家安全局0107单位副科长
陈　林	上海市国家安全局0213单位科长
马国平	上海市民政局基金会管理处处长
查庆国	上海市益善殡仪馆化妆间技术主管,技师
唐敏之(女)	上海市救助管理站业务科科长
陆培明	上海市青东强制隔离戒毒所七大队副大队长

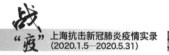
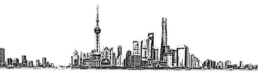

李翔斌	上海市司法局立法一处三级主任科员
杜敏娴（女）	上海市财政局社会保障处一级主任科员
王中华	上海市社会保险事业管理中心静安分中心受理科三级主任科员
吴张峰	上海市测绘院基础地理信息中心副主任,高级工程师
胡 颂	上海市生态环境局土壤生态环境处副处长
计 强	上海市农业农村委员会执法总队枫泾动物防疫监督检查站（新联动物防疫监督检查站）副站长
杨 刚	上海市退役军人事务局直属机关党委专职副书记
蒲卫星	上海市应急管理局三级调研员
张洁鸥	上海市审计局电子数据审计处四级调研员
刘 刚	上海市计量测试技术研究院高级工程师
苑 晟	上海市市场监督管理局反垄断和价格监督检查办公室二级主任科员
凌 翔	上海市人民政府外事办公室（上海市人民对外友好协会）欧美处一级主任科员
陈 浩	上海市国有资产监督管理委员会综合协调处党支部书记、处长
朱诚君	上海市体育训练基地管理中心运动队服务二部部长
沈 锋	上海市医疗保险事业管理中心信息统计科一级主任科员
徐 亮	上海市机关事务管理局监管处（指导处）一级主任科员
杨晓俭	上海市机关事务管理局保卫处二级主任科员
丁 梁	上海市民防监督管理处安质监一科工程师
韦 一	上海市人民政府合作交流办公室联络处处长
张 文	上海市人民政府研究室社会发展处处长
马熔平	国家税务总局上海市税务局机关服务中心副主任
李 俊	上海虹桥商务区管委会交通协调处处长
于德军	上海市高级人民法院信访办公室副主任
韩卓韦	上海市人民检察院第一检察部三级检察官助理
赵 琨	上海海鸥集团杭州屏风山投资管理有限公司党支部书记、副总经理

侯俊伟　　　上海市青少年服务和权益保护办公室四级主任科员

金伟清（女）　上海市妇女联合会发展联络部副部长

翟　华（女）　上海市养志康复医院（上海市阳光康复中心）副院长,副主任医师

张爱平（女）　上海市红十字会赈济救护部一级主任科员

王林波　　　国家统计局上海调查总队居民收支调查处一级主任科员

张俊华　　　上海市气象局财务核算中心物业管理科科长

李昕凝（女）　上海国家会计学院团委书记、研究生部党支部书记、应用经济系讲师

陶　嵩　　　上海市消防救援总队后勤装备处副处长

王均金　　　上海均瑶（集团）有限公司董事长

觉　醒　　　上海玉佛禅寺方丈

吴梦秋　　　上海蔬菜（集团）有限公司党委书记、董事长、总裁,高级工程师

华　慰　　　上海东浩兰生国际贸易（集团）有限公司党委书记、董事长

张凌翔　　　上海地铁维护保障有限公司党委副书记、总经理

方　进　　　上海巴士第三公共交通有限公司驾驶员

李永忠　　　上药控股有限公司总经理

薛迎杰　　　上海绿地全球商品贸易港（集团）有限公司党委书记、董事长、总经理

曹　流　　　上海国际机场股份有限公司交通保障部党委副书记、总经理

谢珮玲（女）　上海锦江国际实业发展有限公司副总经理,上海新天天低温物流有限公司党支部书记、总经理

董泽荣　　　上海建工五建集团有限公司副总裁

赵智峰　　　上海农村商业银行普惠金融部副总经理

郜恒骏　　　上海芯超生物科技有限公司总经理、生物芯片上海国家工程研究中心主任

黄　杰　　　东方国际（集团）有限公司贸易与国际化事业部总经理

吕海燕（女）　上海投资咨询公司副总工程师兼规划研究部（涉外咨询部）主任

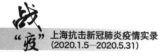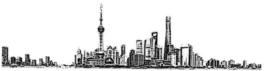
于成喜	上海长发国际货运有限公司空运部副总经理
杜 宁	国泰君安证券股份有限公司债务融资部执行董事
蔡丽燕(女)	上海市数字证书认证中心有限公司客服部经理
顾 越	中国太平洋财产保险股份有限公司党委书记、董事长,经济师
金 凡	华鑫置业(集团)有限公司总经理助理,经济师
朱守元	上海银行股份有限公司营业部党委书记、总经理
崔 利	上海康达医疗器械集团股份有限公司部门经理
朱 骏	上海华力集成电路制造有限公司副总裁,高级工程师
韩国华	上海临港经济发展(集团)有限公司工会主席,高级政工师
陈 征	上海虹桥枢纽交通中心建设发展有限公司安全质量部经理
张自强	上海昊元资产经营管理有限公司总经理,助理工程师
朱 岚(女)	华东建筑集团股份有限公司办公室(党委办公室)副主任
钱大财	上海浦东发展银行投资银行部债务资本市场处副处长,工程师
李 波	上海隧道工程有限公司党委书记、董事长,高级工程师
吴云峰	联华超市股份有限公司世纪联华金山石化店店长
李传华	上海市固体废物处置有限公司党总支副书记、执行董事、总经理
达申申	上汽通用汽车有限公司武汉分公司党委书记、总经理
董敏琴(女)	上海市建筑科学研究院(集团)有限公司党委委员、党委工作部(人力资源部)主任,高级经济师
陈晓民(女)	上海国际集团大厦有限公司人力资源部经理、办公室副主任、工会主席
夏高庆	中共上海市纪律检查委员会、上海市监察委员会研究室三级主任科员
邢 博	中共上海市委办公厅市区工作处副处长
郑永琦	上海市人民政府办公厅督查室副主任
葛世彦	上海市人民政府办公厅总值班室一级科员
孟祥光	上海市人民政府办公厅秘书处二级主任科员
任义涛	上海市人民政府办公厅综合处三级主任科员

陈朝晖　　　上海市交通委员会安全监管处二级主任科员
胡玉琳　　　上海市城市运行管理中心二级调研员
陶文卿　　　上海市商务委员会市场运行调控处一级主任科员
陆伟锋　　　上海市公安局嘉定分局交警支队沈海高速公路朱桥检查站
　　　　　　副站长
吴文涛　　　上海市应急管理局救援协调和预案管理处处长
王树人　　　上海市医疗保障局办公室主任、工会主席
钱　智　　　上海市人民政府发展研究中心经济发展处处长
程　良　　　上海海关办公室（党委办公室）新闻办公室主任
郝为民　　　上海海关卫生检疫处副处长
温　纯　　　上海海关所属上海浦东国际机场海关办公室一级行政执
　　　　　　法员
张　奕　　　上海海关卫生检疫处疾病监测科科长
张　澍（女）上海海关所属上海浦东国际机场海关旅检处副处长
周银漪（女）上海海关所属上海浦东国际机场海关值机处值机三科科长
沈卫东　　　上海海关所属上海浦东国际机场海关物控查检一处查验五
　　　　　　科科长
贾文浩　　　上海海关所属上海浦东国际机场海关物控查检二处副处长
顾立乾　　　上海海关所属宝山海关旅检一科副科长
王丛昀（女）上海海关所属上海虹桥机场海关旅检一科四级主办
吴　俊　　　上海海关所属崇明海关船舶监管科科长
朱　可　　　上海海关后勤管理中心七级职员，工程师
朱嘉宁　　　中华人民共和国上海机场出入境边防检查站十五队警务技
　　　　　　术一级主管
杨嘉艺（女）中华人民共和国虹桥出入境边防检查站三队四级警长
许永康　　　中华人民共和国吴淞出入境边防检查站一队副队长
桑智恒　　　中华人民共和国外高桥出入境边防检查站一队副队长
周佳杰　　　中华人民共和国洋山出入境边防检查处副处长
杨　韬　　　中国东方航空股份有限公司上海飞行部飞行六部二分部高
　　　　　　级副经理
董晓梅（女）中国东方航空股份有限公司综合管理部航卫管理部党支部

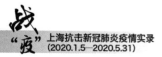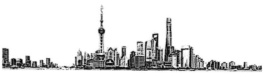

书记、总经理

黄　军	中国东方航空股份有限公司客舱服务部乘务三部党总支书记
周伟文	中共上海市浦东新区区级机关工作委员会办公室主任
王　樱	上海市浦东新区人民政府办公室副主任
姚军明	中共上海市浦东新区委员会政法委员会一级主任科员
丁　宏	上海市浦东新区市场监督管理局一级主办
林　斌	上海市浦东新区教育安全事务管理中心党支部书记、主任
徐　庆	上海市浦东新区北蔡镇安全生产监察所副所长
马　勤（女）	上海张江高新技术创业服务中心管理七级职员
杨春海	上海市浦东新区城市管理行政执法局一级主办
凌睿翊	上海市浦东新区产业投资服务中心管理九级职员
缪琼章	上海市浦东新区惠南镇远洋万和居委筹建组党支部书记、组长
周轶婷（女）	上海市浦东新区洋泾街道尚海郦景居民区党支部书记
唐　佳（女）	上海市浦东新区陆家嘴街道仁恒居民区党支部书记
卫龙祥	上海市浦东新区康桥镇火箭村党支部书记
徐　丽（女）	上海市浦东新区三林镇三杨新村居民区党总支书记
陆臻愉（女）	上海市浦东新区金杨新村街道金杨路第六居民区党总支书记
陈　嵩	上海市浦东新区高行镇绿地居民区党总支书记
陈　俊	上海市浦东新区南码头路街道东方城市花园居民区党总支书记
杨胜海	上海市浦东新区曹路镇城镇运行管理办公室工作人员
杨乐彦	上海市浦东新区合庆镇勤昌村志愿者
李经伦	上海市浦东新区潍坊新村街道世茂滨江第一居委会副主任
华建刚	上海爱谱华顿电子科技（集团）有限公司总裁,高级经济师
黄剑峰	上海陆家嘴金融城发展局有限公司办公室主任
陆　风	万得信息技术股份有限公司董事长
王　栋	上海市浦东新区周家渡街道都市庭院居民区党总支书记
陈　琪（女）	上海市浦东新区泥城镇公平村党总支书记、村委会主任

陈斌军　　　上海市浦东新区高东镇新高苑第三居民区党总支书记

史晨蕾(女)　上海市浦东新区沪东新村街道沪南居民区党总支书记

卫　华(女)　上海市徐汇区凌云街道梅陇六村居民区党总支书记,社会
　　　　　　工作师

谈　军　　　上海市徐汇区教育局安全事务管理中心主任

王卫民　　　上海市徐汇区融媒体中心摄像记者

滕嘉乐　　　上海市徐汇区建设工程安全质量监督站副站长,高级工
　　　　　　程师

万莉娜(女)　上海市徐汇区天平路街道建新居民区党总支书记

兰云科　　　上海才众餐饮投资管理有限公司董事长

夏小凯　　　上海捷诺生物科技有限公司总经理,工程师

白　冬　　　上海铭言企业管理集团有限公司党总支书记、总经理

张敏红(女)　上海日旭环境保洁服务有限公司虹梅保洁队清运车驾驶员

周春江　　　上海市徐汇区康健街道联莘居民区党总支书记

姚　威　　　上海市徐汇区第二社会福利院院长,社会工作师

李明新　　　上海新长宁集团仙霞物业有限公司董事长,经济师、注册物
　　　　　　业管理师

王　煜　　　上海春秋国际旅行社(集团)有限公司党委副书记、春秋航
　　　　　　空股份有限公司董事长

莫晓倩(女)　上海市长宁区人民政府办公室外事科科长

汤正齐　　　上海市长宁区社区服务中心副主任

王　炜　　　上海市长宁区业余军事体育学校教练员

曾海凌(女)　上海市长宁区新华路街道东镇居委会主任

徐　煜　　　上海市长宁区华阳路街道西一居民区党支部书记

徐　洁(女)　上海市长宁区周家桥街道仁恒河滨花园居民区党支部书记

刘宪民　　　上海市长宁区天山路街道仙霞居民区党总支书记

陆　卫(女)　上海市长宁区虹桥街道长虹居民区党总支书记

张　桦(女)　上海市长宁区程家桥街道南龚居民区党支部书记

潘成钢　　　上海市长宁区北新泾街道剑河家苑居民区党支部书记

陈美丽(女)　上海康宁鑫洁爱国卫生服务社组长

孙中伟　　　上海西联环境卫生服务有限公司清运驾驶员

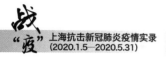
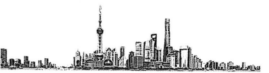
欧阳钧	上海市长宁区环境监测站总工程师,高级工程师
陈　健	上海市普陀区曹杨新村街道花溪园居民区党总支书记
蔡敏慧(女)	上海市普陀区甘泉路街道城市网格化综合管理中心管理九级职员
沈　旭	上海市普陀区石泉路街道品尊国际居民区党总支书记
忻皓清	上海市普陀区万里街道凯旋公寓居民区党总支书记
翁春月(女)	上海市普陀区长征镇馨越河湾居民区党支部书记
金筱冬	上海新金环企业集团有限公司企业服务中心副主任
李韵皎(女)	上海市普陀区民政局副局长
陆海燕(女)	上海市甘泉外国语中学学生
王　珣(女)	中环国际酒店(上海)有限公司党支部书记、总经理,注册会计师
傅泽宇	上海市普陀区消防救援支队桃浦特勤站副站长
兰　健	上海市普陀区城市管理行政执法局执法大队机动中队副中队长
周　健	上海市静安区曹家渡街道姚西居民区党总支书记
王爱英(女)	上海市静安区石门二路街道华沁居民区党总支书记
卢　红(女)	上海市静安区南京西路街道中凯居民区党总支书记
葛　翔	上海市静安区天目西路街道社区事务受理服务中心主任
吕勤燕(女)	上海市静安区北站街道顺庆里居民区党总支书记
黄达蓉(女)	上海市静安区宝山路街道新宝通居民区党总支书记
张　伟	上海市静安区芷江西路街道交通公园居民区党总支书记
崔　萍(女)	上海市静安区共和新路街道谈家桥居民区党总支书记
施菊丽(女)	上海市静安区临汾路街道汾西路261弄居民区党总支书记、居委会主任
吴全英(女)	上海幸福实业有限公司党支部书记、监事会主席
常延润	上海市静安区民防办公室四级调研员
耿　彧(女)	上海市虹口区民政局党组书记、局长
顾静芬(女)	上海市虹口区投资服务中心服务部部长
陈荣庆	上海市虹口区四川北路街道山一居民区党总支书记
丁素芳(女)	上海市虹口区欧阳路街道蒋家桥居民区党总支书记

魏　娜（女）　　上海市虹口区广中路街道横浜居民区党总支书记
范家豪　　　　上海市虹口区人民政府曲阳路街道办事处社区工作者
张　雷　　　　上海市虹口区凉城新村街道城市运行综合管理分中心党支部书记、副主任
周　斌　　　　上海市虹口区青少年体育运动学校田径高级教练
管民翔　　　　上海市虹口区房屋征收事务中心副主任
张小敏（女）　上海市民办新北郊初级中学党支部书记、校长
应文兰（女）　上海市虹口区融媒体中心编导
杨朝辉（女）　上海市杨浦区定海路街道隆昌居民区党总支书记、居委会主任
胡复敏（女）　上海市杨浦区平凉路街道上水公房居民区党总支书记、居委会主任
黄　诚　　　　上海市杨浦区控江路街道黄兴路居民区党总支书记、居委会主任
潘秀银（女）　上海市杨浦区延吉新村街道友谊新村社区志愿者
周　鸣（女）　上海市杨浦区人民政府长海路街道办事处一级科员
高　健　　　　上海市杨浦区建筑业管理事务中心市场服务部部长
邹忠敏　　　　上海市杨浦区教育资产管理中心党支部书记、主任，一级教师
周长青　　　　上海市杨浦区安全生产促进中心管理九级职员
盛　夏　　　　上海市杨浦区投资服务发展中心三分中心主任
万顷波　　　　上海市杨浦区文化馆群文专业干部
史文卿　　　　上海市杨浦区人民政府江浦路街道办事处党工委书记、人大工委主任
黄伟元　　　　上海市黄浦区小东门街道桑园街居民区党总支书记
符忠清　　　　上海洁城环境卫生运输有限公司党支部书记、经理
殷文倩（女）　上海市黄浦区中小企业服务中心管理九级职员
许艳卿（女）　上海市黄浦区文化和旅游局党组书记、局长
忻梅影（女）　上海市黄浦区南京东路街道三德居民区党总支书记
曹　亮　　　　上海市黄浦区瑞金二路街道延中居民区党总支书记
厉　明（女）　上海市黄浦区豫园街道会稽居民区党总支书记

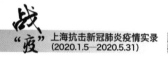
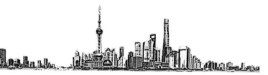
刘 枫	上海市黄浦区打浦桥街道城市网格化综合管理中心管理九级职员
汪嘉梁	上海市黄浦区老西门街道文庙居民区党总支书记
许佳骏	上海市黄浦区五里桥街道斜土居民区党总支书记
杨佳炜	上海市黄浦区外滩管理所管理九级职员
马 明	上海市闵行区华漕镇诸翟村党总支书记
瞿嘉彦	上海市闵行区应急指挥中心副主任
朱美丽(女)	上海市闵行区七宝镇漕宝路第三居民区党支部书记、居委会主任,助理社会工作师
李 刚	上海市闵行区老龄事业发展中心副主任
刘 佳(女)	上海市闵行区中小企业服务中心主任,社会工作师、经济师
傅浩剑	上海市闵行区新虹街道社区管理办公室社区工作者
黄 衍	上海市闵行区梅陇镇社区事务管理服务中心党支部书记、主任,经济师
高晨良	上海市闵行区吴泾镇规划和土地管理所管理九级职员
于 翔	上海市闵行区马桥镇城市运行管理中心党支部书记、专职副主任
王 静(女)	上海市实验学校西校中学高级教师
吴美萍(女)	上海闵房物业有限公司职工
唐惠兴	上海东富龙科技股份有限公司党委书记、副总裁,工程师
蒋爱琴(女)	上海市闵行区融媒体中心设计制作部负责人,编辑
阎广华	上海市闵行区古美路街道古美八村社区志愿者
高文红(女)	上海市宝山区庙行镇共康雅苑居民区党总支书记
奚霞明	上海市宝山区月浦镇聚源桥村党支部书记、村委会主任
徐慧敏(女)	上海市宝山区友谊路街道宝林六村社区志愿者
黄 超	上海市宝山区市场监督管理局友谊路市场监督管理所所长
顾少杰	上海北翼(集团)有限公司党总支书记、总经理,经济师
金 毅	上海市宝山区社区服务中心科员,社会工作师
卢广华	上海大学附属中学党总支副书记、校长,高级教师
夏 卿	小卫(上海)生物科技有限公司市场总监
梁保国	上海立及废弃物处置服务有限公司垃圾转运作业班班长

杨明秀(女)	上海润鑫物业管理有限公司小区物业经理,经济师
王律峰	中共上海市宝山区罗泾镇委员会罗泾镇乡村振兴示范村驻村第一书记、民众村村委会主任
朱　伟	上海道朋律师事务所律师
朱玉芳(女)	上海市嘉定区安亭镇沁乐社区党支部书记、居委会主任
戴维龙	上海申卫医疗器械有限公司总经理,助理会计师
印沁沁(女)	上海市嘉定区融媒体中心记者
黄冬良	上海市嘉定区江桥镇沙河村党总支书记
颜国明	上海上药中西制药有限公司董事长、总经理,工程师
郁　伟	上海市嘉定区交通建设管理中心主任
朱　飞	上海安亭环境卫生服务有限公司车队组长
李　奇	上海市嘉定区人民政府办公室综合科副科长
汤燕超	上海磊成物业管理有限公司项目经理,工程师
李文峰	上海市嘉定区教育学院教研员,高级教师
李　辉	上海市嘉定区文化服务中心主任
杨　金(女)	上海市金山区民政局党群办公室主任
华　妹(女)	上海市金山区山阳镇金世纪居民区党支部书记、居委会主任
盛桂军	上海市金山区朱泾镇牡丹村党总支书记
颜冬梅(女)	上海金勤实业有限公司党支部书记、副总经理
王崇坤	中国国际贸易促进委员会上海金山支会会长
蒋韵瑾(女)	上海市金山区安全生产监察大队监察员
朱　奕	上海市金山区融媒体中心管理九级职员,助理记者
姜祖新	上海石卫劳务有限公司职工
刘肇昂	上海市阳光社区青少年事务中心金山区工作站站长,社会工作师
王秋忠	上海金山巴士公共交通有限公司党委书记、董事长
刘晓薇(女)	上海市金山区钱圩幼儿园党支部书记、园长,一级教师
徐永梅(女)	上海市松江区中山街道莱顿居民区党支部书记、居委会主任
赵敏勇	上海市松江区岳阳街道长桥居民区党总支书记、居委会

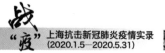
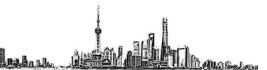
主任

陆丽丽（女）	上海市松江区佘山镇莘泽居民区党支部书记、居委会主任
沈栋玮	上海市松江区九亭镇亭东居民区党总支副书记
俞　曦	上海市松江区洞泾镇集贤社区居委会工作人员
张　磊	上海市松江区人民政府办公室副主任、上海市松江区城运管理中心常务副主任
代启应	上海市松江区融媒体中心融媒体部主任，主任编辑
马玮芸（女）	上药余天成（上海）医药有限公司总经理，执业药师
陈羽丰	上海市松江区新浜镇社区事务受理服务中心工作人员
陆雪辉	上海市松江区公立医疗机构管理中心副主任，副主任医师
卞　吉	上海市松江区农村经济经营管理指导站经济师
徐孝芳（女）	上海市青浦区人民政府盈浦街道党工委书记、人大工委主任
顾　婕（女）	上海市青浦区夏阳街道章浜居民区党总支书记
邵　勇	上海市青浦区团校校长
陆　俊	上海美都环卫服务有限公司职工
池学聪	上海熊猫机械（集团）有限公司董事长
张建明	上海市青浦区香花桥街道城市网格化综合管理中心副主任
张　婧（女）	上海市青浦区融媒体中心采访部主任，编辑
王辉忠	上海即索实业有限公司董事长
施曙东	上海市青浦区教师进修学院教师
金志平	上海市青浦区金泽镇雪米村党支部书记、村委会主任
何晓东	上海市青浦区社区工作者事务所主任
陈　珑	上海市奉贤区奉城镇白衣聚村党支部书记、村委会主任
郑佳敏（女）	上海市奉贤区金汇镇齐贤居民区党总支书记、居委会主任
姜磊珺	上海市奉贤区拓林镇佳源社区党支部书记、居委会主任
曹庆芝（女）	上海市奉贤区庄行镇居民区党总支书记、居委会主任
陶军贤	上海市奉贤区青村镇新张村党总支书记
杨　婷（女）	上海市奉贤区海湾旅游区社区党建服务中心主任
谢　斌	上海市奉贤区人民政府奉浦街道办事处工作人员
潘　军	上海市奉贤区人民政府办公室主任

赵百慧(女)　上海伯杰医疗科技有限公司总经理,副主任技师

郑春颖　　　伽蓝(集团)股份有限公司董事长

翁　俊　　　上海奉贤投资(集团)有限公司副总经理

蔡慧英(女)　上海市崇明区长兴镇清水苑社区党支部书记、居委会主任

张国飞　　　上海市崇明区殡葬管理所党支部书记、所长

黄志峰　　　上海市崇明区蔬菜科学技术推广站站长,高级工程师

马伟强　　　沪东中华造船(集团)有限公司长兴项目部经理

施卫兵　　　上海市客运轮船有限公司长横客运服务分公司副经理

茅金杰　　　上海市崇明区横沙乡东浜村党支部副书记

黄　艳(女)　上海市崇明区庙镇保东村党支部书记、村委会主任

张　彪　　　上海市崇明区机关事务管理局行政科副科长

黄红兵　　　上海市崇明区新河镇社区保安队党支部书记、队长

程永培　　　上海市崇明区堡镇市政市容环境事务所管理九级职员

左建刚　　　上海振华港机重工有限公司综合办公室主任

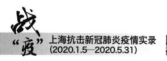
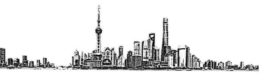
（十）上海市抗击新冠肺炎疫情
优秀共产党员名单①

居旻杰	复旦大学附属中山医院副主任医师

居旻杰　　　复旦大学附属中山医院副主任医师

潘文彦（女）　复旦大学附属中山医院重症医学科总护士长,副主任护师

徐　斌　　　复旦大学附属华山医院副主任医师

汪慧娟（女）　复旦大学附属华山医院神经外科急救中心和急诊融合病房
　　　　　　护士长,副主任护师

葛艳玲（女）　复旦大学附属儿科医院传染感染免疫党支部书记、传染病
　　　　　　区主任,副主任医师

陈　巍　　　上海交通大学医学院附属瑞金医院副主任医师

沈　虹（女）　上海交通大学医学院附属瑞金医院护师

张继东　　　上海交通大学医学院附属仁济医院副院长,研究员

崔志磊　　　上海交通大学医学院附属新华医院主治医师

熊维宁　　　上海交通大学医学院附属第九人民医院呼吸内科主任,主
　　　　　　任医师

薛鸿浩　　　上海中医药大学附属龙华医院肺病科副主任,副主任医师

黄　凤（女）　上海中医药大学附属曙光医院心内科护士长,主管护师

樊　民　　　上海中医药大学附属岳阳中西医结合医院心内科主任,主
　　　　　　任医师

俞康龙　　　上海市第一人民医院副主任医师

汪　伟　　　上海市第六人民医院副主任医师

王　胜　　　上海市第十人民医院重症医学科主任,主任医师

① 资料来源:上海发布,2020 年 9 月 29 日。

张子强　　　上海市同济医院感染科主任,副主任医师、副教授

卢洪洲　　　上海市公共卫生临床中心党委书记,主任医师

沈银忠　　　上海市公共卫生临床中心医务部主任、门诊办公室主任、感
　　　　　　染与免疫科副主任,主任医师

钱　晓(女)　上海市第六人民医院东院主管护师

吴　宏　　　上海市新冠肺炎疫情防控工作领导小组医疗救治组组员

赵　蓉(女)　上海申康医院发展中心医疗事业部主任,研究员

顾阿荣　　　上海市医疗急救中心党委书记、副主任

邹峥嵘　　　上海市血液中心党委书记、市血液管理办公室主任,研究员

李钦传　　　上海市东方医院副院长,主任医师、教授

赵云峰　　　上海市浦东新区浦南医院呼吸科主任,主任医师

占归来　　　上海市徐汇区精神卫生中心党总支书记、副主任,主任医师

杨慧青(女)　上海市长宁区精神卫生中心老年科病区护士长,主管护师

仲豪杰　　　上海市普陀区卫生健康委员会副主任

吴荣琴(女)　上海市静安区精神卫生中心副主任,主任医师

王　飞　　　上海市虹口区疾病预防控制中心消毒病媒防制科负责人,
　　　　　　副主任医师

王　斌　　　上海市杨浦区中心医院(同济大学附属杨浦医院)感染性
　　　　　　疾病科主任、消化科副主任,副主任医师

陈俊彦(女)　上海市瑞金康复医院护理部副主任兼七病区护士长,副主
　　　　　　任护师

刘文进(女)　上海市闵行区中心医院护师

程克文　　　上海市宝山区仁和医院大内科执行主任、内科教研室主任,
　　　　　　主任医师

许文忠　　　上海市嘉定区卫生健康工作党委副书记

罗　春(女)　复旦大学附属金山医院护师

柳胜生　　　上海市松江区卫生健康委员会疾控科负责人

周　锋　　　复旦大学附属中山医院青浦分院医务部副主任,副主任
　　　　　　医师

陆青松　　　上海市奉贤区中心医院院内感染和疾病控制处处长,主治
　　　　　　医师

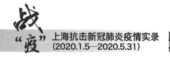 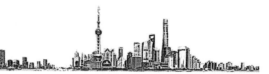
施连琴（女）　上海市崇明区疾病预防控制中心副主任，主管技师

沈　超　　　上海市公安局城市轨道和公交总队虹桥综合交通枢纽治安派出所民警

曹　雷　　　上海市公安局浦东分局指挥处数据科科长

唐敏骏　　　上海市公安局长宁分局民警

姚鹏程　　　上海市公安局松江分局治安支队副支队长

吴丹青　　　上海市公安局金山分局山阳派出所所长

陈　平　　　上海市公安局崇明分局治安支队内保科民警

叶　钧　　　上海广播电视台融媒体中心新闻采访部副主任，记者

宰　飞　　　解放日报社上观新闻原点栏目主编，主任记者

杨正宏　　　同济大学保卫部部长、党委武装部部长，教授

田应仲　　　上海大学机电工程与自动化学院机械自动化工程系主任（代理），副教授

郑春雷　　　中国科学院上海微系统与信息技术研究所研究员

刘育太　　　上海产业技术研究院绿色能源部空气净化实验室产业推进主管，工程师

李晓峰　　　上海电力股份有限公司土耳其EMBA发电有限公司副总经理，工程师

陆　军　　　上海金昌工程塑料有限公司生产部经理，助理工程师

姚　军　　　国药控股国大药房有限公司副总经理兼国大药房上海连锁有限公司总经理，执业药师

赵　焕　　　上海市地方金融监督管理局金融合作处处长

张　娅（女）　上海市城乡建设和交通发展研究院12319热线业务科负责人，工程师

徐志平　　　上海市绿化和市容管理局生活垃圾管理处处长

张　焱　　　上海市物业管理事务中心房屋维修监督科科长，经济师

唐敏之（女）　上海市救助管理站业务科科长

刘　刚　　　上海市计量测试技术研究院高级工程师

凌　翔　　　上海市人民政府外事办公室（上海市人民对外友好协会）欧美处一级主任科员

韦　一　　　上海市政府合作交流办联络处处长

吴梦秋	上海蔬菜(集团)有限公司党委书记、董事长、总裁,高级工程师
华　慰	上海东浩兰生国际贸易(集团)有限公司党委书记、董事长
张凌翔	上海地铁维护保障有限公司党委副书记、总经理
张　澍(女)	上海海关所属上海浦东国际机场海关旅检处副处长
朱嘉宁	中华人民共和国上海机场出入境边防检查站十五队警务技术一级主管
杨　韬	中国东方航空股份有限公司上海飞行部飞行六部二分部高级副经理
姚军明	中共上海市浦东新区委员会政法委员会一级主任科员
周轶婷(女)	上海市浦东新区洋泾街道尚海郦景居民区党支部书记
卫　华(女)	上海市徐汇区凌云街道梅陇六村居民区党总支书记,社会工作师
谈　军	上海市徐汇区教育局安全事务管理中心主任
李明新	上海新长宁集团仙霞物业有限公司董事长,经济师、注册物业管理师
王　煜	上海春秋国际旅行社(集团)有限公司党委副书记、春秋航空股份有限公司董事长
翁春月(女)	上海市普陀区长征镇馨越河湾居民区党支部书记
王　珣(女)	中环国际酒店(上海)有限公司党支部书记、总经理,注册会计师
王爱英(女)	上海市静安区石门二路街道华沁居民区党总支书记
葛　翔	上海市静安区天目西路街道社区事务受理服务中心主任
耿　彧(女)	上海市虹口区民政局党组书记、局长
魏　娜(女)	上海市虹口区广中路街道横浜居民区党总支书记
周　鸣(女)	上海市杨浦区人民政府长海路街道办事处一级科员
高　健	上海市杨浦区建筑业管理事务中心市场服务部部长
黄伟元	上海市黄浦区小东门街道桑园街居民区党总支书记
符忠清	上海洁城环境卫生运输有限公司党支部书记、经理
马　明	上海市闵行区华漕镇诸翟村党总支书记
瞿嘉彦	上海市闵行区应急指挥中心副主任

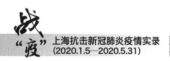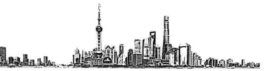
朱美丽（女）　上海市闵行区七宝镇漕宝路第三居民区党支部书记、居委会主任，助理社会工作师

高文红（女）　上海市宝山区庙行镇共康雅苑居民区党总支书记

奚霞明　　　　上海市宝山区月浦镇聚源桥村党支部书记、村委会主任

朱玉芳（女）　上海市嘉定区安亭镇沁乐社区党支部书记、居委会主任

印沁沁（女）　上海市嘉定区融媒体中心记者

杨　金（女）　上海市金山区民政局党群办公室主任

徐永梅（女）　上海市松江区中山街道莱顿居民区党支部书记、居委会主任

徐孝芳（女）　上海市青浦区人民政府盈浦街道党工委书记、人大工委主任

顾　婕（女）　上海市青浦区夏阳街道章浜居民区党总支书记

郑佳敏（女）　上海市奉贤区金汇镇齐贤居民区党总支书记、居委会主任

潘　军　　　　上海市奉贤区人民政府办公室主任

蔡慧英（女）　上海市崇明区长兴镇清水苑社区党支部书记、居委会主任会

（十一）上海市抗击新冠肺炎疫情
先进基层党组织名单[①]

中共复旦大学附属华山医院援鄂国家紧急医学救援队临时支部委员会

中共上海交通大学医学院附属仁济医院重症医学科支部委员会

中共上海中医药大学附属岳阳中西医结合医院委员会

中共上海市公共卫生临床中心应急病房临时支部委员会

中共上海市医疗急救中心援鄂应急救援队临时支部委员会

中共上海市浦东新区人民医院委员会

中共上海市黄浦区疾病预防控制中心总支部委员会

中共上海市嘉定区疾病预防控制中心总支部委员会

中共上海市金山区疾病预防控制中心支部委员会

中共上海市松江区疾病预防控制中心总支部委员会

中共上海市青浦区华新镇社区卫生服务中心支部委员会

中共上海市奉贤区疾病预防控制中心支部委员会

中共上海市崇明区传染病医院支部委员会

中共上海市公安局国际机场分局浦东国际机场候机楼治安派出所支部委员会

中共上海市黄浦区看守所支部委员会

中共上海市公安局闵行分局疫情防控和转运专班临时委员会

中共上海市公安局宝山分局治安支队第六（洋桥检查站）支部委员会

中共上海市松江区看守所支部委员会

中共上海市公安局金山分局交警支队沈海高速公路（沪浙）公安检查站支

---

① 资料来源：上海发布，2020 年 9 月 29 日。

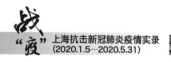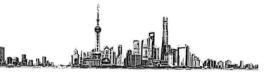

部委员会

中共上海市公安局奉贤分局治安支队支部委员会

中共上海市精神文明建设委员会办公室志愿服务工作处支部委员会

中共上海科学技术出版社有限公司委员会

中共复旦大学智库总支部委员会

中共上海财经大学机关委员会第二支部委员会

中共上海市教育委员会教学研究室总支部委员会

中共中国科学院上海巴斯德研究所疫情防控科研攻关工作组临时支部委员会

中共上海人类基因组研究中心支部委员会

中共上海市经济和信息化委员会经济运行处(电力处)支部委员会

中共上海市中小企业发展服务中心总支部委员会

中共国网上海市电力公司金山供电公司营销总支部委员会

中共中国电信股份有限公司上海市民服务热线运营中心支部委员会

中共上海市金融工作委员会直属机关"增援一线防控工作"临时支部委员会

中共上海市交通委员会执法总队委员会

中共上海市城市管理行政执法局执法协调处支部委员会

中共中国铁路上海局集团有限公司上海站委员会

中共上海市临港新片区城市建设交通运输事务中心支部委员会

中共上海市12345市民服务热线管理办公室支部委员会

中共上海市商务委员会商贸行业管理处支部委员会

中共上海市就业促进中心来沪人员就业处支部委员会

中共上海医药集团股份有限公司委员会

中共上汽安吉物流股份有限公司委员会

中共上海市政工程设计研究总院(集团)有限公司城市交通与地下空间设计研究院总支部委员会

中共中国东方航空股份有限公司地面服务部浦东旅客服务中心委员会

中共上海泛亚航运有限公司委员会

中共上海宝地不动产资产管理有限公司物业事业部总支部委员会

中共中国商用飞机有限责任公司办公室支部委员会

中共上海市浦东新区废弃物管理中心支部委员会

中共上海市浦东新区塘桥街道南城居民区总支部委员会

中共上海市徐汇区斜土街道临时委员会

中共上海市徐汇区派驻机场工作组临时支部委员会

中共上海市徐汇区徐家汇街道豪庭居民区支部委员会

中共上海市长宁区仙霞新村街道仙逸居民区总支部委员会

中共上海市长宁区江苏路街道岐山居民区总支部委员会

中共上海市长宁区商务委员会机关支部委员会

中共上海市普陀区宜川路街道机关总支部委员会

中共上海市普陀区健康观察真如点临时支部委员会

中共上海市普陀区长风新村街道社区委员会

中共上海市静安区大宁路街道慧芝湖花园居民区总支部委员会

中共上海市静安区彭浦新村街道临汾路 894 弄居民区总支部委员会

中共上海市静安区静安寺街道景华居民区总支部委员会

中共上海市虹口区嘉兴路街道安丘居民区总支部委员会

中共上海市虹口区北外滩街道提篮桥居民区总支部委员会

中共上海市虹口区商务委员会机关支部委员会

中共上海市杨浦区五角场街道创智坊居民区支部委员会

中共上海市杨浦区商务委员会机关第一支部委员会

中共上海市杨浦区救助管理站支部委员会

中共上海市黄浦区参加新冠肺炎疫情防控工作选派干部临时总支部委员会

中共上海市闵行区虹桥镇名都城居民区总支部委员会

中共上海思路迪生物医学科技有限公司支部委员会

中共上海市宝山区大场镇社区办支部委员会

中共上海微盟企业有限公司联合支部委员会

中共上海市嘉定区驻守浦东机场接运安置工作临时支部委员会

中共上海市嘉定区南翔镇丰翔社区总支部委员会

中共上海市金山区亭林镇东新村总支部委员会

中共上海市松江区方松街道上泰绅苑居民区支部委员会

中共上海市青浦区抗击新冠肺炎疫情重点国家入境人员机场驻点接收工

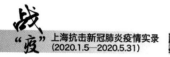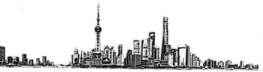

作专班临时支部委员会

中共上海市青浦区徐泾镇仁恒西郊居民区支部委员会

中共上海市奉贤区西渡街道浦江居民区总支部委员会

中共上海市崇明区竖新镇惠民村支部委员会

中共上海崇明环宏保洁服务有限公司支部委员会

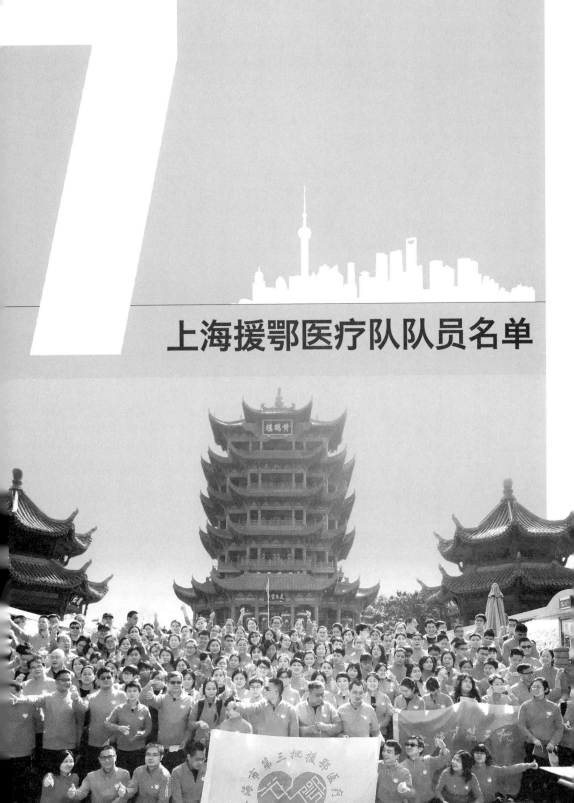

上海援鄂医疗队队员名单

复旦大学附属华山医院 247 人

汪慧娟	沈全斌	袁 燕	李瑞燕	王瑞瀛	王 佳	程 阳	秦伟成
张 霞	赵 锋	杨世跃	徐思远	刘治平	张 雯	陈 琦	程 煜
任 杜	张小东	徐 惠	徐 兵	丁百兴	施培红	贾燕静	宋甜甜
崇家懿	盛玉涛	张叶麒	马 昕	张登贤	曹书梅	孙 迪	江晓慧
徐思敏	邓 蕊	宋 敏	张滢悦	贾 波	朱文华	陈 澍	王昳丽
金慧莉	谢 莉	杜铃琴	孙佳佳	赵 虹	张 昂	钱士法	丛支磊
卫 慧	金俊捷	杨媛佳	冯璐璐	孙 莉	赵雯婷	陈 龙	陈建础
朱 磊	许雅芳	李海云	杨 欢	傅晶晶	孙 远	周嘉杨	冯圣捷
周兆强	伍卫权	袁 立	李 琼	杨 杨	杨 艳	孙 悦	周 健
蒋浩琴	卞恒志	薛 愉	周丽慧	林 琳	杨玉蛟	郭祎佶	陶 悦
周叶佳	张继明	唐 凯	邱智渊	李梦琪	刘伟娟	俞 英	何楚怡
汪嘉妮	朱孝思	徐 瑾	王银辉	吴 钢	陈蓓妮	卢文文	张黎艳
黄惠娴	王冬艳	朱欣宜	杨敏婕	李仲扬	李慧洋	陈 洁	陆文丽
万 亿	黄 雯	王欢欢	朱祎凡	孙 峰	张飞龙	沈云东	陈望升
马珏萍	刘 屏	姜野宁	刘静霞	朱子薇	陈进宏	张祥贵	陈轶坚
陈怡静	闵铜新	张伟燕	金 琦	王雨佳	葛周勤	李 丽	卞凌俊
罗猛强	陈 丽	欧阳佳	印 正	孔涵恩	吴思怡	杨庆香	鲍紫龙
李圣青	李育明	戴龙梅	李 婧	周佳怡	李金哲	邵岳英	郭慧琦
黄 静	奚才华	袁如玉	傅 佳	周 颖	周 瑾	李思杰	徐 晨
洪 姝	刘若茜	夏敬文	李先涛	葛倩文	钱倩文	周 敏	李 婷
徐山山	毕 鑫	朱禛菁	罗忠光	方 勇	谷 佳	钱姿斐	周与瑾
刘莉莉	徐鑫怡	黄 琦	曹晶磊	魏礼群	周 赟	顾 倩	瞿春蕾

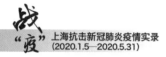
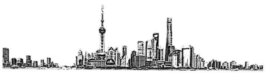

朱娴杰	刘 萌	杨一鸣	金 蕾	葛圣婷	倪 丽	苏仕衡	顾颖婷
沙 海	王 烨	楼 佳	杨懿冰	李雪琴	王倩露	鹿 斌	张 静
郝彭丽	邵 琼	邹慧祯	陆言庭	杨孜雯	庞启英	姚志萍	杨 磊
倪 洁	夏从容	盛红兰	赵 伟	毛亚妮	姚方园	沈怡琼	卫 尹
邹 海	曹 莉	胡鸣颖	余琦玮	邓仕淏	倪 娇	俞文蕾	韦咏梅
王 兵	谭佳颖	吉 莉	李 洁	唐明兰	包 悦	潘美霞	张 瑾
姚静丽	成 强	陈科良	蒋 超	黄 莹	汪佳玲	蔡文静	乔 乔
张梦影	俞雯霞	殷巍巍	李晨琪	金 莺	季雯婷	王 琳	胡玉蓉
乔 云	张文翠	翟耶俊	朱榴燕	邵莲菁	郭梦月	徐 斌	

复旦大学附属中山医院 141 人

蒋进军	韩 奕	潘婧莹	吴丁韵	周佩歆	徐 璟	叶茂松	刘晓蓉
李 申	沈悦霖	屠国伟	刘子龙	张 璐	陆 敏	唐佳佳	张晓云
李倬哲	冯智凌	奚 欢	黄佳琪	朱畴文	李佳旻	张琳佳	缪炯睿
孙苏婷	薛 渊	刘 洁	袁佳雯	江 莹	周采丰	余 情	沈勤军
黄圣晶	裘 洁	周欣欣	罗 哲	刘 凯	徐佳凤	戴依蕾	张怡然
居旻杰	郁慎吉	吴博杰	高 倩	李晨喆	邹建洲	王春灵	俞 倩
吴 婕	郑 霞	沈亚星	潘文彦	陈宇菁	潘春凤	左梦颖	钱松屹
郑吉莉	朱文超	曹 婧	张 莉	黄浙勇	齐碧蓉	郑燕丽	王 喆
陈斐颖	冯国栋	欧玉凤	朱 妍	张晓夏	方贤丰	葛 峰	龚漪娜
高 磊	高锦霞	赵 伟	梁 超	秦 琦	王宜赟	周哲玲	冯佳楠
顾国嵘	黄 慧	杨秋晨	梅静骅	张贤玲	李 锋	陈轶洪	武瑞秋
程敏慧	李春雷	叶 伶	李静怡	倪佳雪	杨焱焱	李菁菁	张 勇
倪晓云	李欣怡	陆嘉楠	张曰云	费 敏	陆晶晶	杨兴艳	陶淑君
盛瑜恬	凌晓敏	唐晓燕	郭瑞雪	张 杰	叶 君	苏 迎	毛佳健
李 敏	柯璐璐	朱玥婷	马杰飞	董晓赟	印 敏	干依婷	张月莉
马国光	顾璘翌	徐中慧	陈晓洁	吴溢涛	曹嘉添	孙丽骏	杨倩倩
高 婷	王汉超	姚雨濛	赵欣颖	陆红艳	吴雯晴	陈 翔	王青青
蒋 菁	朱奕豪	钱宁宁	吴 平	钟 鸣			

上海交通大学医学院附属瑞金医院115人

陈德昌	陶然君	辛海光	谢静远	闫小响	施　敏	陈雪丹	朱　晟
谢亚婷	刘　琼	龚　瑶	陈家晖	忻　笑	陈　沉	王爱琴	沈　虹
周与华	李赵龙	高琛妮	张天宇	李菲卡	张　淼	李燕娟	崔　洁
吴文娟	赵小婕	陈　瑶	戚　倩	周　雯	周楠楠	陈尔真	刘嘉琳
李立汇	俞海瑾	王正廷	熊少洁	乐雨倩	王　蕾	陈文萍	陈　琳
陶晴岚	金　泓	王晓宁	衡妍妮	梁晓虹	李庆云	吴璟奕	谭永昶
尹　豆	卿　恺	朱　琳	钱　靖	姚　岚	崔卓洲	秦　昵	高杉珊
甘　露	房　盈	倪晓燕	姚梦怡	施伟雄	陈　巍	缪晟昊	金　巍
薛　恺	郭　颖	计文韬	黄文婕	张晓帆	曹伟伟	姜　炜	顾雯风
钱文静	欧阳芸	唐　莲	胡伟国	杜　威	周增丁	罗宁迪	毕宇芳
夏琼华	巫雅萍	林荣桂	钱琳娜	沈春悦	吴　艳	钱新悦	施莺莺
郑仕元	孙孟瑾	林靖生	项晓刚	张　剑	张　凝	钟　旭	吴褘雯
孙　琦	徐梦妮	张　俊	吴佳萍	朱佳欣	崔佳嵩	韦　欣	陈嘉仪
任培培	周　瑛	龚赛玲	石大可	翟容城	袁宸桢	杨之涛	王朝夫
费晓春	张　衡	刘振华					

上海交通大学医学院2人

蔡　军　赵　雷

上海交通大学医学院附属新华医院4人

阮正上　刘立骏　崔志磊　朱升琦

上海交通大学医学院附属第九人民医院4人

熊维宁　江　雪　应佑国　黄波黎

上海中医药大学1人

刘　华

上海中医药大学附属龙华医院36人

甄　暐	马子霖	刘利梅	陆蓓蓓	张　帅	甄莹莹	张怡青	陆　巍
汪小娜	李　群	朱晶莹	戴楠楠	李黎梅	陈培培	吴琼丽	刘蕙宁
周　睿	李艳梅	方邦江	刘晟宏	曹慧娟	曹　敏	尹晓静	丁佳丽
郭　全	陈一愫	虞亚琪	秦朝辉	巨红梅	席丽君	郭晓燕	金　乐

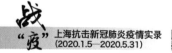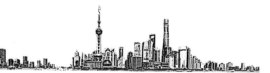

常　敏　李　交　包佳宁　俞月红

上海中医药大学附属曙光医院36人

黄　凤	郭　君	张秋芸	程　鑫	尹成伟	肖文秀	诸玫琳	卢根娣
倪志群	董春玲	陈　曦	孙亚岚	朱佩敏	陈　佳	王金梅	武文文
金　艺	蒋雪瑾	宋秀明	汪小冬	倪　琦	吕　婵	王文红	吉建梅
商斌仪	赵丹丽	李晶晶	张　兴	沈卓婴	朱吉成	蔡蔚然	沙春霞
马文彬	王　婧	徐　幸	张成亮				

上海交通大学医学院附属仁济医院168人

查琼芳	岳　江	应小盈	戴　倩	尹　婷	程　菲	董天娇	吴文三
廖　宇	韩晓凤	张　彬	赵晓莉	袁秀群	潘雪红	余跃天	刘　文
路莎莎	桂晓波	李　娜	王　旺	胡　洁	吉敏娇	吴恒趋	华燕妮
李　云	周玲亿	厉燕芬	猴卫红	陈　盛	华驾略	焦　锋	陈　飞
刘诗莺	刘　明	李　莉	李　佳	王　琴	王　宇	张天瑶	王芳缘
胡佳红	徐小妹	吕　遐	丁　立	马　越	朱　丽	王晶晶	马良玉
顾燕芬	宋　洋	李振元	徐欣晖	吕明明	赵佳茹	陈　娟	周　敏
蒋捍东	肖　潇	沈　珑	范晔绮	季梦婷	唐　伟	施佳丽	薛　珊
傅琳娜	毛　青	陈　城	王　涛	季佳敏	董啸男	刘雪青	孙甜甜
惠纪元	任　宁	窦　苗	胡雨茜	张继东	徐佳波	沈煜枫	江永权
董元伟	闫　翮	范长青	叶佳琪	黄　欢	邹天慧	张科蓓	王利彬
王淑琳	李　帅	庄　捷	黄聪华	徐锡涛	倪开济	于景海	张　骞
黄一乐	傅小芳	田　磊	陆君涛	曹　敏	姚智雯	范晴云	吴德标
施　阳	杭　瑛	谢元鸿	杜　晶	朱慧婷	秦玫瑰	陈国立	董佩斌
蔡华杰	葛　恒	奚慧琴	王　强	倪敏慧	陆清雨	王维俊	黄黎莹
周　勇	王　芳	庄佳影	翟佳丽	张占国	申达甫	李佳琳	王　玮
许　莉	徐如慧	马玲玲	辅智薇	夏　凌	朱　辉	张　敏	鞠　莹
唐　恩	陶凤云	李文慧	陆詹婷	宣　伟	聂　鹏	乐　叶	张　林
赵小宁	潘晨卿	占梦点	陈蔡旸	杨　帆	厉　燕	张佳冉	殷　青
陈思思	刘　钰	张　松	孙嘉腾	黄　睿	李　依	陈小艳	刘　桐
黄　敏	徐　华	曲孝龙	钱　琳	唐佳漪	唐佳菲	陈　媚	陈桂林

上海中医药大学附属岳阳中西医结合医院 37 人

潘慧璘	祁伊莉	王振伟	吴 祎	黄小娜	濮稚燕	王丽虹	王文盼
俞梦泽	史文丽	倪 澂	龚亚斌	邓玉海	徐伟娥	冯诗婕	张 丽
李燕敏	姜琳芸	顾羚耀	李 斌	张 熙	姜 恺	杨爱华	刘晓岚
秦雯云	狄慧娟	顾 樊	唐 欢	樊 民	侍鑫杰	张 艳	施勤英
李广莹	赵舒逸	黄丹凤	赵圣洁	周 佳			

上海市第一人民医院 160 人

程瑞杰	顾家荣	陈蕊华	张小瑾	胡江峰	王 俊	周 翡	潘宇慧
张 盈	石晓彤	李怡韵	张 芳	孙 焱	陈颖萍	吴钰婷	徐梦丹
张鹏宇	林 毅	贾洁爽	陈达凡	孟祥栋	李 宁	张若敏	臧婷婷
张洒洒	王 倩	周智燕	周 盈	白 雨	邱移芹	姚玉婷	周 妍
马宇航	邓会标	卢战军	毛建强	陆辰铭	贺懿婷	沙莉莉	汪 婕
满雯琼	张 欢	马旖雯	朱莞婷	邹芳草	汪 方	季 勇	章志建
苏 琦	曹中伟	阮 征	李 炜	许 悦	陈 燕	范佳凤	朱玲玲
蔡梦如	常 健	陈 晨	顾春红	王建东	丁凤鸣	冯晓云	许严新
冯 赟	章晓森	王文婕	朱 莉	张园园	罗 仪	魏 云	赵 伦
傅晟静	陈俏依	干佳琪	周小建	孙文兰	吴卫东	沈 坚	李 凯
鱼晓波	叶 磊	黄 佳	石英姿	马志沛	刘佳楠	殷 敏	张 敏
姜 婷	江婷婷	贺银燕	赵艳玲	陈桂明	戎 柳	夏新新	高 霏
朱瑜君	符 燕	张雪艳	袁玮媚	梁秋婧	裴传凤	刘雯燕	沈宇伟
鲍 伟	杨美蓉	刘德志	赵利群	朱 峰	黄崇媚	陈 艳	胡晓敏
季玉蓓	赵园园	潘佩培	吕 青	范仁静	顾晓琳	王 宁	华莹奇
韩光炜	王 岩	肖 强	徐 浩	唐润伟	叶稚茵	曹思萍	查怡鑫
钱钟馨	刘毅珍	龚丽燕	朱立颖	朱 蕾	汤燕萍	刘 军	孙海燕
张淋源	郑晶晶	陈松文	刘 传	田名珠	戚思佳	张 欣	于吉霞
武永霞	王 卫	董向燕	周 蕾	严小培	钱 倍	王 婷	王 辉
成 城	吴明慧	吴卫青	郑军华	周 新	张明明	王瑞兰	沈 燕

上海市第六人民医院 55 人

范小红	张立萍	边 巍	于树婷	曹帅军	朱江英	屠丽雯	陈小华
黄仁政	沈 赟	苏 慧	郭耀萍	耿 倩	郑 婷	廖祥伟	陆 燕

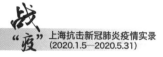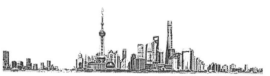
吴　姗　季姝鑫　黄　琳　刘秋月　胡佳颖　李　丹　张　磊　崔　然
王国志　沈佳佳　郝子娴　汪　伟　徐　卿　黄冠东　王　鹏　林　杰
陆雅萍　徐庆宝　钱海泳　马　健　徐周伟　章左艳　张　斌　徐邱婷
唐少华　郭　忠　沈　虹　宁　敏　黄翠琴　顾佳辉　宋昌菊　纪晓康
谢亚莉　周　伟　何　俐　商文静　周文杰　蒋佳清　冯镇宗

上海交通大学医学院附属仁济医院南院 4 人

傅佳顺　张　煜　李盼盼　赵晓玲

上海市第十人民医院 4 人

刘勇超　许　虹　彭　沪　严松娟

华东医院 4 人

吴志雄　陈　贞　蒋伟平　唐　军

上海市同济医院 4 人

刘瑞麟　惠　蔚　肖武强　顾海燕

上海市第六人民医院东院 4 人

钱　晓　文　佳　刘素贞　滕彦娟

复旦大学附属华山医院北院 26 人

毛日成　包丽雯　伍　宁　刘丰韬　刘　蓉　姜　华　汤　晶　吴问香
孙红萍　朱天翼　严书玲　张伟燕　张有志　张红阳　张欣云　李　莲
陈　红　徐东亚　徐　斌　郭　倩　高　鹏　章　鹏　黄嘉琳　韩　杨
鲁　琳　潘洁琼

上海交通大学医学院附属瑞金医院北院 34 人

叶夏莉　蔡　明　韩晓羚　黄　燕　姚智毅　秦　岩　王施妍　叶倩茹
余　洁　唐铭骏　朱酉琦　何雯妍　巩　倩　陈思瑶　赵　程　沈潇云
吴叶佳　顾怡雯　胡潇煜　胡琼莹　杨笑笑　汤一鸣　朱晓宁　刘黎丽
苏晓芬　徐昕宙　秦　怡　鞠　旺　徐雯莉　李碧波　邓梦楠　贾　颖
吴　旻　唐文婕

上海市中医医院 36 人

吴怡颖　奚　洁　邓剑青　吴云霞　李晓奇　王佳瑜　王　硕　卢文琪

冯其茂	折哲	潘旭冰	范江雁	龚燕燕	孙燕	刘燕	赵凡尘
刘青	于倩	鲍君志	高盼	袁颖颖	蔡俊	李万义	钱婷婷
朱颖	季紫娇	贾忠宝	梁婷	樊洁琼	李海涛	胡红梅	茅丽琴
唐建红	陈洁	袁海凌	钱文娟				

上海市肺科医院 4 人

程克斌　王箐　刘一典　徐静静

上海市胸科医院 4 人

冯亮　张俊杰　陶夏　周勇

上海市精神卫生中心 5 人

王振　张晨　卓恺明　彭代辉　程文红

上海市东方医院 58 人

徐月良	李昕	张明鸣	查韵	仇晶军	傅志强	洪昶德	雷撼
冯强	戴炎杉	尹媛媛	徐红福	汤伟清	罗永彬	张锋镝	孙贵新
高彩萍	秦佳文	何丽华	陶华	靳海洋	华晶	王韬	尤俪雯
李慧	姜波	陶军华	王家麟	赵黎明	陈荣璋	顾钦赟	朱嘉鹏
周程辉	吴哲锋	叶晓佟	李辰	吴文娟	袁刘远	周敏	屠一鸣
王春军	杜勇	任慧娟	于思远	毛懿良	刘鹏艳	刘博	陈雄
许诗琨	陆华君	黄国鑫	晏晓坤	谢文婷	姚碧成	蔡斌杰	徐筼
蔡小红	赵清雅						

上海市第七人民医院 54 人

林研	姚玉龙	庞家栋	黄黎静	冯嘉依	高馨然	陈思瑶	张晓丹
付佑辉	李家英	袁计红	丁键	阚雯	余佳	哈明昊	李志勇
凌雪辉	马力凤	徐文彦	张瑞杰	胡雨	路建饶	胡盛	孙能强
袁维方	黄玮	孙雯	陈倩文	张舒	汪维	黄锦阳	吴雯娟
江夏萍	彭丹	赵文强	孙海峰	奚希相	刁海彦	胡双双	吴凡
杨雪	陈小雨	刘春亮	鲁成	邸英莲	凌怡	杨怡雯	龚菁菁
杨金驹	管玉珍	李冬梅	沈伟鸿	黄芳	程文领		

上海市浦东新区人民医院 2 人

尹育红　范叶君

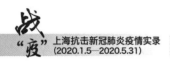
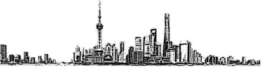
浦东新区公利医院 3 人

许　磊　纪艳艳　殷敏燕

浦东新区周浦医院 3 人

李晓宁　戴　华　郭　鹏

浦东新区浦南医院 3 人

赵云峰　王亚华　李晓静

浦东新区浦东医院 3 人

冯建军　黄　琳　瞿如意

浦东新区肺科医院 3 人

龚惠莉　陶　燕　曹一峰

浦东新区精神卫生中心 3 人

刘　亮　张　雷　樊希望

黄浦区中西医结合医院 1 人

周莱伶

黄浦区香山中医医院 1 人

万　莉

黄浦区精神卫生中心 3 人

陈　健　张六平　温科奇

上海市瑞金康复医院 1 人

陈俊彦

静安区闸北中心医院 1 人

吴瑞珅

静安区精神卫生中心 3 人

吴荣琴　施冬青　刘亚良

静安区彭浦新村街道社区卫生服务中心 2 人

吴婷婷　陈雅娟

徐汇区中心医院 1 人

徐家宜

上海市第八人民医院 1 人

周春燕

徐汇区大华医院 1 人

马骏驰

徐汇区精神卫生中心 3 人

占归来　李　君　倪　花

长宁区妇幼保健院 3 人

郭纪芸　吕　铃　吴　磊

上海市光华中西医结合医院 11 人

成亚慧　汪荣盛　端光丽　程　霞　李艳英　刘　恋　麦静愔　周　萍
秦　明　何青青　白　杨

长宁区精神卫生中心 8 人

汪　阳　黄　莺　杨慧青　季海峰　陈亮亮　杨道良　顾俊杰　陈龙云

普陀区人民医院 8 人

蔡文珺　杜丽平　俞　烽　倪　力　薛莉菲　付佳英　冯　琪　张　玲

普陀区中心医院 8 人

仇超勤　王冬麟　刘金金　王雄彪　严　萍　龚月蕊　范磊磊　张琴琳

普陀区利群医院 7 人

董秋华　吴要华　林　舟　高　莉　刘　雯　缪淑敏　周晓芝

普陀区精神卫生中心 3 人

周　丹　周轶卿　王　峰

普陀区疾病预防控制疾控中心 1 人

张　亮

上海市第四人民医院 15 人

张益辉　任建峰　姚婷婷　戴爱兰　洪　艳　王洋洋　邵　静　张玉萍

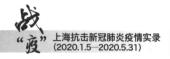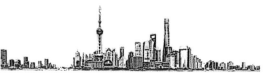

王玲玲　李　磊　柴凤平　王　妍　吕晓慧　蒋金花　庄明燕

上海市中西医结合医院 4 人

严晓晴　冯昱桦　张明洁　张　骞

虹口区江湾医院 4 人

李昱旻　尹　瑛　李　洁　王传海

虹口区精神卫生中心 3 人

介　勇　徐阿红　董玲萍

杨浦区中心医院 54 人

赵　越　郑鹏翔　秦　梦　油文静　马继明　杨　森　范志敏　张燕红
吴晓燕　施　丹　孙　艳　姚慧俐　何紫娟　盛赛花　郭　旋　梁守赞
王　豪　冯雪芳　马　乐　焦闪云　朱　莉　伍净净　王　敏　高　优
倪成彦　李　青　陈　迪　汪志方　戴晓勇　祝毛玲　范　俊　薛　杰
何慧贇　黄羽飞　张　静　叶秀萍　王剑琼　刘蔚菁　戴文琼　刘　红
邱淑佳　王缓缓　梁　翠　顾　蕾　朱晓琼　沈海晨　冯丽美　张祁筠
王梁丽　王　勋　王燕燕　安崇元　王　静　陈菊花

杨浦区市东医院 4 人

翁　超　汪　娟　张洁莹　胡芸芸

杨浦区控江医院 3 人

刘明利　来从秀　张琳艺

杨浦区中医医院 5 人

朱承倩　陈　军　王勇军　肖　燕　方　芳

上海市第一康复医院 5 人

刘　萍　高天霖　沈艳梅　袁肖肖　王小青

杨浦区精神卫生中心 4 人

柴宇静　伍　毅　顾陈韵　杜宇锋

杨浦区牙病防治所 1 人

蔡莹颖

宝山区中西医结合医院 4 人

施 巍 赵 波 邱李夏 熊德新

上海市第一人民医院宝山分院 3 人

王 鹏 徐 越 沐美玲

宝山区精神卫生中心 3 人

朱宏伟 彭四新 施 庆

宝山区罗店医院 2 人

刘 青 程 新

宝山区大场医院 3 人

冯 波 李金花 汤丽君

宝山区仁和医院 3 人

严 俊 朱 莺 张 怡

上海中冶医院 2 人

王燕娇 钱 莉

上海市第五人民医院 54 人

洪 洋 张学敏 徐 丹 秦永芬 华晓婷 李 玲 黄春兰 胡军言
施劲东 丁怿虹 金 枝 沈艳婷 苏宇婷 孙陆玉 刘文静 黄莉莉
查兵兵 付明生 吴跃跃 陆翠微 伍婵娟 楚苗苗 高梦娇 石欣怡
张高峰 刘秀平 李 鹏 杨艳君 严翠丽 黄春萍 王建辉 胡德雪
黄建芳 梅周芳 李青青 沈秀竹 胡春花 柳 玮 辛 舟 史媛虹
李新宇 何燕超 韩凯月 靳 静 刘 亚 张 静 李卫英 都 勇
陈 园 郑 娟 王卫芳 周慧敏 汪冬圆 翁玲琍

闵行区中心医院 3 人

刘文进 王 宏 胡兰兰

闵行区精神卫生中心 3 人

邓延峰 牛卫青 张艳欣

嘉定区中心医院 1 人

杜文永

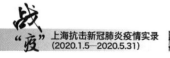
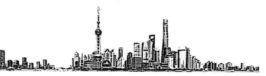
嘉定区安亭医院 1 人

陆庆红

嘉定区南翔医院 1 人

刘 芬

嘉定区中医医院 1 人

肖 娟

嘉定区精神卫生中心 2 人

高存友 徐健能

复旦大学附属金山医院 5 人

周海英 张文英 郭孙升 陆美华 罗 春

上海市第六人民医院金山分院 5 人

徐 浩 张少峰 丁士英 李 红 王洪花

金山区亭林医院 3 人

郑永华 陆 贤 胡娜娜

金山区中西医结合医院 5 人

张莉莲 梁珀铭 顾培珩 沈 妍 顾美萍

金山区精神卫生中心 3 人

高丹青 朱 闻 孟召海

松江区中心医院 4 人

高得勇 盛春风 顾瑞莲 王叶琴

松江区方塔中医医院 4 人

宋海峰 赵小燕 朱嗣伟 邢丽莎

松江区精神卫生中心 3 人

李 瑾 潘 婷 熊 强

上海市第五康复医院 3 人

柴丽莉 吴海燕 姚 晖

松江区九亭医院 4 人

李春花　黄晓莉　吴俊楠　叶海燕

松江区泗泾医院 4 人

于文杰　杜　明　唐彩芳　刘双园

复旦大学附属中山医院青浦分院 10 人

吴毓新　吴超民　周　锋　钱雪梅　王菊莉　胡　婷　李婷婷　严玲玉
严明英　王融融

青浦区中医医院 4 人

施国华　钱　莉　张　培　沈勤兰

青浦区朱家角人民医院 4 人

李巍立　许　妁　范陈戈　张　言

青浦区精神卫生中心 3 人

李雪芳　汪晓晖　沈全荣

青浦区疾病预防控制中心 1 人

刘　天

奉贤区中心医院 5 人

鲁立文　王海红　姜绿燕　蒋惠佳　吴玲玲

奉贤区中医医院 4 人

周东花　徐永兴　丁绍荣　孙旦萍

奉贤区古华医院 5 人

徐　杰　张正华　蔡海英　林小芹　王　婷

奉贤区奉城医院 4 人

周　承　翟晓惠　方士华　秦　萍

奉贤区精神卫生中心 3 人

卞慧莲　李　超　彭红玲

上海交通大学医学院附属新华医院崇明分院 6 人

徐鸣丽　朱　敏　吴春娟　沈　花　郁　淼　秦　云

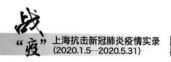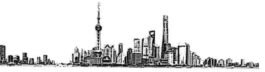

上海市第十人民医院崇明分院 4 人

黄爱萍　何绍华　蒋邦栋　茅汉欣

崇明区第三人民医院 3 人

沈　俭　高玲娣　袁佐杰

崇明区传染病医院 1 人

陆春燕

崇明区精神卫生中心 2 人

方永修　施庆健

上海市卫生健康委员会 4 人

赵丹丹　张志锋　周　密　吴　平

上海市疾病预防控制中心 4 人

朱奕奕　任　宏　郭雁飞　江　宁

上海市血液中心 1 人

邹峥嵘

上海市医疗急救中心 8 人

阮　盛　沈　骏　侯敏杰　陆志刚　薛凯华　孙　俊　曾　杰　刘　轶

中国疾病预防控制中心寄生虫病预防控制所 8 人

周何军　尹建海　田　添　余　晴　陈军虎　陈木新　韩　帅　贾铁武

（总人数 1649 名，排名不分先后）

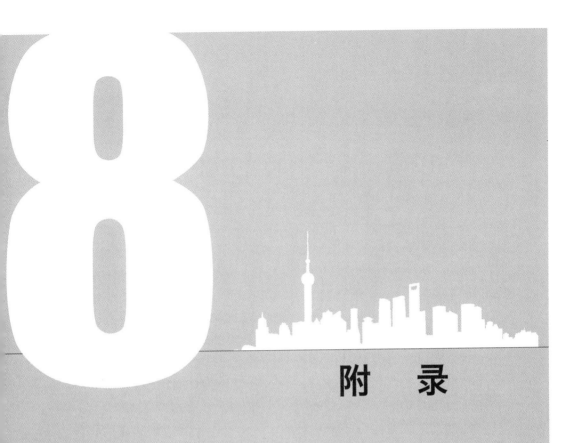

8

附　录

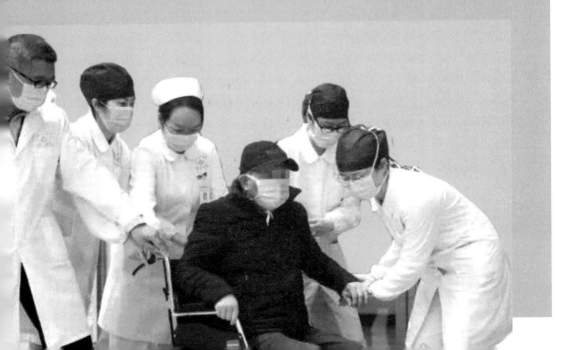

（一）文件辑存

表 8 – 1　　　　上海抗击新冠肺炎疫情重要文件情况表

序号	发文时间	发文单位	文件名称
1	2020 年 1 月 22 日	市政府办公厅	关于成立上海市新型冠状病毒感染的肺炎疫情防控工作领导小组的通知
2	2020 年 1 月 23 日	市卫生健康委、市中医药管理局	关于做好本市中医医院等医疗机构新型冠状病毒感染的肺炎防治工作的通知
3	2020 年 1 月 24 日	市委、市政府	中共上海市委、上海市人民政府关于进一步加强我市新型冠状病毒感染的肺炎疫情防控工作的通知
4	2020 年 1 月 27 日	市政府	关于延迟本市企业复工和学校开学的通知
5	2020 年 1 月 27 日	市人力资源和社会保障局	关于应对新型冠状病毒感染肺炎疫情实施支持保障措施的通知
6	2020 年 2 月 1 日	市卫生健康委	关于开展"上海市新型冠状病毒感染肺炎疫情预警预测模型研究"研究项目的通知
7	2020 年 2 月 2 日	市财政局	进一步做好本市新型冠状病毒感染肺炎疫情防控经费保障工作的通知
8	2020 年 2 月 3 日	市住房城乡建设管理委	关于进一步加强建筑工地疫情防控措施的通知

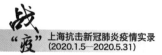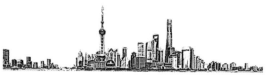

序号	发文时间	发文单位	文件名称
9	2020年2月3日	市公安局	关于依法严厉打击新型冠状病毒感染肺炎疫情防控期间违法犯罪切实维护社会稳定的通告
10	2020年2月3日	市人力资源和社会保障局	关于切实做好新型冠状病毒感染的肺炎疫情防控期间本市社会保险经办工作的通知
11	2020年2月3日	市卫生健康委、市医保局	关于适当延长门诊慢性病患者处方用量的通知
12	2020年2月4日	市财政局	关于落实防控新型冠状病毒感染的肺炎疫情进口物资免税政策有关事项的通知
13	2020年2月4日	市人力资源和社会保障局、市医疗保障局、市财政局	关于支持新型冠状病毒感染的肺炎疫情防控减轻企业负担若干政策的通知
14	2020年2月5日	市民政局	关于《本市民政系统服务行业疫情防控工作规范》的通知
15	2020年2月5日	市市场监管局	关于新型冠状病毒感染的肺炎疫情防控期间进一步规范和加强执法办案工作的意见
16	2020年2月6日	市科委	关于本市科技创业孵化载体加强新型冠状病毒感染的肺炎疫情防控工作的通知
17	2020年2月6日	市人力资源和社会保障局	关于应对新型冠状病毒感染肺炎疫情做好公共就业服务工作有关事项的通知
18	2020年2月6日	市人力资源和社会保障局、市财政局	关于做好本市受疫情影响企业职工线上职业培训补贴工作的通知
19	2020年2月6日	市市场监管局	关于新型冠状病毒感染的肺炎疫情防控期间本市特种设备作业人员考核发证工作的通告
20	2020年2月7日	市十五届人大常委会第十七次会议	上海市人大常委会关于全力做好当前新型冠状病毒感染肺炎疫情防控工作的决定

序号	发文时间	发文单位	文件名称
21	2020 年 2 月 7 日	市财政局、市发展改革委	关于贯彻落实新型冠状病毒感染的肺炎疫情防控期间免征部分行政事业性收费有关事项的通知
22	2020 年 2 月 7 日	市市场监管局	关于调整疫情防控期间政务大厅办事服务方式的通告
23	2020 年 2 月 8 日	市政府	上海市全力防控疫情支持服务企业平稳健康发展的若干政策措施的通知
24	2020 年 2 月 8 日	市卫生健康委	关于本市卫生健康系统做好新型冠状病毒感染的肺炎疫情防控工作的通知
25	2020 年 2 月 8 日	市医保局、市人力资源社会保障局、市财政局	关于 2020 年阶段性降低本市职工基本医疗保险缴费费率的通知
26	2020 年 2 月 8 日	市科委（市外国专家局）	关于做好在沪工作外国专家防控新型冠状病毒疫情服务工作的通知
27	2020 年 2 月 9 日	市战略性新兴产业领导小组办公室	关于组织新型冠状病毒诊断与治疗创新品种研发及产业化特别专项的实施细则
28	2020 年 2 月 9 日	市卫生健康委	关于印发《上海市新型冠状病毒肺炎防控方案（第四版）》的通知
29	2020 年 2 月 9 日	市卫生健康委、市中医药管理局	关于实施中医药防治新型冠状病毒肺炎应急专项的通知
30	2020 年 2 月 9 日	市财政局、国家税务总局上海市税务局	关于坚决贯彻落实支持防控新型冠状病毒感染的肺炎疫情有关税收政策的通知
31	2020 年 2 月 9 日	市人力资源和社会保障局、市财政局	关于做好疫情防控期间本市稳就业工作有关事项的通知

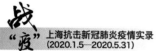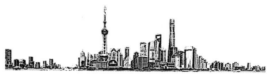
序号	发文时间	发文单位	文件名称
32	2020 年 2 月 9 日	市市场监管局	关于加强新型冠状病毒感染肺炎防控期间特殊食品生产经营监管工作的通知
33	2020 年 2 月 9 日	市经济信息化委	关于做好企业复工复产工作的通知
34	2020 年 2 月 10 日	市政府	关于进一步严格落实各项疫情防控措施的通告
35	2020 年 2 月 10 日	市财政局、市发展改革委、市经济信息化委、人民银行上海分行、市审计局和市地方金融监管局	关于本市全力防控疫情对企业加大财政支持金融服务力度相关措施的通知
36	2020 年 2 月 10 日	市市场监管局	关于新型冠状病毒肺炎疫情防控期间本市特种设备单位行政许可工作的通告
37	2020 年 2 月 10 日	市社会信用建设办公室	关于做好疫情防控期间信用管理和服务工作的通知
38	2020 年 2 月 11 日	市教委	关于进一步加强本市教育系统建筑工地新型冠状病毒肺炎疫情防控工作的通知
39	2020 年 2 月 11 日	市国资委	关于本市国有企业减免中小企业房屋租金的实施细则
40	2020 年 2 月 11 日	市市场监管局	关于加强新型冠状病毒肺炎疫情防控期间广告管理的通告
41	2020 年 2 月 14 日	市疫情防控工作领导小组办公室	本市居民区(村)疫情防控管理操作导则
42	2020 年 2 月 14 日	市教委、市财政局	关于做好本市新冠肺炎疫情防控期间学生资助工作的通知
43	2020 年 2 月 14 日	市财政局、市教委	关于切实做好学校疫情防控经费保障工作的通知

序号	发文时间	发文单位	文件名称
44	2020 年 2 月 14 日	市财政局	关于疫情防控期间稳妥有序开展本市政府采购的活动意见
45	2020 年 2 月 16 日	市卫生健康委、市高级人民法院、市人民检察院、市公安局	关于转发《关于做好新型冠状病毒肺炎疫情防控期间保障医务人员安全维护良好医疗秩序的通知》的通知
46	2020 年 2 月 17 日	市卫生健康委、市生态环境局	关于加强本市新型冠状病毒肺炎疫情期间医疗污水和城镇污水监管工作的通知
47	2020 年 2 月 18 日	市教委、市人力资源和社会保障局	关于应对疫情做好 2020 届上海高校毕业生就业工作的通知
48	2020 年 2 月 19 日	市经济信息化委、市财政局	关于延长《上海市产业转型升级发展专项资金管理办法》有效期的通知
49	2020 年 2 月 19 日	市卫生健康委	关于做好本市新冠肺炎疫情防控期间卫生行政执法工作的通知
50	2020 年 2 月 20 日	市文化旅游局	关于上海市全力防控疫情支持服务旅游企业平稳健康发展的若干政策措施
51	2020 年 2 月 21 日	市体育局	关于全力支持本市体育企业抗疫情稳发展的通知
52	2020 年 2 月 22 日	市文化旅游局	上海市 A 级旅游景区新型冠状病毒肺炎疫情防控工作指南
53	2020 年 2 月 24 日	市市场监管局、市农业农村委、市绿化市容局、市公安局、上海海关、市网信办	关于印发《上海市联合开展打击野生动物违规交易专项执法行动方案》的通知
54	2020 年 2 月 24 日	市卫生健康委、市中医药管理局	关于印发《上海市新型冠状病毒肺炎中医诊疗方案(试行第二版)》的通知

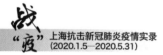
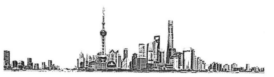
序号	发文时间	发文单位	文件名称
55	2020 年 2 月 24 日	市卫生健康委	关于印发《上海市新型冠状病毒肺炎防控方案（第五版）》的通知
56	2020 年 2 月 24 日	市卫生健康委、市中医药管理局	关于转发《关于印发新型冠状病毒肺炎恢复期中医康复指导建议（试行）的通知》的通知
57	2020 年 2 月 25 日	市财政局、市机关事务管理局	关于做好本市行政事业单位新冠肺炎疫情防控资产保障工作的通知
58	2020 年 2 月 27 日	市商务委	关于推动居民生活服务业复工复产的通知
59	2020 年 2 月 28 日	市财政局	关于做好疫情防控期间市级行政事业单位减免中小企业房屋租金相关工作的通知
60	2020 年 2 月 28 日	市培训市场综合治理工作联席会议办公室	关于培训机构、托育机构继续暂缓开展线下相关服务的通告
61	2020 年 2 月 28 日	市教育系统新冠肺炎疫情防控工作领导小组	关于做好在线教育期间中小学生近视防控工作的通知
62	2020 年 3 月 5 日	市卫生健康委、市商务委、市文化旅游局、市交通委、市体育局	关于印发本市新冠肺炎疫情期间公共场所清洁消毒卫生管理指引的通知（附 9 个指引文件）
63	2020 年 3 月 5 日	市商务委	关于转发沐（足）浴、洗染、咖啡、婚庆、家电维修和酒吧等居民生活服务业复工复产复市新冠肺炎疫情防控工作指引的通知
64	2020 年 3 月 5 日	市人力资源和社会保障局、市财政局	关于本市实施阶段性减免企业社会保险费的通知
65	2020 年 3 月 5 日	市卫生健康委、市中医药管理局	关于转发《关于加强对定点医院新冠肺炎中西医结合医疗救治工作调研指导的通知》的通知

序号	发文时间	发文单位	文件名称
66	2020 年 3 月 6 日	市卫生健康委、市中医药管理局	关于转发《关于做好应对 2020 年春节假期后就诊高峰工作的通知》的通知
67	2020 年 3 月 10 日	市卫生健康委、市中医药管理局	关于公布上海市中医药防治新冠肺炎科研攻关项目立项名单的通知
68	2020 年 3 月 10 日	市卫生健康委、市中医药管理局	关于开展传染病中医药防治能力建设专项申报工作的通知
69	2020 年 3 月 11 日	市商务委	关于转发《商贸、餐饮等行业复工复产复市工作指引》的通知
70	2020 年 3 月 11 日	市科委	关于印发《上海市新型冠状病毒肺炎疫情防控期间科普基地复工和恢复开放工作指南》的通知
71	2020 年 3 月 11 日	市科委	关于推迟 2020 年度上海市科技小巨人(含培育)企业综合绩效评价材料报送的通知
72	2020 年 3 月 11 日	市经济信息化委	关于印发《关于应对疫情影响进一步加强企业服务促进中小企业平稳健康发展的若干措施》的通知
73	2020 年 3 月 11 日	市经济信息化委、中国银行上海市分行	关于支持中小企业有序复工复产专属金融服务方案的通知
74	2020 年 3 月 11 日	市经济信息化委、浦发银行上海分行	关于推出专属金融服务方案支持企业有序复工复产的通知
75	2020 年 3 月 11 日	市人力资源社会保障局、市经济信息化委、市财政局	关于给予本市相关企业就业补贴应对疫情影响稳定就业岗位的通知

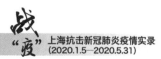
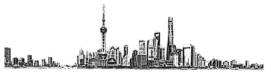

序号	发文时间	发文单位	文件名称
76	2020 年 3 月 13 日	市商务委	关于应对新冠肺炎疫情支持外贸企业稳定发展的政策措施
77	2020 年 3 月 23 日	市卫生健康委、市中医药管理局	关于开展上海市新冠肺炎疫情防控优秀护理项目评选活动的通知
78	2020 年 3 月 25 日	市财政局	关于预拨防疫重点企业贷款贴息资金的通知
79	2020 年 4 月 8 日	市委、市政府	关于完善重大疫情防控体制机制健全公共卫生应急管理体系的若干意见
80	2020 年 4 月 9 日	市人民检察院	上海市检察机关服务保障全面深化国际一流营商环境建设2020 年行动方案
81	2020 年 4 月 10 日	市商务委、市发展改革委、市经济信息化委等	上海市贯彻《国务院关于进一步做好利用外资工作的意见》若干措施
82	2020 年 4 月 10 日	市政府办公厅	上海市扩大有效投资稳定经济发展的若干政策措施
83	2020 年 4 月 13 日	市经济信息化委	上海市促进在线新经济发展行动方案(2020—2022 年)
84	2020 年 4 月 29 日	市商务委、市市场监管局	上海市地方标准《餐饮服务单位分餐制管理规范》
85	2020 年 4 月 29 日	市政府办公厅	关于改革完善医疗卫生行业综合监管制度的实施意见
86	2020 年 5 月 11 日	市爱卫委、市健促委	上海市民健康公约
87	2020 年 5 月 15 日	市政府办公厅	关于同意《关于加快特色产业园区建设促进产业投资的若干政策措施》的通知
88	2020 年 5 月 25 日	市委、市政府	关于促进中医药传承创新发展的实施意见

上海市人民政府办公厅
关于成立上海市新型冠状病毒感染的肺炎
疫情防控工作领导小组的通知

沪府办〔2020〕8 号

各区人民政府,市政府各委、办、局,各有关单位:

经市政府研究,决定成立上海市新型冠状病毒感染的肺炎疫情防控工作领导小组(以下简称"领导小组"),其组成人员如下:

组　长:应　勇　市长

副组长:陈　寅　常务副市长

　　　　宗　明　副市长

成　员:陈　靖　市政府秘书长

　　　　赵　奇　市政府副秘书长

　　　　杭迎伟　市政府副秘书长、浦东新区区长

　　　　顾洪辉　市政府副秘书长

　　　　姜　迅　市委网信办主任

　　　　陈石燕　市发展改革委副主任

　　　　吴金城　市经济信息化委主任

　　　　华　源　市商务委(市口岸办)主任

　　　　陆　靖　市教委主任

　　　　张　全　市科委主任

　　　　陈　臻　市公安局副局长

　　　　朱勤皓　市民政局局长

　　　　曹吉珍　市财政局局长

　　　　赵永峰　市人力资源社会保障局局长

　　　　寿子琪　市生态环境局局长

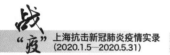 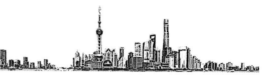
黄永平　市住房城乡建设管理委主任

谢　峰　市交通委主任

张国坤　市农业农村委主任

于秀芬　市文化旅游局局长

邬惊雷　市卫生健康委主任

马坚泓　市应急局局长

王建平　市审计局局长

陈学军　市市场监管局局长

张小松　市政府外办主任

夏科家　市医保局局长

邓建平　市绿化市容局（市林业局）局长

姚　海　市政府合作交流办主任

闻大翔　市药品监管局局长

王剑华　市信访办主任

徐　威　市政府新闻办主任

王兴鹏　申康医院发展中心主任

付　晨　市疾病预防控制中心主任

高融昆　上海海关关长

巢克俭　黄浦区区长

方世忠　徐汇区区长

王　岚　长宁区区长

于　勇　静安区区长

姜冬冬　普陀区区长

胡广杰　虹口区区长

薛　侃　杨浦区区长

陈宇剑　闵行区区长

陈　杰　宝山区区长

陆方舟　嘉定区区长

郭　芳　奉贤区区长

李　谦　松江区区长

刘　健　金山区区长

余旭峰　青浦区区长

缪　京　崇明区区长

张仁良　交运集团董事长

俞光耀　申通地铁集团董事长

冯　昕　机场集团总裁

应慧刚　中国铁路上海局集团总经理

马德荣　武警上海总队司令员

孙金邦　上海警备区后勤保障局局长

领导小组下设办公室(设在市卫生健康委),办公室主任由顾洪辉同志兼任。

上海市人民政府办公厅

2020 年 1 月 22 日

中共上海市委、上海市人民政府
关于进一步加强我市新型冠状病毒感染的肺炎
疫情防控工作的通知

各区党委和人民政府,市委、市人民政府各部、委、办、局,各市级机关,各人民团体:

为进一步贯彻落实习近平总书记重要指示精神和党中央、国务院部署,根据《中华人民共和国传染病防治法》《中华人民共和国突发事件应对法》《突发公共卫生事件应急条例》等法律法规,以人民群众生命健康安全为重中之重,全力以赴、有力有效做好新型冠状病毒感染的肺炎疫情防控工作,现就有关事项通知如下:

一、切实提高政治站位,增强做好疫情防控工作的责任感、紧迫感

我市新型冠状病毒感染的肺炎疫情防控工作要按照市委、市政府统一部署,把人民群众生命安全和身体健康放在第一位,强化风险意识和底线思维,

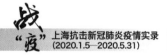
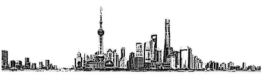

坚持"依法依规、属地管理、完善机制、合理应对、依靠科学、有序有效、公开透明、实事求是"的总体要求,落实最严格的防控措施,根据我市已启动的重大突发公共卫生事件一级响应机制要求,切实履行属地责任、部门责任、单位责任、个人责任,落实全市联防联控机制,做到早发现、早诊断、早报告、早隔离、早治疗,按照集中患者、集中专家、集中资源、集中救治的原则,坚决防止疫情扩散,坚决遏制疫情蔓延。

二、切实落实好联防联控措施,科学高效做好疫情防控工作

(一)强化地区属地防控

各区要在市新型冠状病毒感染的肺炎疫情防控工作领导小组统一指挥下,建立健全职责明确、运转高效、科学决策的领导指挥体系,以最快的速度、最严的措施,落实疫情防控、医疗救治和监督管理等各项措施。进一步落实对疫情重点地区来沪人员实行居家或集中隔离医学观察,加强对在疫情重点地区有居住史和旅行史来沪人员流感样症状进行筛查,把传染源掐断,把危险因素控制住。尽量减少人群集聚活动,取消各类大型公共活动,加大对人群密集公共场所的预防性消毒和通风工作力度。督促辖区内各部门、各单位各司其职、分工协作,落实好各项防控措施,突出对社区防控工作的领导,层层压实责任,确保防控工作不留死角。

各乡镇街道要按照市、区统一部署,发挥群防群治力量,充分发动基层社区开展环境卫生整治,组织指导村委会、居委会做好辖区内外来人员管理,采取针对性防控举措,切实做好辖区内防控工作。进一步做好居家和集中隔离医学观察工作,同时做好接受医学观察人员的日常生活保障。各村委会、居委会要配合疾病预防控制机构和社区卫生服务机构,认真做好社区防病宣传教育和健康提示,及时收集报送相关信息,配合相关部门为居家隔离医学观察的人员做好服务保障。物业服务企业要配合做好防控工作。

(二)强化部门协同防控

卫生健康部门要依法加强防控协调和监督执法,做好疫情监测、研判、报告和防控救治工作。督促指导医疗卫生机构开展疫情防控、医疗救治、样本采集和信息报送等工作,加强发热门诊医疗力量配备,配置隔离留置空间,做好筛查和救治工作;切实加强医务人员培训和防护,做好防护消毒用品保障,避免出现医务人员感染情况;加强实验室检测力量配备、检测耗材保障和质量控制,确保及时诊断、及时处置。认真做好医疗救治后备工作。做好防控物资采购储备,确保满足医疗救治需求。组织技术力量支持指导各部门、各单位开展宣传教育和防控工作。

按照分工负责,加强在口岸、机场、火车站、长途汽车站、码头、道口以及人员密集公共场所设置体温检测设备,加强预防性消毒。航空、铁路、长途客运、公路进沪检查站要对来自疫情重点地区的人员进行排查和登记。

公安部门要协助有关部门依法落实追踪信息、隔离措施,依法处置与疫情相关的社会治安突发事件,维护社会稳定。

教育部门要严格落实各类教育培训机构线下培训活动一律暂缓开展。做好学校和幼托机构防控工作,落实各项防控措施,特别是做好我市在疫情重点地区求学学生返沪情况以及来自疫情重点地区学生情况的排摸和信息报告,做好应对预案。

商务、市场监管、城管执法等部门要根据各自职责分工,做好季节性关闭活禽市场,取缔非法活禽销售,加强对肉类商品流通、消费环节的监管,严查肉类经营者主体资质与交易凭证,严格落实对病、死动物处理的消毒措施,严禁野生动物交易。

文化旅游部门要做好旅行卫生提示,旅游团队及人员的宣传、登记和观察工作,保护游客健康安全。根据防控形势的变化,做好集中医学观察宾馆协调和指导工作。取消以疫情重点地区为旅游目的地的旅行团。

农业农村部门要按照动物疫情监测与防控技术方案,做好动物养殖检疫监管和相关动物疫情监测的信息管理。

绿化市容部门要做好野生动物疫情监测和预警,依法对环境卫生状况进行检查和督办。

商务、经济信息化、发展改革等部门要负责协调相关防护防疫用品、药品和临床救治设备等应急物资的生产、采购、调拨、运输、储备等。

财政、医疗保障等部门要全力做好病例救治费用保障,确保患者不因费用问题影响就医,确保收治医院不因支付政策影响救治。

(三)强化社会积极防控

我市行政区域内各机关、企事业单位、社会团体和其他组织要落实卫生健康部门和行业主管部门提出的各项防控措施,建立健全防控工作责任制和管理制度,加强健康宣传教育。做好单位员工的健康监测,督促从疫情重点地区返沪人员居家或集中隔离医学观察,发现异常情况及时报告相关部门,并按照

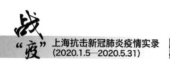
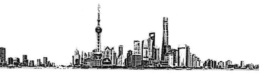
要求采取相应防控措施。

公共场所或者其他人员密集场所的经营者、管理者要落实消毒、通风等防控措施，并对进入人员进行健康宣传教育。建筑施工单位要加强对施工人员生活居住场所的防控管理，严格落实防控措施。

提供住宿服务的经营单位要如实对旅客姓名、来源地、联系方式等信息进行登记，对来自疫情重点地区的旅客进行排摸，并及时向当地疾病预防控制机构报告，按照当地疾病预防控制机构的指导采取相应防控措施。旅客应积极主动配合。

（四）强化个人自主防控

个人要按照《中华人民共和国传染病防治法》规定，服从政府部门开展的防控工作，做好自我防护，依法接受疾病预防控制机构、医疗卫生机构有关传染病的调查、样本采集、检测、隔离治疗等防控措施，如实提供有关信息。

从疫情重点地区返沪、来沪的人员，要主动报告并居家或集中隔离医学观察，配合医务人员对其健康状况的随访或电话询问等。

新型冠状病毒感染的肺炎疑似病人、确诊病人及其密切接触者，要按照《中华人民共和国传染病防治法》等法律法规以及我市防控方案的要求，配合做好排查、隔离治疗。对拒不配合的，依法予以处理。

三、切实加强组织领导，确保责任落实到位

各区、各部门、各单位要进一步提高政治站位，切实增强大局意识，建立相应的领导小组，完善防控工作协调机制，切实履行好疫情防控责任，坚决防止疫情扩散蔓延。始终绷紧安全这根弦，压实责任、细化预案，真正做到守土有责、守土有方、守土尽责，以坚决、科学、严格的防控措施，保障人民群众身体健康和城市公共安全。切实做好应急值守，确保人员到位、信息畅通，严格执行报告制度，不得瞒报、缓报、谎报。在疫情防控中不履职、不当履职、违法履职的，按照有关法律法规追究相关人员责任。

中共上海市委

上海市人民政府

2020 年 1 月 24 日

上海市人民政府
关于延迟本市企业复工和学校开学的通知

各区人民政府,市政府各委、办、局,各有关单位:

　　为加强新型冠状病毒感染的肺炎疫情防控工作,有效减少人员聚集,阻断疫情传播,更好保障人民群众生命安全和身体健康,按照党中央、国务院防控工作部署,根据《中华人民共和国突发事件应对法》《中华人民共和国传染病防治法》和本市重大突发公共卫生事件一级响应机制的有关规定,经市政府研究决定,现就延迟本市企业复工和学校开学紧急通知如下:

　　一、本市区域内各类企业不早于2月9日24时前复工。涉及保障城市运行必需(供水、供气、供电、通讯等行业)、疫情防控必需(医疗器械、药品、防护品生产和销售等行业)、群众生活必需(超市卖场、食品生产和供应等行业)及其他涉及重要国计民生的相关企业除外。用人单位须依法保障员工合法权益。

　　二、上海各级各类学校(高校、中小学、中职学校、幼儿园、托儿所等)2月17日前不开学。此前,学校不组织学生返校、不举行任何线下教学活动和集体活动(包括培训机构)。具体开学时间,将视相关疫情防控情况,经科学评估后确定。一旦确定,将提前向社会公布。

　　三、针对确因工作需要近期返沪的人员,各相关部门和所在单位要加强检疫查验和健康防护,所在单位要及时报告相关信息,对来自或去过疫情重点地区的人员一律严格落实医学观察、隔离等措施,做到全覆盖。

　　四、各相关企业和学校要切实落实本通知要求,强化主体责任,把各项防控和服务保障措施落实落细,确保社会平稳有序。

上海市人民政府

2020年1月27日

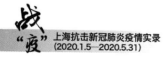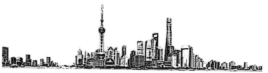
上海市公安局关于依法严厉打击新型冠状病毒感染肺炎疫情防控期间违法犯罪切实维护社会稳定的通告

当前,新型冠状病毒感染肺炎疫情防控工作处于关键时期,上海市已启动突发公共卫生事件一级响应机制。为坚决打赢疫情防控阻击战,切实维护人民群众生命安全和身体健康,确保社会平稳有序,根据《中华人民共和国刑法》《中华人民共和国治安管理处罚法》《中华人民共和国传染病防治法》《中华人民共和国突发事件应对法》及相关司法解释等有关规定,现通告如下:

一、个人、机关、企事业单位、社会团体和其他组织应当严格遵守各项法律法规和疫情管控工作措施,主动配合政府部门开展的疫情防控工作,加强自我防护和内部安全管理,依法接受疾病预防控制机构、医疗卫生机构及社会组织有关传染病的调查、样本采集、检测、隔离治疗等防控措施,如实提供相关信息。

二、凡来自或者途经疫情重点地区的人员进入本市的,以及与上述人员、确诊或疑似新型冠状病毒感染肺炎病例有密切接触的人员,应主动接受体温检测,如实填写《健康状况信息登记表》,自觉实施居家或者积极配合集中隔离医学观察14天。对未按照规定主动登记,在工作人员询问时不如实告知,或者拒绝执行相关检测、居家隔离、集中隔离观察措施的,将按照有关规定处理,构成治安管理违法行为或者犯罪的,公安机关将依法追究相关人员的法律责任。

三、来自或者途经疫情重点地区的人员,以及与上述人员、确诊或疑似新型冠状病毒感染肺炎病例有密切接触的人员,出现发热、乏力、干咳等疑似症状,应主动向相关机构报告,不按照要求主动报告,拒绝接受检验检疫、隔离或治疗,造成传染病传播,危害公共安全的,依法追究刑事责任;尚不构成犯罪的,依法给予行政处罚。

四、疫情防控期间,公安机关将依法严厉打击各类造谣滋事、谎报疫情扰乱公共秩序、扰乱医疗机构秩序、伤害医护人员、哄抬物价、造假售假、贩卖野生动物、妨害执行职务等违法犯罪行为。

五、公安机关鼓励广大群众积极举报涉及疫情防控的违法犯罪线索,共同维护社会治安秩序。

六、本通告自发布之日起实施。

特此通告。

上海市公安局

2020 年 2 月 3 日

关于支持新型冠状病毒感染的肺炎
疫情防控减轻企业负担若干政策的通知

沪人社办(2020)44 号

市社会保险事业管理中心、市就业促进中心、市医疗保险事业管理中心,各区人力资源社会保障局、医疗保障局、财政局,各有关单位:

为贯彻落实中央和市委、市政府关于做好新型冠状病毒感染的肺炎疫情防控工作的重要决策部署,切实保障企业正常经营秩序、减轻企业负担,根据《国务院关于进一步做好稳就业工作的意见》(国发〔2019〕28 号)等文件精神,经市政府同意,现就本市实施减轻企业负担若干政策通知如下:

一、继续实施失业保险稳岗返还政策。2020 年,继续对不裁员、少减员、符合条件的用人单位返还单位及其职工上年度实际缴纳失业保险费总额的 50%。

二、调整职工社会保险缴费年度。2020 年起,本市职工社会保险缴费年度起止日期调整为当年 7 月 1 日至次年 6 月 30 日。2019 年本市职工社会保险缴费年度顺延至 2020 年 6 月 30 日。

三、可延长社会保险缴费期。因受疫情影响,对本市社会保险参保单位、

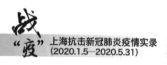
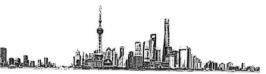

灵活就业人员和城乡居民未能按时办理参保登记、缴纳社会保险费等业务的，允许其在疫情结束后补办。参保单位逾期缴纳社会保险费的，在向本市社保经办机构报备后，不收取滞纳金，不影响参保职工个人权益记录，相关补缴手续可在疫情解除后3个月内完成。

四、实施培训费补贴政策。对受疫情影响的本市各类企业，在停工期间组织职工（含在企业工作的劳务派遣人员）参加各类线上职业培训的，纳入各区地方教育附加专项资金补贴企业职工培训范围，按实际培训费用享受95%的补贴。平台企业（电商企业）以及新业态企业可参照执行。

特此通知。

上海市人力资源和社会保障局

上海市医疗保障局

上海市财政局

2020 年 2 月 4 日

上海市人民代表大会常务委员会
关于全力做好当前新型冠状病毒感染肺炎
疫情防控工作的决定

（2020 年 2 月 7 日上海市第十五届人民代表大会
常务委员会第十七次会议通过）

为了全力做好当前新型冠状病毒感染肺炎疫情防控工作，落实最严格的防控措施，保障公众身体健康和社会公共安全，举全市之力共同打赢疫情防控阻击战，根据《中华人民共和国传染病防治法》《中华人民共和国突发事件应对法》和《突发公共卫生事件应急条例》等法律、行政法规，结合本市实际情况，在疫情防控期间，作如下决定：

一、本市疫情防控工作，贯彻依法依规、科学防治、精准施策、有序规范、联防联控、群防群治的原则，坚持党建引领，采取管用有效的措施，把区域治理、部门治理、行业治理、基层治理、单位治理有机结合起来,切实提高疫情防控的科学性、及时性和有效性。

二、各级人民政府及其有关部门应当切实履行属地责任、部门责任,建立健全市、区、街镇、城乡社区等防护网络,发挥"一网统管"作用,形成跨部门、跨层级、跨区域防控体系,做好疫情监测、排查、预警、防控工作,防输入、防传播、防扩散,落实全市联防联控机制。

各级人民政府及其有关部门应当强化对定点医疗机构、集中隔离场所等重点部位的综合管理保障工作,全力维护医疗、隔离秩序;应当调动高校、科研院所、企业等各方面的积极性,加大科研攻关力度,积极提高科学救治能力。

乡镇人民政府和街道办事处应当按照市、区统一部署,发挥群防群治力量,组织指导居民委员会、村民委员会做好辖区管理,采取针对性防控举措,切实做好辖区内防控工作。

居民委员会、村民委员会应当发挥自治作用,协助相关部门做好社区疫情防控宣传教育和健康提示,落实相关防控措施,及时收集、登记、核实、报送相关信息。业主委员会、物业服务企业应当配合做好疫情防控工作。

三、在本市行政区域内,任何单位和个人都应当遵守关于疫情防控的规定,服从本地区人民政府的统一指挥和管理,及时报告新型冠状病毒感染的肺炎患者、与患者密切接触者以及其他需要开展医学观察、隔离治疗人员的情况。

机关、企事业单位、社会组织对本单位落实各项疫情防控措施负有主体责任,应当强化防控工作责任制和管理制度,对重点人员、重点群体、重要场所、重要设施实施严格管控,加强健康监测,发现异常情况及时报告相关部门。产业园区管理机构应当做好园区内各项疫情防控工作。航空、铁路、轨道交通、长途客运、水路运输等公共服务单位应当采取必要措施,确保各项疫情防控措施有效落实。个人应当做好自我防护,按照规定如实提供有关信息,配合相关部门做好疫情防控工作,依法接受调查、监测、隔离观察、集中救治等防控措施,确保疫情早发现、早报告、早诊断、早隔离、早治疗。

四、市人民政府可以在不与宪法、法律、行政法规相抵触,不与本市地方性法规基本原则相违背的前提下,在医疗卫生、防疫管理、隔离观察、道口管理、交通运输、社区管理、市场管理、场所管理、生产经营、劳动保障、市容环境等方面,就采取临时性应急管理措施,制定政府规章或者发布决定、命令、通告等,

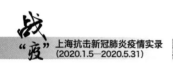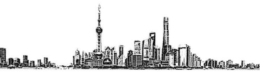
并报市人大常委会备案。

五、市、区人民政府及其有关部门可以在必要时依法向单位或者个人征用应急救援所需设备、设施、场地、交通工具和其他物资,要求相关企业组织相应的应急救援物资和生活必需品的生产、供给。市、区人民政府及其有关部门应当向被征用的单位或者个人发出应急征用凭证,并依法予以归还或者补偿。市、区人民政府及其有关部门应当加大统筹力度,优先满足一线医护人员和救治病人对应急救援物资的需要。

发展改革、经济信息化、商务、应急管理、市场监管、财政、口岸查验、住房城乡建设等有关部门应当创新监管方式,优化工作流程,建立绿色通道,为应急救援物资的供应和使用以及应急救援工程建设等提供便利。市、区人民政府及其有关部门应当对防控工作中相关单位遇到的困难及时提供帮扶,有效解决相关问题。

市、区人民政府有关部门应当加强对与应急救援有关的慈善捐赠活动的规范管理,确保接收、支出、使用及其监督全过程透明、公开、高效、有序。

六、本市充分发挥"一网通办"平台的作用,加强业务协同办理,优化政务服务流程,提供线上政务事项办理服务。

鼓励企事业单位、社会组织和个人通过网上办理、证照快递等方式,在线办理税务、人社、医保、公积金、出入境证件等相关业务。

七、市人民政府及其有关部门应当严格落实疫情报告制度,实事求是、公开透明、迅速及时向社会公布疫情信息,不得缓报、漏报、瞒报、谎报。

广播、电视、报刊、网络等媒体应当积极开展公益宣传,普及疫情防控知识,宣传解读政策措施,推广防控工作经验做法,开展舆论引导,回应社会关切,在全社会营造坚定信心、全民抗击疫情的积极氛围。

任何单位和个人不得编造、传播有关疫情的虚假信息。

八、市、区人民政府根据疫情防控需要,可以与长三角区域相关省、市建立疫情防控合作机制,加强信息沟通和工作协同,共同做好疫情联防联控。

九、任何单位和个人都有权向各级人民政府及其有关部门报告疫情传播的隐患和风险,有权举报违反本决定的其他情况。接受举报的机关,应当及时调查处理。

十、本市人民法院、人民检察院应当积极履行职责,依法处理各类疫情防控相关民商事纠纷,依法严惩各类妨碍疫情防控的违法犯罪行为,为疫情防控及时提供司法保障。

十一、在疫情防控工作中,任何单位和个人,违反有关法律法规和本决定,由公安机关等有关部门依法给予处罚;给他人人身、财产造成损害的,依法承担民事责任;构成犯罪的,依法追究刑事责任。个人有隐瞒病史、重点地区旅行史、与患者或疑似患者接触史、逃避隔离医学观察等行为,除依法严格追究相应法律责任外,有关部门还应当按照国家和本市规定,将其失信信息向本市公共信用信息平台归集,并依法采取惩戒措施。

十二、市人大常委会和各区人大常委会应当通过听取专项工作报告等方式,加强对本决定执行情况的监督。

市人大常委会和各区人大常委会应当充分发挥各级人大代表作用,汇集、反映人民群众的意见和建议,督促有关方面落实疫情防控的各项工作。

本决定自 2020 年 2 月 7 日起施行,终止日期由上海市人民代表大会常务委员会另行公布。

上海市人民代表大会常务委员会

2020 年 2 月 7 日

上海市经济和信息化委员会
关于做好企业复工复产工作的通知

沪经信运〔2020〕75 号

各区经委(商务委)、信息委,各有关单位:

为坚决贯彻习近平总书记重要指示精神,落实党中央、国务院和市委、市政府关于加强疫情防控工作的部署要求,按照《关于上海市防控新型冠状病毒感染的肺炎疫情全面实施来沪人员健康筛查和重点人员隔离观察(留验)工作的通知》(沪肺炎防控办〔2020〕22 号)、《关于进一步做好社会面疫情防控工作的通知》(沪肺炎防控办〔2020〕40 号)和《市安委会办公室关于做好当前防范工作的通知》(沪安委办〔2020〕5 号),坚持"三个全覆盖、三个一律",统筹推

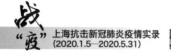 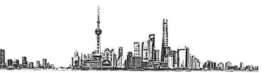
进生产保障和防控任务,坚决打赢疫情防控阻击战,现就加强企业复工复产工作通知如下:

一、总体要求和基本原则

把疫情防控作为当前最重要的工作来抓,充分发挥基层党组织的战斗堡垒作用和党员先锋模范作用,广泛动员、严格标准、突出重点、稳定生产,扎实做好企业复工管理、疫情防控、安全生产工作。

1. 坚持"四个优先"。对涉及疫情防控、事关国计民生、保障城市运行和群众生活必需的企业优先保障复工,按照"四个论英雄"经济贡献度高的企业优先保障复工,市场订单足、防控措施实的企业优先保障复工,核心管理人员、一线熟练操作工人优先保障复工。

2. 聚焦"三个环节"。落实责任规范,按照"管系统、系统管,管行业、行业管,管单位、单位管"和"谁家孩子谁家抱"的原则,落实企业疫情防控主体责任;及时发布宣传企业复工、疫情防控相关文件和行业标准,细化完善、严格执行工厂、办公楼宇防疫规范指引;按照属地原则,建立和落实复工单位派驻联系、信息日报和督促检查制度。

3. 落实"五个到位"。防控组织到位,企业建立复工复产及疫情防控工作机制;防控物资到位,配备必须防控用品;应急预案到位,做好应急处置;内部管理到位,完善管控体系;宣传教育到位,提高员工疫情防控意识。

二、做好企业复工准备

4. 加强组织领导。各区要建立复工复产专人联系工作机制,指导落实防控措施。在本市重大突发公共卫生事件一级响应解除前复工的企业,必须成立由企业主要负责人牵头的复工复产和疫情防控领导小组,组成专班负责疫情防控工作。要制定本企业复工复产和疫情防控工作方案,包括领导体系、责任分工、排查制度、日常管理、后勤保障、应急处置等内容,细化落实到具体岗位。制定疫情防控应急预案,企业主要负责人要亲自抓,明确相关工作职责要求。

5. 强化宣传引导。通过宣传条幅、广播媒体、短信、微信、网络平台和岗前教育等形式,加强疫情防控形势、防控知识的宣传普及和防护培训工作。落实好经常性的传染病预防措施,开展传染病防治知识健康教育,确保疫情教育深入到每一个车间、班组和岗位。

6. 稳定企业用工。组织开展员工健康情况和春节期间去向情况排查,掌握真实准确信息。实施员工健康状况自主申报和承诺制度,开展分类管理。对重点地区返沪及有确诊患者密切接触史的员工,严格执行本市隔离观察制度;对于关键岗位职工,利用新技术手段加强排查,落实复工返岗要求。

7.加强物资生产。支持推动各类疫情防控应急物资生产企业,想方设法扩大产能,鼓励有条件的企业转产各类紧缺应急物资;加强产业链协作,倡导企业间互助共济,鼓励企业开发新技术新产品,满足疫情防控需要。

8.落实复工保障。按照《关于下发九个重点场所预防性消毒技术要点的通知》(沪疾控传防[2020]32号)要求,落实环境消毒制度,开展预防性消毒。设立企业测温点和临时隔离室,落实专门疫情防控管控人员,配备防护口罩、消毒液、红外测温仪等疫情防控用品。

三、加强企业疫情防控

9.加强人员管控。强化基层一线员工的疫情防控保护,建立应急防疫物资发放标准及领用制度。加强上班入厂人员体温测量、口罩防护检查,并进行健康询问,严控外来人员及车辆。每天实施体温检测全覆盖,凡有发热及咳嗽等症状的,应阻止其进入工作场所。要加强人流管控,严控会议、聚餐、聚会等群体活动,鼓励推广视频会议等形式,最大限度减少人员流动和聚集。

10.鼓励错峰上下班。根据区域情况和行业特点,组织实施分行业错峰上下班计划,鼓励选择多种渠道、固定线路的通勤方式,减少交叉感染风险。鼓励探索弹性工时、轮流到岗、在家办公、网上办公、变通考勤管理等有效方式。

11.加强场所和用餐管理。定期对厂区、设备、车辆、餐具等进行消毒,加强办公室、电梯间、食堂、会议室等相对封闭场所的管理,切实做到无遗漏、无盲区。要确保工作环境清洁卫生,注意通风换气,保持室内空气流通,使用空调的单位要定期清洗,并暂停使用中央空调。要加强职工食堂卫生管理,加强餐厅的通风和预防性消毒,推行分餐制、盒饭制,尽量避免员工集体用餐,可采取分时段进餐、就餐时相隔1米以上、送餐等方式减少人员聚集。

12.强化应急处置管理。工作场所发现疑似患者后应立即转至临时隔离室,及时联系当地疾控机构请求指导处理,并协助开展相关调查处置工作。被诊断为新型冠状病毒感染的肺炎患者,其密切接触者必须接受14天隔离医学观察。细化员工发烧、干咳或呼吸困难等情况的应急处置方案,加强风险研判和隐患排查,做到"一事一方案""一点一对策"。

13.落实督查报告制度。实行24小时值班和领导带班制度,加强明察暗

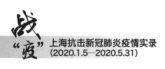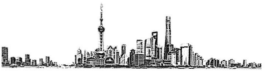

访,狠抓督促落实。要实施每日安全风险研判和通报制度,建立复工复产和疫情防控工作台账,落实信息报送机制,按时如实向区经信部门、园区管委会和街镇报送相关情况。要建立与街镇、社区等属地管理部门的沟通联动机制,发现重要情况妥善处置,加强群防群控、联防联控。

四、落实疫情防控和安全生产责任

14.明确职责分工。加强属地管理,各区对本地企业复工复产和疫情防控负总责,各企业对疫情防控负主体责任。各区和企业要严格落实"三个全覆盖、三个一律"要求,认真履行职责,进一步增强责任意识,切实做到尽职尽责。

15.落实各区属地责任。各区须加强属地内企业的疫情防控管理,成立工作专班,健全工作机制,实行网格化管理,督促属地企业制定"一企一策"方案,将各级工作部署要求传达到每家企业,确保企业将各项工作措施落到实处。

16.强化企业主体责任。各企业须制定专项防疫工作方案,成立专项工作组,落实防控工作要求,加强巡查、检查,对发现的问题及时予以整改,必要时采取封闭式管理措施,并及时上报防疫信息。对不认真开展防疫工作而造成疫情扩散的企业,依法严肃追究责任。

17.严格落实安全生产责任。市、区监督管理部门加强安全生产工作的巡视巡查,强化消防、反恐以及生产安全的风险预判和隐患排查,落实仓库、车间、物流等重点部位预防和整改措施。企业应合理安排工期,严防过劳作业和不顾安全的赶工期、抢进度等现象发生。

各区经济信息化部门、各有关单位要根据本通知,结合实际情况,细化落实相关要求,确保复工复产有序安全。

上海市经济和信息化委员会

2020 年 2 月 8 日

中共上海市委、上海市人民政府
关于完善重大疫情防控体制机制健全
公共卫生应急管理体系的若干意见

为全面提升我市应对重大疫情和公共卫生安全事件的能力,牢牢守住城市安全底线,持续增强城市能级和核心竞争力,加快推进城市治理体系和治理能力现代化,现就完善重大疫情防控体制机制、健全公共卫生应急管理体系提出如下意见。

一、总体要求

(一)指导思想

以习近平新时代中国特色社会主义思想为指导,全面践行总体国家安全观和新时期卫生健康工作方针,将生物安全纳入国家安全体系,将保障公共卫生安全作为提升城市治理能力的重要方面,把握超大城市公共卫生安全治理基本规律,把人民群众生命安全和身体健康放在第一位,坚持以人为本、系统治理、科技赋能、法治保障,以能力建设为主线、人才为根本、改革为动力,加大公共卫生投入力度,完善重大疫情防控体制机制,加快打造与社会主义现代化国际大都市功能定位相匹配的公共卫生应急管理体系,率先走出一条具有中国特色、体现时代特征、彰显社会主义制度优越性的超大城市公共卫生安全治理之路。

(二)基本原则

——依法防控,系统治理。强化法治思维,坚守法治底线,健全相关法规规章,在法治轨道上有序推进重大疫情防控和公共卫生应急管理工作。统筹完善公共卫生、医疗救治、物资保障、城市运行、社区治理等各环节,提升重大疫情防控能力。

——预防为主,平战结合。强化风险意识和底线思维,坚持医防融合和早期预警,关口前移、抓早抓小、防微杜渐。立足当前、放眼长远、服务大局,加强

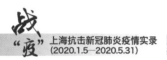
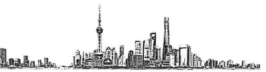

资源和能力储备,补短板、堵漏洞、强弱项,提高公共卫生应急管理能力。

——统一指挥,联防联控。健全集中统一高效的领导指挥体系,完善防治结合、联防联控、群防群控机制,强化部门职责、属地责任、社区管控、社会动员,推进区域协同合作,健全公共卫生应急管理体系。

——科技引领,精准施策。对标国际最高标准、最好水平,科学搭建防控体系,强化重大和新发突发传染病防治科研攻关,发挥大数据、人工智能、云计算、区块链等技术在公共卫生应急管理中的支撑作用,实现动态防控、科学防控、精准防控。

(三)建设目标

到2025年,形成统一高效、响应迅速、科学精准、联防联控、多元参与的公共卫生应急管理体系,打造平战结合、专业化、复合型、高水平公共卫生人才队伍,显著提升疫情监测、疾病救治、物资保障、科研攻关等能力,推动重大疫情和突发公共卫生事件的应对能力达到国际一流水准,使上海成为全球公共卫生最安全城市之一。

二、完善体系建设,织密织牢城市公共卫生安全防控网络

(一)建设集中统一、智慧高效的公共卫生应急指挥体系

完善公共卫生事件应急指挥体制,建设上海市公共卫生应急指挥中心,明确相关部门职责,加强卫生健康部门与应急管理部门协同联动,构建统一领导、权责匹配、权威高效的公共卫生大应急管理格局。健全突发公共卫生事件应急响应制度,建立上海市重大公共卫生安全专家库,完善突发公共卫生事件应急预案体系并建立定期修订制度,细化事件分级标准,按照事件不同级别和规模,完善监测、预警、报告、救治等应对处置方案,明确相关部门社会面管控措施方案,加强相关能力建设和储备。依托城市运行"一网统管"平台,建设多数据、全方位、广覆盖的市级公共卫生应急指挥信息系统,建立疫情联防联控大数据智慧决策平台,实现当前态势全面感知、医疗卫生资源统筹调度、重大信息统一发布、关键指令实时下达、多级组织协同联动、发展趋势智能预判。

(二)建设协同综合、灵敏可靠的公共卫生监测预警体系

按照"早发现、早报告、早隔离、早治疗"的要求,以新发突发传染病、食源性疾病、不明原因疾病为重点,完善发热、肠道门诊等监测哨点布局,优化症候群、疾病、危险因素和事件监测系统,推进在线实时监测监控。坚持底线思维,完善预警制度,明确预警程序、等级和方式。依托居民电子健康档案系统,形

成各级各类医疗机构与疾病预防控制机构之间的信息推送、会商分析和早期预警制度。利用大数据和人工智能技术,开展公共卫生安全相关场所、人员、行为、物流等应用场景特征分析和疫情追踪,及时监测预警高危地区、高危区域和高危人群,提升公共卫生风险评估和预警的前瞻性、精准性、高效性。构建区域协同、联防联控的风险预警系统,建立健全生物安全风险评估预警制度,加强生物样本安全管理。建立基于天气和气候的基准传染病预警预报体系。

(三)建设国内领先、国际先进的现代化疾病预防控制体系

把握全球公共卫生发展方向,对标国际最高标准、最好水平,提升疾病预防控制机构现场调查处置能力、信息分析能力、检验检测能力和科学研究能力,打造专业化、现代化的三级疾病预防控制网络。做优做强市疾病预防控制中心,实现一流硬件、一流人才、一流技术、一流能力;进一步加强区级疾病预防控制机构和社区卫生服务机构建设,全面提升基层防控和服务能力。抓住监测预警报告、形势分析研判、现场调查处置、实验室检验检测等关键环节,优化防治结合、职责明确、衔接有序的公共卫生事件处置流程。增强生物安全意识,制定生物安全事件预防、应对等预案,探索构建生物安全等级标准体系。整合核化防控公共卫生资源,完善核化防控技术支撑体系。加大精神卫生、卫生监督、健康促进、妇幼保健、职业卫生、采供血等公共卫生机构建设力度。

(四)建设定位明确、平战结合的应急医疗救治体系

推进分层级、分区域应急医疗救治体系建设,完善救治网络,形成由"市级定点医院－市级诊治中心－区域诊治中心－区级诊治中心－社区卫生服务中心等其他医疗机构"构成的应急医疗救治体系。明确和落实各级公立医院的公共卫生职责,进一步强化医防融合、平战结合,把市公共卫生临床中心纳入市公共卫生应急管理体系,与市疾病预防控制中心形成更为紧密有效的防治结合体系。加强各区传染病救治资源配置,有条件的可以独立设置传染病医院。加强中医药应急救治能力建设,优化中医药应急救治网络,加快中医药应急救治设施设备与人才、技术储备,完善中西医协作机制。健全传染病院前急救转运体系。加强应急医疗救治能力储备,制定大型公共设施转换为应急医疗救治设施的预案,合理布局若干公共卫生事件应急医疗救治中心,与公立综合性医院形成联动机制;以街镇为单位,储备临时可征用的设施;新建大型建筑要兼顾应急需求,预留转换接口;建立公共卫生事件应急医疗救治"预备役"制度。

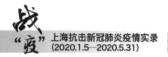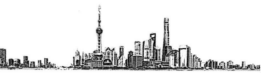

（五）建设党委领导、政府负责、多方参与的公共卫生社会治理体系

坚持党对公共卫生社会治理体系建设的领导，完善公共卫生应急治理体系，明确责任分工，压实各地区属地责任，落实各部门防控职责，实施依法防控、联防联控、群防群控，形成道口防输入、社区防扩散的公共卫生应急社会面防控体系。统筹疫情防控和经济社会发展，加强对重大突发公共卫生事件次生灾害的研判和应对，制定和储备经济社会应急政策，加强对重点行业和中小企业精准帮扶，做好基本民生保障，加强社会风险防范和矛盾化解。加强社会组织能力建设，完善社会力量参与机制，培育公共卫生领域社会组织和专业社工、志愿者队伍，构建多方参与、各司其职、功能互补、相互协调的治理架构。完善社区治理体系，加快补齐农村公共服务短板，建立完善应急状态下街镇（居村）、公安派出所、社区卫生服务中心三方联动机制，强化社会动员，进一步完善以基层党组织为核心，居村委会为主导，业委会、物业公司、社区党员、志愿者、居民骨干等共同参与的基层社区防控架构。

三、优化防控机制，提高公共卫生应急体系运行效率

（一）完善平战结合机制

优化平战结合工作方案，建立公共卫生应急培训、应急演练、应急征用机制。完善应急状态下全市医疗卫生机构动员响应、区域联动和人员调集机制，统筹全市优质医疗资源，提升应急救治能力和效率。优化传染病救治床位资源空间布局，在有条件的综合医院建设传染病重症病房，建立健全发生突发公共卫生事件时的应急腾空机制和流程。健全公共卫生实验室检测网络，建立疾病预防控制机构与医疗机构、高校和科研院所、第三方检测机构的联动协同机制。建立应急状态下保障基本医疗卫生服务的机制，保障急危重症患者、需要维持定期治疗的患者以及孕产妇、儿童等重点人群的基本医疗服务。

（二）完善快速响应机制

完善疫情信息收集、上报和预警机制，建立智慧化的公共卫生安全预警多点触发机制，完善信息报告奖惩机制，健全可疑病例讨论报告制度。强化第一时间调查核实和先期控制措施落实，探索建立疫情核实结果通报与报告同步、疫情发布与应急响应请示同步的机制，对可能造成疾病蔓延和影响社会稳定的情况，按照先期处置原则边调查边控制。完善住院医师规范化培训制度，强化感染性疾病、呼吸与急危重症专业诊治能力培训，完善公共卫生医师规范化培训制度。建立健全面向临床医师和护理人员的流行病学、传染病、医院感染等临床救治和风险警觉意识教育培训制度。利用大数据构建筛查规则引擎，提升传染病等早期筛查和临床预判能力。

（三）完善联防联控机制

完善全市公共卫生工作联席会议制度，压实成员单位职责，加强基层疫情防控能力建设，建立网格化防控管理机制，形成防控工作合力。把公共卫生应急管理融入城市运行"一网统管"体系，建立跨部门、跨层级、跨区域信息整合机制，依托大数据、人工智能等技术优化疫情监测、排查、预警和防控工作。在长三角区域合作框架下，推进防控预案对接、信息互联互通、防控措施协同，切实保障跨省市、口岸间物资运输。坚持全国"一盘棋"，加强省际信息共享、业务协同、联防联控。加强国际交流合作，强化信息通报，积极参与全球公共卫生治理，共同防范公共卫生安全风险。

（四）完善群防群控机制

有计划地定期组织开展不同风险情景的公共卫生应急演练和预案的动态改进工作，加强与社会面的协同和联动，广泛动员公众参与，提升公民危机意识、公共卫生应急素养。加强爱国卫生和健康促进机构、队伍建设，完善爱国卫生群防群控工作模式，创新群众动员方式方法，推动专业防控与群众参与有机结合。加强基层组织建设，发挥基层党组织、基层群众自治组织、群团组织、社会组织以及其他组织在公共卫生管理特别是突发公共卫生事件中的作用，发动群众、依靠群众合力守护城市安全。建立群众举报奖励机制，调动全社会群防群控积极性。

把健康教育和文明生活方式教育纳入国民教育和精神文明建设体系，推动全民公共卫生科普运动。建立健全突发公共卫生事件健康科普体系，加强专业机构、科普队伍和工作机制建设，利用新媒体拓展健康教育新渠道，完善健康资讯传播网络，建设和规范各类广播电视等健康栏目，提高市民科学素养和健康素养。建立全社会参与健康促进与教育的工作机制，把公共卫生安全纳入中小学教学内容，充分发挥医疗卫生机构、学术团体、科学家、医务人员、教师、媒体在健康科普中的重要作用，针对群众关切开展专业解读，及时释疑解惑。

（五）优化精准防控机制

利用大数据等技术，分区域、分等级评估公共卫生安全风险，明确防范重点和政策发力点，实施分级分类防控，实现应急工作精准高效。强化循证医学理念，提高治疗药物的针对性和救治方案的科学性。发挥专家和智库的决策

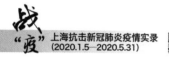 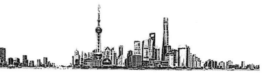

咨询作用,加强公共卫生循证决策。在医疗机构、公共交通、公共场所的重点部位设置智能卡口和体温监测设施,强化智能监测防控。完善重点人员行动轨迹追溯办法。

四、推进供给侧改革,提升公共卫生应急防控能力

(一)加强硬件设施建设

优化公共卫生设施布局和居民服务点设置。提升市级疾病预防控制机构硬件设施,高标准建设上海市公共卫生应急指挥中心、国家突发急性传染病防控应急平台、各类应急检测实验室,建设具有国际先进水平、开放共享的实验平台、生物样本库、基因检测与生物信息平台、疫苗临床试验中心等重大设施。实施区级疾病预防控制机构达标建设和能力提升工程。完善市、区疾病预防控制机构专业设备、业务和应急车辆、特种专业技术车辆配置。

加强市级传染病定点医疗机构建设,市级综合医院和区域性医疗中心根据业务需求,保障感(传)染科专用业务用房,实施发热、肠道门诊等感染性疾病门急诊标准化建设、实验室快速检测能力建设、负压救护车辆设备配置等项目。推进社区卫生服务机构标准化建设,强化社区预检分诊、隔离观察、协同转运、应急处置等功能,加强功能社区公共卫生服务,发挥基层公共卫生应急管理的业务支撑平台作用。加强医疗废物集中处置设施建设,提升小型医疗机构医疗废物收运能力。

(二)加强学科人才队伍建设

加强公共卫生与临床学科结合,开展病原微生物与生物安全、大数据与人工智能应用、卫生应急管理、消毒与病媒控制、寄生虫病、食品与环境卫生、心理与精神卫生等学科建设,支持综合性医疗机构感(传)染、呼吸、急危重症学科发展,加强药品、疫苗、医疗器械检验检测能力建设,打造一批具有国际影响力和竞争力的公共卫生重点学科群。加强中医防治传染病相关学科建设,推动中医药临床应用创新。

鼓励医学院校设置并加强公共卫生与预防医学、传染病相关专业学科建设,扩大招生和培养规模,加大公共卫生国际人才培养力度。加快疾病监测、应急处置、卫生检测、卫生信息、卫生监督等领域人才培养,打造职业化专业化药品、医疗器械检查员和监管员队伍。按照国家和我市标准,积极支持、科学核定疾病预防控制机构、社区卫生服务机构人员编制,统筹优化医疗机构内部编制资源配置。建设公共卫生医师队伍。按照"建制化、单元化、模块化"的思路,分类建设传染病、消毒与感染控制、病媒生物控制、寄生虫病控制、食品与饮水卫生、精神卫生、核生化等专业应急处置"战斗队"。建立医疗机构应急救治人员储备机制。

加大公共卫生应急体系人事薪酬保障力度,稳步提高疾病预防控制、急救、采供血、卫生信息、公立医疗机构等事业单位绩效工资水平以及政府购买服务人员薪酬水平,逐步缩小公共卫生机构与公立医院之间的薪酬差距。制定医疗卫生机构高层次人才薪酬的倾斜政策。健全公共卫生应急机构专业队伍培养、考核、评价、流动、奖惩机制,职称晋升、专业技术职务聘任更加注重应急处置和城市安全保障工作实绩,在同等条件下,优先考虑有突出贡献的专业人员。根据承担公共卫生防控任务情况,适当增加专业技术高级岗位比例。加强公共卫生防控队伍、城乡社区防控队伍的职业安全防护和应急综合保障。

(三)加强科技攻关能力建设

坚持平时和战时结合、预防和应急结合、科研和救治防控结合,针对"可溯、可诊、可防、可治、可控"的需求,加大科研投入力度,加强传染病防控和公共卫生科技攻关体系和能力建设。研究制定科技攻关应急行动指南,提高紧急状态下科技攻关的指挥、行动、保障能力。在科技项目布局、基地建设、人才培养等工作中,强化协同攻关机制,培育跨学科、跨领域的科研团队,推进医教研产相互协同,加强国际国内科研协作,优化数据、平台等科研资源的共享开放机制。启动生物安全重大科技计划。加强临床诊治、医疗器械与诊断产品、药物及疫苗研发、病原学与流行病学等领域的持续科研攻关。发挥中医药原创优势,组织相关学科协同攻关,研发中医药有效治疗技术和药物。聚焦公共卫生发展需求,择优布局市级重点实验室、工程技术中心、企业技术中心以及新型研发机构,提升科研攻关和应急支撑能力;推动国家实验室、国家重点实验室、国家临床医学研究中心、国家医学中心等重大创新平台建设,更好服务国家战略。市级科技人才计划优先支持公共卫生领域的科研人员,培育高水平的科研团队。引导科研人员弘扬科学家精神,养成良好职业素养,把研究成果第一时间应用于实践。加快公共卫生领域科技成果转化,在确保安全性和有效性的基础上,加速推动创新药物、疫苗、检测产品和医疗器械等的应用,加快推广公共卫生安全防控技术和临床应用经验。

(四)加强公共卫生应急信息化建设

依托全市电子政务外网、电子政务云、政务服务"一网通办"、城市运行

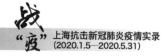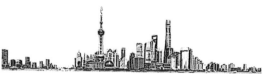
"一网统管"以及相关信息化建设基础设施,推动新技术、新产品、新模式深度应用,加强公共卫生应急信息化建设。加快5G、区块链等技术在公共卫生领域的应用,加强多源数据整合,推进公共卫生领域健康大数据应用,完善疾病预防控制业务信息系统功能,支撑流行病学调查数据采集和应用,推进精细化、智慧化管理。加快"智慧卫监"、疫苗药品追溯监管、互联网医疗救治管理等平台建设。巩固提升"人工智能＋医疗卫生"能级,全面深化医疗卫生领域人工智能场景开放,探索建立公共卫生数据开放应用机制和规范,全面提升医疗卫生智能硬件、数据、算法、算力的综合水平。发展互联网医疗,提供慢性病门诊服务、网络咨询、就诊指导和科普教育,减轻门诊患者预检分诊压力。开展跨区域远程诊治合作。

（五）加强舆情应对和引导能力建设

健全信息公开、媒体与互联网管理制度,完善新闻发言人制度,依法加强互联网管理,构建以政府权威发布为主、有公信力和影响力的公众人物舆论引导为补充的信息发布矩阵,以科学和法律为标准,及时向社会公布突发公共卫生事件防控信息,积极主动回应社会关切,提高政府公信力。发挥媒体对疫情防控的监督作用。加强网络媒体信息监测,建立市民服务热线、消费者投诉举报专线、卫生热线等平台信息共享和互通机制,及时发现舆情信息。组建公共卫生风险沟通专业团队,加强舆情研判和引导。加强部门联动,加快虚假信息甄别,及时消除影响,传播正能量。完善公共卫生社会心理干预体系,建设应急心理援助和危机干预网络,加强心理疏导和危机干预。

五、强化保障措施,为城市公共卫生安全提供坚实支撑

（一）强化组织保障

坚持党对重大疫情防控和公共卫生应急管理工作的全面领导。进一步转变政府职能,强化公共卫生责任,完善公共卫生管理体制,细化横向纵向事权和职责划分,最大限度地提高管理效能。提升各级政府和相关部门公共卫生管理能力,按照建设高素质专业化干部队伍的要求,选配专业能力强的领导干部。各区要切实履行属地责任,健全公共卫生安全网络。各相关部门要创新监管方式,优化工作流程,为重大疫情防控和公共卫生应急管理提供便利和保障。建立督导、考核以及履职尽责监督问责机制,把公共卫生工作纳入地方和部门领导干部绩效考核,加强公共卫生政策落实、重大项目建设、资金物资使用等审计监督,推动疫情防控和保障各项任务落地。

（二）强化法治保障

贯彻落实国家相关法律法规，全面加强公共卫生和应急管理领域法治建设，按照法定程序，认真评估、及时制定修订传染病防治、公共卫生应急、野生动物保护等方面的地方性法规、政府规章和规范性文件。建立完善公共卫生安全标准体系。根据公共卫生应急相关法律法规，完善信用体系，强化失信惩戒，落实公民责任。加强卫生健康部门与应急管理、公安、市场监管、药品监管等部门联动执法，推进执法队伍专业化建设，建立首席卫生监督员制度，加强执法车辆、现场快速检测设备、单兵装备配备。依法严厉打击抗拒疫情防控、暴力伤医、制假售假、哄抬物价、造谣传谣等违法犯罪行为。依法加强社会捐赠捐助管理，确保信息公开透明。

（三）强化物资保障

坚持平战结合、采储结合，健全应急物资储备预案，建设公共卫生应急储备中心，科学调整物资储备的品类、规模、结构，加强疫苗、药品、试剂和医用防护物资储备。建立应急物资储备机制，加强实物、信息、生产能力和技术等储备，对于无法快速生产采购的物资，加强实物储备并建立轮换使用机制。鼓励居民家庭储备适量应急物资。建立物资储备信息共享机制，统筹各级各部门物资保障资源，提高物资使用效率。建立应急状态下应急药械包容审慎监管机制和血液制品原料血浆保障机制。建立全球采购机制，设立进口物资进关、质量标准认定绿色通道。构建应急物流服务平台，统筹发挥电商、物流企业的作用，打造联通内外、交织成网、高效便捷的物流运输体系。建立紧缺物资运输快速通道，确保物资及时到位。推进应急物资需求分级分类，优化分配和使用机制，确保应急物资科学高效节约利用。

加强应急生产保障能力建设。立足我市产业实际，建立或储备必要的物资生产线，并动态优化调整。建立与公共卫生监测预警体系相对接的物资生产保障监控体系。完善应急征用体系和即时响应机制，支持应急征用企业为保障生产实施的稳产、扩产、转产等技术改造，加强对上下游配套企业的协调支持，支持开展标准体系和质量体系建设。加强长三角区域应急物资生产保障的互济互助和产业链协同联动机制。

（四）强化投入保障

完善政府投入、分级负责的公共卫生经费保障机制，持续加大公共卫生安全保障投入力度。重大疫情防控和公共卫生应急管理所需基本建设、设备购

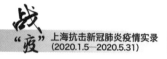 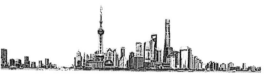

置、信息化建设等经费,由同级政府根据公共卫生事业发展需要足额安排;所需人员经费、公用经费和业务经费,根据人员编制、经费标准、服务任务完成及考核情况,由同级政府按照相应预算管理方式予以保障。医疗机构承担重大疫情防控和公共卫生应急处置所需经费,由同级财政按照相关规定,根据工作量和考核情况给予补偿。动员社会多元投入,强化国有企业社会责任,加强对疫情防控和公共卫生应急投入的支持。

(五)强化应急医疗保障

在突发重大疫情和公共卫生应急状态等紧急情况下,确保医疗机构先救治后收费,确保患者不因费用问题影响就医。对定点医疗机构发生的患者医疗费用,不纳入医疗机构医保总额预算,确保医疗机构不因支付政策影响救治。按照国家统一部署,推进统筹基本医疗保险基金和公共卫生服务资金使用,实现公共卫生服务和医疗服务有效衔接。完善医保异地即时结算制度,巩固和扩大长三角异地门诊医保直接结算试点覆盖范围,优化异地住院医保直接结算流程,确保在突发重大疫情和公共卫生应急状态下,患者在异地得到及时救治。探索建立特殊群体、特定疾病医药费豁免制度,有针对性免除医保支付目录、支付限额、用药量等限制性条款,减轻困难群体就医就诊后顾之忧。

2020 年 4 月 8 日

上海市扩大有效投资稳定经济发展的若干政策措施

为深入贯彻落实习近平总书记关于统筹推进新冠肺炎疫情防控和经济社会发展工作的重要指示,全面落实党中央、国务院和市委各项决策部署,现提出上海市扩大有效投资、稳定经济发展的若干政策措施如下:

一、推进重大项目开复工

(一)加快在建项目有序复工。对具备复工条件的项目做到应复尽复。做好人员和物资的储备调配,市、区相关部门协助重大项目施工企业多渠道筹集防疫物资。加强市属重点企业集团间、集团内部的物资协调。依托长三角区域合作机制,协调跨省市、地区防疫物资、施工材料和机械设备调配。按月细化投资计划,优化施工组织,逐步增加施工强度。(责任部门:市发展改革委、市住房城乡建设管理委、市商务委、长三角区域合作办公室、各行业主管部门)

(二)加大新开工项目协调力度。对列入市、区两级重大工程的计划新开工项目和预备项目,统一开展立项、规划、土地、环保、报建等跨前服务,稳定设计方案,加快前期工作,争取尽早开工。(责任部门:市发展改革委、市住房城乡建设管理委、市规划资源局、市生态环境局)

(三)做好重大项目储备。结合"十四五"规划编制,深化研究重大项目专项规划、建设方案等,围绕产业升级与科技创新、新一代信息基础设施、社会民生、生态文明、综合交通和市政基础设施、安全保障和能源供应等六大领域,制订全市重大建设项目清单(2020—2022年)。对部分带动性强的功能性项目,安排市级建设财力6000万元专项经费,推动预备项目转为正式项目,加快重大项目前期工作。(责任部门:市发展改革委)

二、扩大政府有效投资

(四)加强政府财力资金保障。统筹调度市、区两级财政预算,保障政府投资项目建设资金。提前下达2020年度第一批市级建设财力投资计划150亿元。疫情防控期间,政府投资项目按照标准列支防疫专项措施费,因复工合理增加的各项成本纳入项目总投资。加快制定机场联络线、轨道交通崇明线资金平衡方案。(责任部门:市发展改革委、市住房城乡建设管理委、市财政局)

(五)加快政府专项债券发行和使用。加快完成地方政府专项债券发行工作,将发行收入尽快用于在建项目,形成实物工作量。做好新增政府专项债券的项目准备和争取工作。(责任部门:市财政局、市发展改革委)

(六)加快土地出让收入安排和使用。疫情防控期间,对急需用款的旧改项目先行预拨100亿元资金。加快启动市、区联手土地储备项目和新一轮市、区联合旧区改造项目。(责任部门:市发展改革委、市财政局、市规划资源局、市住房城乡建设管理委)

(七)落实前期工作主体责任。进一步加强政府投资重大项目谋划和前期工作,全面落实项目前期协调推进机制,优化审批流程。对市政线性工程建设项目,可采取分期(段)审批、分期(段)核发规划土地许可。对涉及国家部委审批的事项,落实工作专班,加强工作对接。(责任部门:各行业主管部门、市住房城乡建设管理委、市发展改革委、市规划资源局)

(八)加强建设项目用地保障。全力支持重大项目建设用地计划,做到应

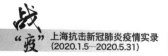 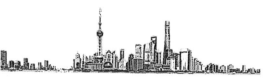

保尽保。提前向各区下达50%建设用地减量化指标,加大周转指标暂借的支持力度。强化各区建设用地减量化指标对重大项目落地的保障,必要时,可采取"直供"方式,在农用地转建设用地办理环节直接使用区减量化指标落实项目用地。加大重大项目耕地占补平衡指标在全市范围内的统筹调剂力度。贯彻落实新实施的《中华人民共和国土地管理法》要求,制订征地补偿操作规程,确保征地工作依法合规。(责任部门和单位:市规划资源局、各区政府)

三、激发社会投资活力

(九)保持土地市场交易平稳有序。疫情防控期间,对采取定向挂牌出让的地块,取消现场交易环节,直接电子挂牌交易并确认竞得。对公开招标拍卖挂牌方式出让的地块,做好统筹安排,现场交易环节通过网络方式进行,并做好疫情防控。顺延开竣工和投达产履约时间,消除疫情对土地出让合同履约的影响。(责任部门:市规划资源局)

(十)加快经营性用地出让节奏。夯实土地供应计划,适当增加年度土地供应量,按月动态细化。实施差别化土地交易管理,针对不同出让方式,采取差别化入市管理,有序高效推进。(责任部门和单位:市规划资源局、各区政府)

(十一)加快推进城市更新。存量工业用地经批准提高容积率和增加地下空间的,不再增收土地价款。坚持公共交通导向发展模式和区域总量平衡,研究优化住宅和商办地块容积率,提升投资强度。支持利用划拨土地上的存量房产发展新业态、新模式,土地用途和权利人、权利类型在5年过渡期内可暂不变更。稳步推动农民相对集中居住。(责任部门:市规划资源局、市住房城乡建设管理委、市农业农村委)

(十二)减轻房企入市成本压力。2020年开工建设的住宅项目应缴纳的城市基础设施配套费,可在首次取得建筑工程施工许可证后三个月内缴纳。允许符合条件的房地产开发企业延期申报、缴纳土地增值税。优化经营性用地土地出让价款缴付时间和方式要求。(责任部门:市发展改革委、市市场监管局)

本政策措施自2020年4月15日起施行(具体政策措施已明确执行期限的,从其规定)。

上海市人民政府办公厅

2020年4月15日

（二）疫情图表

表8-2　上海市新冠肺炎每日疫情统计表（2020年1月20日至5月31日）

日期	本地确诊病例			本地疑似病例			本地治愈病例			本地病例来源		境外输入性病例				无症状感染者	
	本地新增确诊	本地累计确诊	本地现存确诊	本地现存疑似	新排除疑似	累计排除疑似	本地新增治愈	本地累计治愈	本地新增病亡	本地常住（累计）	外地来沪（累计）	境外输入新增确诊	境外输入累计确诊	境外输入疑似	境外输入治愈	全国	上海
1月20日	1	1	1	7			0	0	0	0	1						
1月21日	8	9	9	10			0	0	0	6	3						
1月22日	7	16	16	22			0	0	0								
1月23日	4	20	20	34			0	0	0								
1月24日	13	33	33	72			1	1	0								
1月25日	7	40	40	95			0	1	1								
1月26日	13	53	49	90		57	0	1	0	30	23						
1月27日	13	66	60	129	18	75	2	3	0	33	33						
1月28日	14	80	75	167	24	99	1	4	0	40	40						
1月29日	21	101	91	180	46	145	1	5	0	53	48						
1月30日	27	128	122	164	80	225	4	9	0	70	58						
1月31日	25	153	143	167	71	296	0	9	0	85	68						

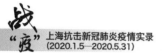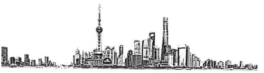
日期	本地确诊病例			本地疑似病例			本地治愈病例			本地病例来源		境外输入性病例				无症状感染者	
	本地新增确诊	本地累计确诊	本地现存确诊	本地现存疑似	新排除疑似	累计排除疑似	本地新增治愈	本地累计治愈	本地新增病亡	本地常住（累计）	外地来沪（累计）	境外输入新增确诊	境外输入累计确诊	境外输入疑似	境外输入治愈	全国	上海
2月1日	24	177	166	168	78	374	1	10	0	103	74						
2月2日	16	193	182	173	75	449	0	10	0	117	76						
2月3日	15	208	197	168	74	523	0	10	0	129	79						
2月4日	25	233	220	194	62	585	2	12	0	149	84						
2月5日	21	254	238	196	79	664	3	15	0	166	88						
2月6日	15	269	243	166	109	773	10	25	0	177	92						
2月7日	12	281	250	181	93	866	5	30	0	187	94						
2月8日	11	292	250	205	99	965	11	41	0	195	97						
2月9日	3	295	250	223	97	1062	3	44	0	198	97						
2月10日	7	302	253	180	124	1186	4	48	0	205	97						
2月11日	4	306	252	177	123	1309	5	53	0	207	99						
2月12日	7	313	255	183	82	1391	4	57	0	214	99						
2月13日	5	318	255	156	103	1494	5	62	0	216	102						
2月14日	8	326	235	143	92	1586	28	90	0	217	109						
2月15日	2	328	203	142	74	1660	34	124	0	219	109						

日期	本地确诊病例			本地疑似病例			本地治愈病例			本地病例来源		境外输入性病例				无症状感染者	
	本地新增确诊	本地累计确诊	本地现存确诊	本地现存疑似	本地新排除疑似	累计排除疑似	本地新增治愈	本地累计治愈	本地新增病亡	本地常住（累计）	外地来沪（累计）	境外输入新增确诊	境外输入累计确诊	境外输入疑似	境外输入治愈	全国	上海
2月16日	3	331	190	117	89	1749	16	140	0	222	109						
2月17日	2	333	171	97	83	1832	21	161	0	223	110						
2月18日	0	333	155	127	48	1880	16	177	0	223	110						
2月19日	0	333	145	115	68	1948	9	186	1	223	110						
2月20日	1	334	133	107	62	2010	13	199	0	224	110						
2月21日	0	334	120	100	55	2065	12	211	1	224	110						
2月22日	1	335	105	99	52	2117	16	227	0	224	111						
2月23日	0	335	83	90	45	2162	22	249	0	224	111						
2月24日	0	335	71	64	56	2218	12	261	0	224	111						
2月25日	1	336	65	78	31	2249	7	268	0	225	111						
2月26日	1	337	62	74	36	2285	4	272	0	226	111						
2月27日	0	337	58	64	46	2331	4	276	0	226	111						
2月28日	0	337	55	57	35	2366	3	279	0	226	111						
2月29日	0	337	47	32	35	2401	8	287	0	226	111						
3月1日	0	337	44	17	26	2427	3	290	0	226	111						

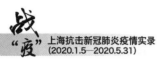
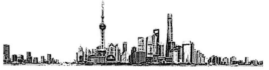
日期	本地确诊病例			本地疑似病例			本地治愈病例			本地病例来源		境外输入性病例				无症状感染者	
	本地新增确诊	本地累计确诊	本地现存确诊	本地现存疑似	新排除疑似	累计排除疑似	本地新增治愈	本地累计治愈	本地新增病亡	本地常住（累计）	外地来沪（累计）	境外输入新增确诊	境外输入累计确诊	境外输入疑似	境外输入治愈	全国	上海
3月2日	1	338	43	19	6	2433	2	292	0	227	111						
3月3日	0	338	41	26	12	2445	2	294	0	227	111						
3月4日	0	338	37	32	11	2456	4	298	0	227	111						
3月5日	0	338	32	40	14	2470	5	303	0	227	111	1	1				
3月6日	0	338	29	37	19	2489	3	306	0	227	111	3	4				
3月7日	0	338	22	40	22	2511	7	313	0	227	111	0	4				
3月8日	0	338	21	30	20	2531	1	314	0	227	111	0	4				
3月9日	0	338	20	30	12	2543	1	315	0	227	111	0	4				
3月10日	0	338	14	11	19	2562	4	319	0	227	111	2	6	12			
3月11日	0	338	13	17	11	2573	1	320	0	277	111	0	6	17			
3月12日	0	338	12	16	21	2594	1	321	0	227	111	2	8	20			
3月13日	0	338	11	14	19	2613	3	324	0	227	111	4	12	12			
3月14日	0	338	11	9	17	2630	0	324	0	227	111	3	15	21			
3月15日	0	338	11	8	10	2640	0	324	0	277	111	2	17	38			
3月16日	0	338	10	14			1	325	0	227	111	3	20	44			

日期	本地确诊病例			本地疑似病例			本地治愈病例			本地病例来源		境外输入性病例				无症状感染者	
	本地新增确诊	本地累计确诊	本地现存确诊	本地现存疑似	新排除疑似	累计排除疑似	本地新增治愈	本地累计治愈	本地新增病亡	本地常住（累计）	外地来沪（累计）	境外输入新增确诊	境外输入累计确诊	境外输入疑似	境外输入治愈	全国	上海
3月17日	0	338	10	6			0	325	0	227	111	3	23	34			
3月18日	0	338	10	1			0	325	0	227	111	2	25	17	1		
3月19日	0	338	10	0			0	325	0	227	111	8	33	23	1		
3月20日	0	338	10	0			0	325	0	227	111	9	42	39	1		
3月21日	0	338	8	0			1	326	1	227	111	14	56	26	1		
3月22日	0	338	7	1			1	327	0	227	111	10	66	18	1		
3月23日	1	339	8	0			0	327	1	228	111	9	75	20	2		
3月24日	0	339	7	0			0	327	0	228	111	19	94	14	3		
3月25日	0	339	7	0			0	327	0	228	111	18	112	20	3		
3月26日	0	339	7	0			0	327	0	228	111	17	129	23	4		
3月27日	0	339	7	0			0	327	0	228	111	17	146	16	7		
3月28日	0	339	7	0			0	327	0	228	111	7	153	13	7		
3月29日	0	339	7	0			0	327	0	228	111	6	159	19	7		
3月30日	0	339	7	0			0	327	0	228	111	11	170	21	11		
3月31日	0	339	6	0			0	327	1	228	111	7	177	20	14	130	0

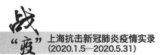
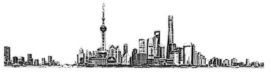
日期	本地确诊病例			本地疑似病例			本地治愈病例			本地病例来源				境外输入性病例		无症状感染者	
	本地新增确诊	本地累计确诊	本地现存确诊	本地现存疑似	新排除疑似	累计排除疑似	本地新增治愈	本地累计治愈	本地新增病亡	本地常住（累计）	外地来沪（累计）	境外输入新增确诊	境外输入累计确诊	境外输入疑似	境外输入治愈	全国	上海
4月1日	0	339	6	0			0	327	0	228	111	6	183	16	16	55	0
4月2日	0	339	6	0			0	327	0	228	111	4	187	13	16	60	0
4月3日	0	339	6	0			0	327	0	228	111	3	190	17	21	64	0
4月4日	0	339	6	0			0	327	0	228	111	2	192	24	29	47	0
4月5日	0	339	5	0			1	328	0	228	111	5	197	14	55	78	0
4月6日	3	339	5	0			0	328	1	228	111	2	199	14	61	30	0
4月7日	0	339	4	0			0	328	0	228	111	5	204	16	78	137	0
4月8日	0	339	4	0			0	328	0	228	111	9	213	11	89	56	0
4月9日	0	339	4	0			0	328	0	228	111	3	216	5	94	47	0
4月10日	0	339	4	0			0	328	0	228	111	0	216	81	107	34	0
4月11日	0	339	4	0			0	328	0	228	111	52	268	45	110	63	0
4月12日	0	339	4	0			0	328	0	228	111	13	279	36	118	61	0
4月13日	0	339	4	0			0	328	0	228	111	0	279	37	130	54	0
4月14日	0	339	4	0			0	328	0	228	111	0	283	35	140	57	0
4月15日	0	339	2	0			2	330	0	228	111	6	289	36	155	64	0

日期	本地确诊病例			本地疑似病例			本地治愈病例			本地病例来源		境外输入性病例				无症状感染者	
	本地新增确诊	本地累计确诊	本地现存确诊	本地现存疑似	新排除疑似	累计排除疑似	本地新增治愈	本地累计治愈	本地新增病亡	本地常住（累计）	外地来沪（累计）	境外输入新增确诊	境外输入累计确诊	境外输入疑似	境外输入治愈	全国	上海
4月16日	0	339	2	0			0	330	0	228	111	0	289	35	159	66	0
4月17日	0	339	1	0			1	331	0	228	111	0	289	33	181	54	0
4月18日	0	339	1	0			0	331	0	228	111	7	296	19	185	44	0
4月19日	0	339	1	0			0	331	0	228	111	3	299	19	190	49	0
4月20日	0	339	1	0			0	331	0	228	111	0	299	12	199	37	0
4月21日	0	339	1	0			0	331	0	228	111	1	300	12	199	42	0
4月22日	0	339	1	0			0	331	0	228	111	1	301	11	201	27	0
4月23日	0	339	1	0			0	331	0	228	111	1	302	13	202	34	0
4月24日	0	339	1	0			0	331	0	228	111	0	302	11	216	29	0
4月25日	0	339	1	0			0	331	0	228	111	1	303	9	227	30	0
4月26日	0	339	1	0			0	331	0	228	111	0	303	4	237	25	0
4月27日	0	339	1	0			0	331	0	228	111	2	305	4	250	40	0
4月28日	0	339	1	0			0	331	0	228	111	1	306	4	253	26	0
4月29日	0	339	1	0			0	331	0	228	111	2	308	6	266	33	0
4月30日	0	339	1	0			0	331	0	228	111	5	313	3	268	25	0
5月1日	0	339	1	0			0	331	0	228	111	0	313	7	281	20	0

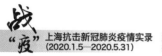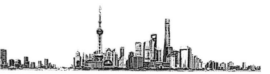

日期	本地确诊病例			本地疑似病例			本地治愈病例			本地病例来源		境外输入性病例				无症状感染者	
	本地新增确诊	本地累计确诊	本地现存确诊	本地现存疑似	新排除疑似	累计排除疑似	本地新增治愈	本地累计治愈	本地新增病亡	本地常住（累计）	外地来沪（累计）	境外输入新增确诊	境外输入累计确诊	境外输入疑似	境外输入治愈	全国	上海
5月2日	0	339	0	0			1	331	0	228	111	1	314	7	281	12	0
5月3日	0	339	0	0			0	331	0	228	111	2	316	3	283	13	0
5月4日	0	339	0	0			0	331	0	228	111	1	317	1	287	15	0
5月5日	0	339	0	0			0	331	0	228	111	0	317	4	288	20	0
5月6日	0	339	0	0			0	331	0	228	111	1	318	3	288	6	0
5月7日	0	339	0	0			0	331	0	228	111	0	318	6	291	16	0
5月8日	0	339	0	0			0	331	0	228	111	0	318	5	291	15	0
5月9日	0	339	0	0			0	331	0	228	111	2	320	2	294	20	0
5月10日	0	339	0	0			0	331	0	228	111	0	320	0	295	12	0
5月11日	0	339	0	0			0	332	0	228	111	0	320	0	295	15	0
5月12日	0	339	0	0			0	332	0	228	111	1	321	1	299	8	0
5月13日	0	339	0	0			0	332	0	228	111	0	321	0	301	12	0
5月14日	0	339	0	0			0	332	0	228	111	0	321	0	306	11	0
5月15日	0	339	0	0			0	332	0	228	111	5	326	0	308	13	0
5月16日	0	339	0	0			0	332	0	228	111	0	326	2	309	12	0
5月17日	1	340	1	0			0	332	0	228	112	0	326	4	309	18	0

日期	本地确诊病例			本地疑似病例			本地治愈病例		本地病例来源			境外输入性病例				无症状感染者	
	本地新增确诊	本地累计确诊	本地现存确诊	本地现存疑似	新排除疑似	累计排除疑似	本地新增治愈	本地累计治愈	本地新增病亡	本地常住（累计）	外地来沪（累计）	境外输入新增确诊	境外输入累计确诊	境外输入疑似	境外输入治愈	全国	上海
5月18日	0	340	1	0			0	332	0	228	112	0	326	3	309	17	0
5月19日	0	340	1	0			0	332	0	228	112	0	326	6	310	16	0
5月20日	1	341	2	0			0	332	0	228	113	0	326	7	313	31	0
5月21日	0	341	2	0			0	332	0	228	113	0	326	7	314	35	0
5月22日	0	341	2	0			0	332	0	228	113	1	326	5	315	28	0
5月23日	0	341	2	0			0	332	0	228	113	0	327	5	315	36	0
5月24日	0	341	2	0			0	332	0	228	113	1	327	4	316	40	0
5月25日	0	341	2	0			0	332	0	228	113	1	328	4	320	29	0
5月26日	0	341	2	0			0	332	0	228	113	1	329	4	321		0
5月27日	0	341	1	0			1	333	0	228	113	1	330	4	322	23	0
5月28日	0	341	1	0			0	333	0	228	113	1	330	4	322	5	0
5月29日	0	341	1	0			0	333	0	228	113	1	331	4	323	4	0
5月30日	0	341	1	0			0	333	0	228	113	0	331	3	324	3	0
5月31日	0	341	1	0			0	333	0	228	113	0	331	2	324	16	0

注：根据国家有关要求，自3月17日起，将境外输入性病例单列计发布，不再纳入本地病例统计范围。上海地区自3月5日起发现境外输入性病例，故本表格自3月5日起，将本地和境外输入的数据包含本地现存疑似和境外输入疑似病例。上海市卫健委未公开发布境内境外疑似病例数据，故"上海市内疑似外境疑似病例数据"一栏中，这5日的数据包含本地现存疑似和境外输入疑似——故本表格自3月5日起，将本地和境外输入疑似数据分开统计。3月5日—3月9日，

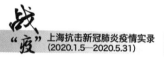
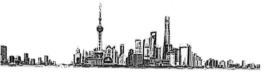

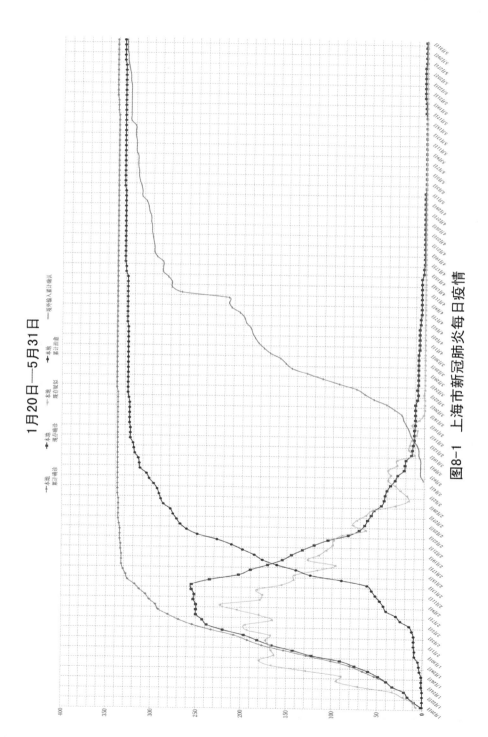

图8-1 上海市新冠肺炎每日疫情

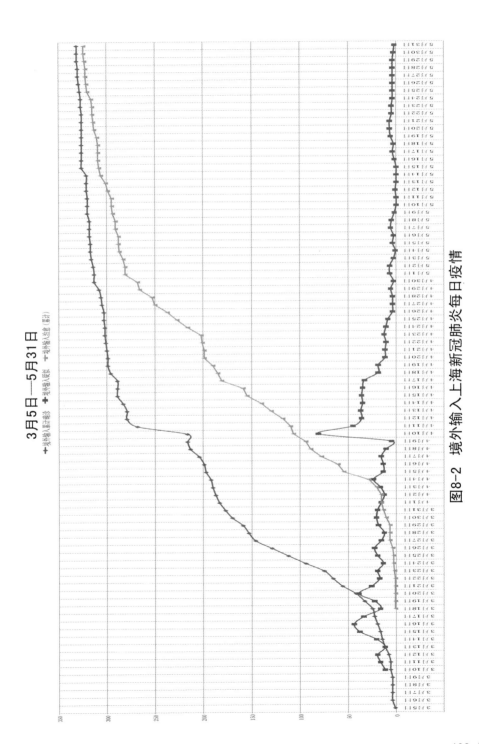

图8-2　境外输入上海新冠肺炎每日疫情

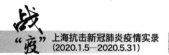
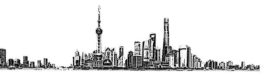
表 8-3　　　　上海市新冠肺炎确诊病例来源及分布统计表
（截至 2020 年 5 月 31 日）

区　域		确诊病例	治愈出院	在院治疗
外地来沪人员	湖北武汉	79	78	1
	湖北其他地市	24	23	0
	江苏	3	3	0
	安徽	2	2	0
	黑龙江	1	1	0
	湖南	1	1	0
	陕西	1	1	0
	甘肃	1	1	0
	浙江	1	1	0
小　计		113	111	1
本市常住人口	浦东	61	60	0
	宝山	22	21	0
	闵行	19	19	0
	徐汇	18	17	0
	静安	16	15	0
	松江	14	14	0
	长宁	13	13	0
	普陀	11	11	0
	杨浦	9	9	0
	嘉定	9	7	0
	奉贤	9	9	0
	虹口	7	7	0
	黄浦	6	6	0
	青浦	6	6	0
	金山	4	4	0
	崇明	4	4	0
小　计		228	222	0

区　　域		确诊病例	治愈出院	在院治疗
境外输入人员	英国	91	90	1
	美国	51	51	0
	法国	22	22	0
	意大利	17	17	0
	西班牙	11	11	0
	瑞士	6	6	0
	加拿大	4	4	0
	阿联酋	6	5	1
	德国	2	2	0
	泰国	2	2	0
	印度尼西亚	2	2	0
	俄罗斯	89	86	3
	伊朗	4	4	0
	布基纳法索	1	1	0
	瑞典	1	1	0
	马来西亚	1	1	0
	菲律宾	1	1	0
	柬埔寨	1	1	0
	墨西哥	2	1	1
	新加坡	3	2	1
	爱尔兰	1	1	0
	巴西	5	5	0
	荷兰	1	1	0
	日本	6	6	0
	葡萄牙	1	1	0
小　计		331	324	7
总　计		672	657	8

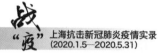
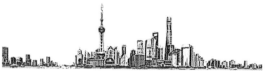
截至5月31日

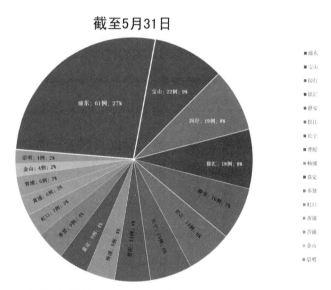

图8-3　上海市常住人口新冠肺炎确诊病例各区分布

截至5月31日

■外地来沪人员　■本市常住人口　■境外输入人员

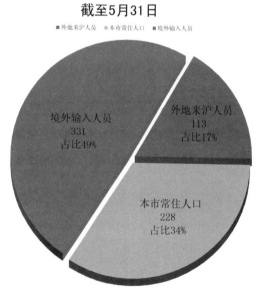

图8-4　上海市新冠肺炎确诊病例来源

表 8-4　　　　　上海市新冠肺炎确诊病例统计表
(2020 年 1 月 20 日—5 月 31 日)

日　　期	新增确诊	累计确诊	现存确诊	重症患者	病情危重
1 月 20 日	1	1	2		0
1 月 21 日	8	9	9		0
1 月 22 日	7	16	16		1
1 月 23 日	4	20	20		2
1 月 24 日	13	33	33		2
1 月 25 日	7	40	40		1
1 月 26 日	13	53	49		2
1 月 27 日	13	66	60		2
1 月 28 日	14	80	75		2
1 月 29 日	21	101	91		4
1 月 30 日	27	128	122		5
1 月 31 日	25	153	143	3	6
2 月 1 日	24	177	166	4	7
2 月 2 日	16	193	182	5	7
2 月 3 日	15	208	197	6	8
2 月 4 日	25	233	220	7	8
2 月 5 日	21	254	238	8	8
2 月 6 日	15	269	243	10	8
2 月 7 日	12	281	250	12	8
2 月 8 日	11	292	250	10	10
2 月 9 日	3	295	250	10	10
2 月 10 日	7	302	253	10	10
2 月 11 日	4	306	252	9	10
2 月 12 日	7	313	255	6	10
2 月 13 日	5	318	255	5	11

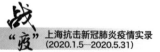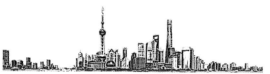
日　期	新增确诊	累计确诊	现存确诊	重症患者	病情危重
2 月 14 日	8	326	235	5	12
2 月 15 日	2	328	203	4	13
2 月 16 日	3	331	190	4	14
2 月 17 日	2	333	171	4	14
2 月 18 日	0	333	155	4	14
2 月 19 日	0	333	145	4	13
2 月 20 日	1	334	133	3	12
2 月 21 日	0	334	120	3	10
2 月 22 日	1	335	105	4	9
2 月 23 日	0	335	83	4	9
2 月 24 日	0	335	71	3	9
2 月 25 日	1	336	65	3	9
2 月 26 日	1	337	62	3	9
2 月 27 日	0	337	58	3	9
2 月 28 日	0	337	55	1	9
2 月 29 日	0	337	47		9
3 月 1 日	0	337	44		9
3 月 2 日	1	338	43		9
3 月 3 日	0	338	41		9
3 月 4 日	0	338	37	1	8
3 月 5 日	0	338	32	1	8
3 月 6 日	0	338	29	1	8
3 月 7 日	0	338	22	1	8
3 月 8 日	0	338	21	1	8
3 月 9 日	0	338	20		8
3 月 10 日	0	338	14		8
3 月 11 日	0	338	13		8

日　　期	新增确诊	累计确诊	现存确诊	重症患者	病情危重
3 月 12 日	0	338	12		8
3 月 13 日	0	338	11	1	8
3 月 14 日	0	338	11	1	8
3 月 15 日	0	338	11	1	8
3 月 16 日	0	338	10	1	8
3 月 17 日	0	338	10	2	8
3 月 18 日	0	338	10	2	8
3 月 19 日	0	338	10	1	8
3 月 20 日	0	338	10	1	8
3 月 21 日	0	338	8	1	7
3 月 22 日	0	338	7		
3 月 23 日	1	339	8		
3 月 24 日	0	339	7		
3 月 25 日	0	339	7		
3 月 26 日	0	339	7		
3 月 27 日	0	339	7		
3 月 28 日	0	339	7		
3 月 29 日	0	339	7		
3 月 30 日	0	339	7		
3 月 31 日	0	339	6		
4 月 1 日	0	339	6		
4 月 2 日	0	339	6		
4 月 3 日	0	339	6		
4 月 4 日	0	339	6		
4 月 5 日	0	339	5		
4 月 6 日	0	339	5		
4 月 7 日	0	339	4		

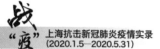
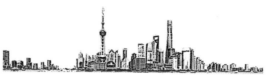

日　期	新增确诊	累计确诊	现存确诊	重症患者	病情危重
4 月 8 日	0	339	4		
4 月 9 日	0	339	4		
4 月 10 日	0	339	4		
4 月 11 日	0	339	4		
4 月 12 日	0	339	4		
4 月 13 日	0	339	4		
4 月 14 日	0	339	4		
4 月 15 日	0	339	2		
4 月 16 日	0	339	2		
4 月 17 日	0	339	1		
4 月 18 日	0	339	1		
4 月 19 日	0	339	1		
4 月 20 日	0	339	1		
4 月 21 日	0	339	1		
4 月 22 日	0	339	1		
4 月 23 日	0	339	1		
4 月 24 日	0	339	1		
4 月 25 日	0	339	1		
4 月 26 日	0	339	1		
4 月 27 日	0	339	1		
4 月 28 日	0	339	1		
4 月 29 日	0	339	1		
4 月 30 日	0	339	1		
5 月 1 日	0	339	1		
5 月 2 日	0	339	0		
5 月 3 日	0	339	0		
5 月 4 日	0	339	0		

日　期	新增确诊	累计确诊	现存确诊	重症患者	病情危重
5 月 5 日	0	339	0		
5 月 6 日	0	339	0		
5 月 7 日	0	339	0		
5 月 8 日	0	339	0		
5 月 9 日	0	339	0		
5 月 10 日	0	339	0		
5 月 11 日	0	339	0		
5 月 12 日	0	339	0		
5 月 13 日	0	339	0		
5 月 14 日	0	339	0		
5 月 15 日	0	339	0		
5 月 16 日	0	339	0		
5 月 17 日	1	340	1		
5 月 18 日	0	340	1		
5 月 19 日	0	340	1		
5 月 20 日	1	341	2		
5 月 21 日	0	341	2		
5 月 22 日	0	341	2		
5 月 23 日	0	341	2		
5 月 24 日	0	341	2		
5 月 25 日	0	341	2		
5 月 26 日	0	341	2		
5 月 27 日	0	341	1		
5 月 28 日	0	341	1		
5 月 29 日	0	341	1		
5 月 30 日	0	341	1		
5 月 31 日	0	341	1		

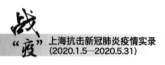
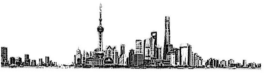

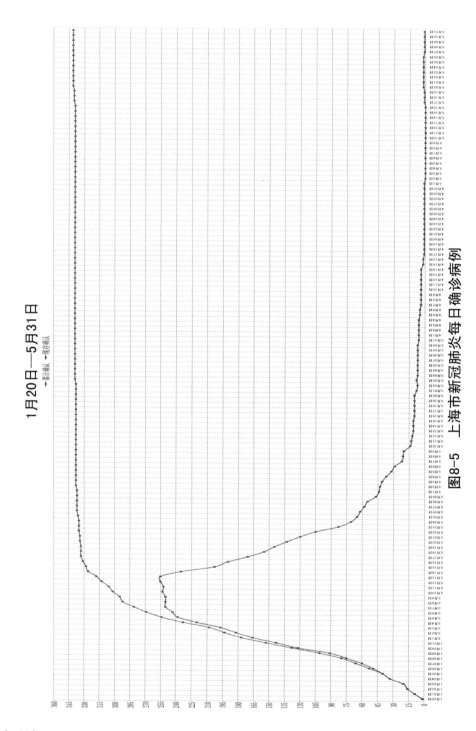

1月20日—5月31日

图8-5　上海市新冠肺炎每日确诊病例

表 8-5 　　　上海市新冠肺炎疑似病例统计表
（2020 年 1 月 20 日—5 月 31 日）

日 期	现存疑似	新排除疑似	累计排除疑似
1 月 20 日	7		
1 月 21 日	10		
1 月 22 日	22		
1 月 23 日	34		
1 月 24 日	72		
1 月 25 日	95		
1 月 26 日	90		57
1 月 27 日	129	18	75
1 月 28 日	167	24	99
1 月 29 日	180	46	145
1 月 30 日	164	80	225
1 月 31 日	167	71	296
2 月 1 日	168	78	374
2 月 2 日	173	75	449
2 月 3 日	168	74	523
2 月 4 日	194	62	585
2 月 5 日	196	79	664
2 月 6 日	166	109	773
2 月 7 日	181	93	866
2 月 8 日	205	99	965
2 月 9 日	223	97	1062
2 月 10 日	180	124	1186
2 月 11 日	177	123	1309
2 月 12 日	183	82	1391
2 月 13 日	156	103	1494

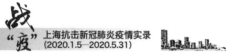 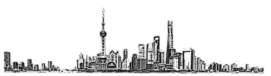
日　期	现存疑似	新排除疑似	累计排除疑似
2 月 14 日	143	92	1586
2 月 15 日	142	74	1660
2 月 16 日	117	89	1749
2 月 17 日	97	83	1832
2 月 18 日	127	48	1880
2 月 19 日	115	68	1948
2 月 20 日	107	62	2010
2 月 21 日	100	55	2065
2 月 22 日	99	52	2117
2 月 23 日	90	45	2162
2 月 24 日	64	56	2218
2 月 25 日	78	31	2249
2 月 26 日	74	36	2285
2 月 27 日	64	46	2331
2 月 28 日	57	35	2366
2 月 29 日	32	35	2401
3 月 1 日	17	26	2427
3 月 2 日	19	6	2433
3 月 3 日	26	12	2445
3 月 4 日	32	11	2456
3 月 5 日	40	14	2470
3 月 6 日	37	19	2489
3 月 7 日	40	22	2511
3 月 8 日	30	20	2531
3 月 9 日	30	12	2543
3 月 10 日	11	19	2562
3 月 11 日	17	11	2573

日　期	现存疑似	新排除疑似	累计排除疑似
3 月 12 日	16	21	2594
3 月 13 日	14	19	2613
3 月 14 日	9	17	2630
3 月 15 日	8	10	2640
3 月 16 日	14		
3 月 17 日	6		
3 月 18 日	1		
3 月 19 日	0		
3 月 20 日	0		
3 月 21 日	0		
3 月 22 日	1		
3 月 23 日	0		
3 月 24 日	0		
3 月 25 日	0		
3 月 26 日	0		
3 月 27 日	0		
3 月 28 日	0		
3 月 29 日	0		
3 月 30 日	0		
3 月 31 日	0		
4 月 1 日	0		
4 月 2 日	0		
4 月 3 日	0		
4 月 4 日	0		
4 月 5 日	0		
4 月 6 日	0		
4 月 7 日	0		

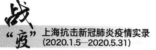 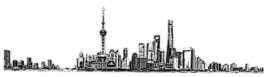
日　期	现存疑似	新排除疑似	累计排除疑似
4 月 8 日	0		
4 月 9 日	0		
4 月 10 日	0		
4 月 11 日	0		
4 月 12 日	0		
4 月 13 日	0		
4 月 14 日	0		
4 月 15 日	0		
4 月 16 日	0		
4 月 17 日	0		
4 月 18 日	0		
4 月 19 日	0		
4 月 20 日	0		
4 月 21 日	0		
4 月 22 日	0		
4 月 23 日	0		
4 月 24 日	0		
4 月 25 日	0		
4 月 26 日	0		
4 月 27 日	0		
4 月 28 日	0		
4 月 29 日	0		
4 月 30 日	0		
5 月 1 日	0		
5 月 2 日	0		
5 月 3 日	0		
5 月 4 日	0		

日　　期	现存疑似	新排除疑似	累计排除疑似
5 月 5 日	0		
5 月 6 日	0		
5 月 7 日	0		
5 月 8 日	0		
5 月 9 日	0		
5 月 10 日	0		
5 月 11 日	0		
5 月 12 日	0		
5 月 13 日	0		
5 月 14 日	0		
5 月 15 日	0		
5 月 16 日	0		
5 月 17 日	0		
5 月 18 日	0		
5 月 19 日	0		
5 月 20 日	0		
5 月 21 日	0		
5 月 22 日	0		
5 月 23 日	0		
5 月 24 日	0		
5 月 25 日	0		
5 月 26 日	0		
5 月 27 日	0		
5 月 28 日	0		
5 月 29 日	0		
5 月 30 日	0		
5 月 31 日	0		

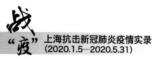

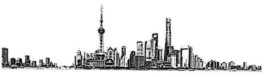

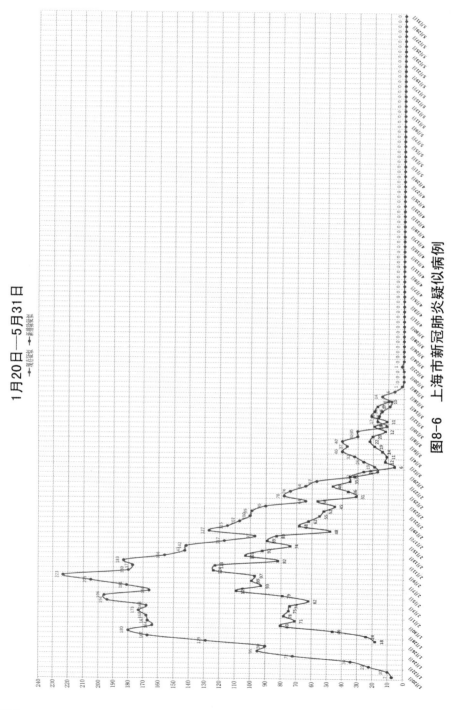

图8-6 上海市新冠肺炎疑似病例

表 8-6　　　　　　　上海市新冠肺炎治疗情况统计表
（2020 年 1 月 20 日—5 月 31 日）

日　　期	新增治愈	累计治愈	新增病亡	累计病亡	治愈率	死亡率	累计确诊
1 月 20 日		0			0.00%		1
1 月 21 日		0			0.00%		9
1 月 22 日		0			0.00%		16
1 月 23 日		0			0.00%		20
1 月 24 日	1	1			3.03%		33
1 月 25 日	0	1	1	1	2.50%	2.50%	40
1 月 26 日	0	1	0	1	1.89%	1.89%	53
1 月 27 日	2	3	0	1	4.55%	1.52%	66
1 月 28 日	1	4	0	1	5.00%	1.25%	80
1 月 29 日	1	5	0	1	4.95%	0.99%	101
1 月 30 日	4	9	0	1	7.03%	0.78%	128
1 月 31 日	0	9	0	1	5.88%	0.65%	153
2 月 1 日	1	10	0	1	5.65%	0.56%	177
2 月 2 日	0	10	0	1	5.18%	0.52%	193
2 月 3 日	0	10	0	1	4.81%	0.48%	208
2 月 4 日	2	12	0	1	5.15%	0.43%	233
2 月 5 日	3	15	0	1	5.91%	0.39%	254
2 月 6 日	10	25	0	1	9.29%	0.37%	269
2 月 7 日	5	30	0	1	10.68%	0.36%	281
2 月 8 日	11	41	0	1	14.04%	0.34%	292
2 月 9 日	3	44	0	1	14.92%	0.34%	295
2 月 10 日	4	48	0	1	15.89%	0.33%	302
2 月 11 日	5	53	0	1	17.32%	0.33%	306
2 月 12 日	4	57	0	1	18.21%	0.32%	313
2 月 13 日	5	62	0	1	19.50%	0.31%	318

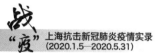 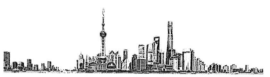
日　　期	新增治愈	累计治愈	新增病亡	累计病亡	治愈率	死亡率	累计确诊
2 月 14 日	28	90	0	1	27.61%	0.31%	326
2 月 15 日	34	124	0	1	37.80%	0.30%	328
2 月 16 日	16	140	0	1	42.30%	0.30%	331
2 月 17 日	21	161	0	1	48.35%	0.30%	333
2 月 18 日	16	177	0	1	53.15%	0.30%	333
2 月 19 日	9	186	1	2	55.86%	0.60%	333
2 月 20 日	13	199	0	2	59.58%	0.60%	334
2 月 21 日	12	211	1	3	63.17%	0.90%	334
2 月 22 日	16	227	0	3	67.76%	0.90%	335
2 月 23 日	22	249	0	3	74.33%	0.90%	335
2 月 24 日	12	261	0	3	77.91%	0.90%	335
2 月 25 日	7	268	0	3	79.76%	0.89%	336
2 月 26 日	4	272	0	3	80.71%	0.89%	337
2 月 27 日	4	276	0	3	81.90%	0.89%	337
2 月 28 日	3	279	0	3	82.79%	0.89%	337
2 月 29 日	8	287	0	3	85.16%	0.89%	337
3 月 1 日	3	290	0	3	86.05%	0.89%	337
3 月 2 日	2	292	0	3	86.39%	0.89%	338
3 月 3 日	2	294	0	3	86.98%	0.89%	338
3 月 4 日	4	298	0	3	88.17%	0.89%	338
3 月 5 日	5	303	0	3	89.64%	0.89%	338
3 月 6 日	3	306	0	3	90.53%	0.89%	338
3 月 7 日	7	313	0	3	92.60%	0.89%	338
3 月 8 日	1	314	0	3	92.90%	0.89%	338
3 月 9 日	1	315	0	3	93.20%	0.89%	338
3 月 10 日	4	319	0	3	94.38%	0.89%	338
3 月 11 日	1	320	0	3	94.67%	0.89%	338

日 期	新增治愈	累计治愈	新增病亡	累计病亡	治愈率	死亡率	累计确诊
3月12日	1	321	0	3	94.97%	0.89%	338
3月13日	3	324	0	3	95.86%	0.89%	338
3月14日	0	324	0	3	95.86%	0.89%	338
3月15日	0	324	0	3	95.86%	0.89%	338
3月16日	1	325	0	3	96.15%	0.89%	338
3月17日	0	325	0	3	96.15%	0.89%	338
3月18日	0	325	0	3	96.15%	0.89%	338
3月19日	0	325	0	3	96.15%	0.89%	338
3月20日	0	325	0	3	96.15%	0.89%	338
3月21日	1	326	1	4	96.45%	1.18%	338
3月22日	1	327	0	4	96.75%	1.18%	338
3月23日	0	327	0	4	96.46%	1.18%	339
3月24日	0	327	1	5	96.46%	1.47%	339
3月25日	0	327	0	5	96.46%	1.47%	339
3月26日	0	327	0	5	96.46%	1.47%	339
3月27日	0	327	0	5	96.46%	1.47%	339
3月28日	0	327	0	5	96.46%	1.47%	339
3月29日	0	327	0	5	96.46%	1.47%	339
3月30日	0	327	0	5	96.46%	1.47%	339
3月31日	0	327	1	6	96.46%	1.77%	339
4月1日	0	327	0	6	96.46%	1.77%	339
4月2日	0	327	0	6	96.46%	1.77%	339
4月3日	0	327	0	6	96.46%	1.77%	339
4月4日	0	327	0	6	96.46%	1.77%	339
4月5日	1	328	0	6	96.76%	1.77%	339
4月6日	0	328	0	6	96.76%	1.77%	339
4月7日	0	328	1	7	96.76%	2.06%	339

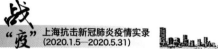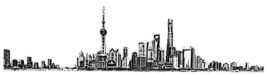
日 期	新增治愈	累计治愈	新增病亡	累计病亡	治愈率	死亡率	累计确诊
4 月 8 日	0	328	0	7	96.76%	2.06%	339
4 月 9 日	0	328	0	7	96.76%	2.06%	339
4 月 10 日	0	328	0	7	96.76%	2.06%	339
4 月 11 日	0	328	0	7	96.76%	2.06%	339
4 月 12 日	0	328	0	7	96.76%	2.06%	339
4 月 13 日	0	328	0	7	96.76%	2.06%	339
4 月 14 日	0	328	0	7	96.76%	2.06%	339
4 月 15 日	2	330	0	7	97.35%	2.06%	339
4 月 16 日	0	330	0	7	97.35%	2.06%	339
4 月 17 日	1	331	0	7	97.64%	2.06%	339
4 月 18 日	0	331	0	7	97.64%	2.06%	339
4 月 19 日	0	331	0	7	97.64%	2.06%	339
4 月 20 日	0	331	0	7	97.64%	2.06%	339
4 月 21 日	0	331	0	7	97.64%	2.06%	339
4 月 22 日	0	331	0	7	97.64%	2.06%	339
4 月 23 日	0	331	0	7	97.64%	2.06%	339
4 月 24 日	0	331	0	7	97.64%	2.06%	339
4 月 25 日	0	331	0	7	97.64%	2.06%	339
4 月 26 日	0	331	0	7	97.64%	2.06%	339
4 月 27 日	0	331	0	7	97.64%	2.06%	339
4 月 28 日	0	331	0	7	97.64%	2.06%	339
4 月 29 日	0	331	0	7	97.64%	2.06%	339
4 月 30 日	0	331	0	7	97.64%	2.06%	339
5 月 1 日	0	331	0	7	97.64%	2.06%	339
5 月 2 日	1	332	0	7	97.94%	2.06%	339
5 月 3 日	0	332	0	7	97.94%	2.06%	339
5 月 4 日	0	332	0	7	97.94%	2.06%	339

日 期	新增治愈	累计治愈	新增病亡	累计病亡	治愈率	死亡率	累计确诊
5月5日	0	332	0	7	97.94%	2.06%	339
5月6日	0	332	0	7	97.94%	2.06%	339
5月7日	0	332	0	7	97.94%	2.06%	339
5月8日	0	332	0	7	97.94%	2.06%	339
5月9日	0	332	0	7	97.94%	2.06%	339
5月10日	0	332	0	7	97.94%	2.06%	339
5月11日	0	332	0	7	97.94%	2.06%	339
5月12日	0	332					
5月13日	0	332					
5月14日	0	332					
5月15日	0	332					
5月16日	0	332					
5月17日	0	332					
5月18日	0	332					
5月19日	0	332					
5月20日	0	332					
5月21日	0	332					
5月22日	0	332					
5月23日	0	332					
5月24日	0	332					
5月25日	0	332					
5月26日	0	332					
5月27日	1	333					
5月28日	0	333					
5月29日	0	333					
5月30日	0	333					
5月31日	0	333					

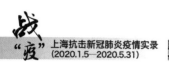

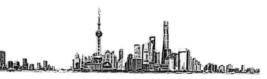

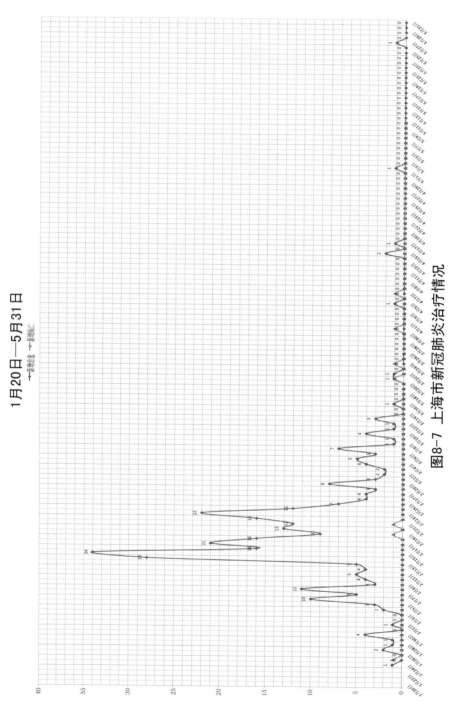

图8-7 上海市新冠肺炎治疗情况

430